全国高等中医药院校教材

# 中药学实验技能训练

供中药学·药学等专业用

主编

丁越 张彤

上海科学技术出版社

**图书在版编目（CIP）数据**

中药学实验技能训练 / 丁越，张彤主编. -- 上海 ：上海科学技术出版社，2025. 1. --（全国高等中医药院校教材）. -- ISBN 978-7-5478-6830-0

Ⅰ. R28-33

中国国家版本馆CIP数据核字第20240AW057号

**中药学实验技能训练**

主编　丁　越　张　彤

上海世纪出版（集团）有限公司

上海科学技术出版社　出版、发行

（上海市闵行区号景路 159 弄 A 座 9F - 10F）

邮政编码 201101　　www.sstp.cn

上海普顺印刷包装有限公司印刷

开本 787×1092　1/16　印张 17.75

字数 440 千字

2025 年 1 月第 1 版　2025 年 1 月第 1 次印刷

ISBN 978 - 7 - 5478 - 6830 - 0/R·3109

定价：88.00 元

# 编委会名单

———— 主 编

丁 越 张 彤

———— 副主编

侯剑伟 华永庆 谷满仓 王国凯 姚卫峰

———— 编 委（以姓氏笔画为序）

丁 越 （上海中医药大学）

干仲元 （上海中医药大学）

王 靖 （上海中医药大学）

王国凯 （安徽中医药大学）

兰金帅 （上海中医药大学）

朱志红 （浙江中医药大学）

华永庆 （南京中医药大学）

刘 云 （上海中医药大学）

李 婷 （上海中医药大学）

邱蓉丽 （南京中医药大学）

谷满仓 （浙江中医药大学）

张 永 （上海中医药大学）

张 彤 （上海中医药大学）

赵文军 （上海中医药大学）

荣 蓉 （上海中医药大学）

侯剑伟 （上海中医药大学）

姚卫峰 （南京中医药大学）

彭 灿 （安徽中医药大学）

路 璐 （上海中医药大学）

黎 哲 （上海中医药大学）

# 编写说明

《中药学实验技能训练》是针对中药学专业实验技能培训课程的配套实验教材,突出实验操作技能的实践性和应用性。通过本书学习,旨在教授学生掌握规范的实验操作步骤,培养学生在实验训练环节中解决实际问题的能力。本书适用于高等学校中药学、药学及相关专业学生学习中药学相关知识,指导实验技能操作训练。

2011年,上海中医药大学按照中医药行业技术规范和培训标准,在教学中进行模拟的专业岗前和学前强化培训课程设计,在学生实验技能培训教学中取得一定成绩。目前,中药学/药学实验技能操作训练在全国多所院校均有相应的课程建设,受到广泛重视并取得良好效果。编写团队以期通过此教材的编写和应用,进一步加强中药学专业实验技能的训练,为提高教学培训质量,规范化实验操作奠定基础。

本书内容分为四篇及附录,第一篇中药学基本实验技能训练,主要侧重实验操作的规范化,为学生良好的实验习惯和技能培养打下坚实基础。第二篇中药质量检查技能,侧重指导学生以《中国药典》为标准,进行相关的实验操作。第三篇常用中药制药实验技能,选择在研究及工作中常使用的实验技能,采用已开展的科研课题的实际项目,模拟生产及研究环节中可能出现的问题,培养学生解决实际问题的能力,注重实验操作技能的实用性。第四篇常用中药药理实验技能,侧重培训学生进行实验动物操作的规范性及操作的熟练程度,同时引入生命关怀与动物伦理等内容。附录为实验技能训练案例,利用中药学研究中的案例,注重实验操作技能的实践性。

本书主要内容是根据上海中医药大学中药学实验技能训练课程开设情况设计的,其他高校相关课程的教学任务可不限于本书内容。同时,中药鉴定和中药炮制均是中药学实验技能训练的重要部分,考虑到本书篇幅限制,中药鉴定和中药炮制技能也已在相应的专业课程实验中进行了介绍,因此未被纳入到本书内容中。各校可以根据教学实际情况,进行教学内容的调整。

本书编写得到了南京中医药大学、浙江中医药大学和安徽中医药大学的大力支持,编者均是从事中药学/药学教育及科研的工作者,大家发挥团队合作精神,共同努力完成本书的编写工作。同时,编写过程中也参考了各兄弟院校的教材和大量的文献,在此一并表示由衷的感谢。

本书所包含的知识宽泛,因编者水平有限,书中难免有不妥之处,恳请读者批评指正。

编委会

2024年7月

# 目　录

## 第一篇　中药学基本实验技能训练

# 第二篇　中药质量检查技能

# 第三篇 常用中药制药实验技能

# 第四篇 常用中药药理实验技能

# 第一篇

# 中药学基本实验技能训练

# 第一章
# 实验室基本要求

中药学是一门实践性很强的学科,在学生培养过程中,需要重视学生的实验动手能力和科研思维训练,要求学生系统学习中药学的基本理论,掌握中药及复方制剂的检测、质量控制和新药研发等实验基本技能及相关知识。因此,实验室是培养中医药人才的重要阵地,为学生开展实验技能培训、进行探索性实验和综合性实验提供主要场所。对于初进实验室的学生和研究人员,实验室安全教育至关重要。不同实验室应该制定规范和完善的实验室规章制度,保障教学和科研实验安全。

早在1992年教育部(原国家教育委员会)就颁布了《普通高等学校学生安全教育及管理暂行规定》等法律和法规,要求高校将学生的安全教育作为一项经常性工作。国家还出台了相应的实验室安全标准,如GB/T 27476.1 - 2014《检测实验室安全》、GB/T 24777 - 2009《化学品理化及其危险性检测实验室安全要求》、GB/T 31190 - 2014《实验室废弃化学品收集技术规范》、GB 19489 - 2008《实验室生物安全通用要求》和GB/T 22275.1 - 2008《良好实验室规范实施要求》,以保障教学实验和科研实验中的人员安全。本章将结合药学、中药学教学和科研实验的实际需求,根据实验室功能的不同,对已制定的实验室安全管理制度进行介绍,要求初次进入实验室的学生须先通过线下自学和在线培训,了解实验室安全知识,并完成相应的安全教育和考核后,方可进入实验室开展实验。

## 第一节　实验室安全通识

### 一、实验室规章制度

(1)学生与实验人员进入实验室均须按规定统一穿着实验服,实验时根据需要选戴实验防护眼镜或实验用手套等安全防护设备。实验教学中,需按时进入实验室,遵守实验室规章制度。不得喧哗、吵闹,中途有事须经老师同意后方可离开。

(2)实验课前应认真预习实验内容,做好预习笔记,明确实验目的和要求,掌握实验原理,了解实验内容和方法,预测潜在危险因素。

(3)实验开始前检查仪器设备是否完整无损,安装是否正确,运行是否正常,如发现缺损应立即补领或更换。

(4)实验中,严格按照实验的基本操作规程认真操作,仔细观察实验现象,如实记录实验现象和实验数据,不准随便离岗,及时做好下一步的准备工作。实验中遇到问题难以处理时,应及时请教实验指导教师。

（5）公用试剂按规定、按需取用，用后应立即密封放回原处，不可随意调换或放错瓶塞，以免试剂交叉污染。

（6）实验中所使用的仪器应严格按操作规程使用，使用前应检查使用记录，使用完后应切断或关闭电源，并将仪器各旋钮恢复至原位，在仪器使用记录本上签名并记录其状态。如发现仪器有故障，应立即停止使用并报告指导教师处理。

（7）实验过程中应培养严谨求实的学风和实事求是的科学态度，认真操作。仔细观察并如实记录，要求独立完成实验报告，不得抄袭、拼凑、篡改数据。

（8）注意保持工作区的整洁，实验后有关实验废弃物、渣屑、已处死的实验动物等不得乱扔，以免堵塞水道、污染环境，引起其他生物安全问题。实验室废弃物应按要求分类收集、专人处理。

（9）实验完毕后，认真书写实验报告，清洗和整理实验室器材，清理实验台面；值日生打扫卫生，关闭水、电和煤气，检查门窗后方可离开。

## 二、绿色实验理念

药学和中药学是以化学、生物学和医学为主要理论指导，研发、生产、使用和管理药物的学科，至今已发展形成了包括药物化学、药物分析学、药理学、药剂学、中药化学、中药分析学和中药药剂学等主干学科的教学体系。同时，基础理化实验相关课程是药学和中药学本科专业的基础课程，包括专业基础课（无机化学、有机化学、分析化学、物理化学和生物化学等）和专业课（药物化学、天然药物化学、药物合成、药物分析等），贯穿了药学和中药学本科教学过程始终。制药行业是我国国民经济的重要组成部分，但制药行业也属于重污染行业，对水环境造成的严重影响已成为全球关注的热门问题。近年来，随着人们环保意识和法律意识的增强，实验室的污染问题备受关注。在保证实验效果的前提下，用无毒害、无污染或低毒害、低污染的试剂替代毒性较强的试剂，但在一些特定实验要求用到高毒性药品时，一定要用封闭的收集容器收集废液，降低实验室对环境的污染。

学生应正确认识实验室环境污染的严重性和危害性，随意排放"三废"是违法行为，环境保护人人有责，也是新时代赋予青年学生的伟大使命。全面践行绿色科学，科学实验，实现实验绿色化，是新时代学生应有的社会责任。

实验室废弃物的处置是实验室环保的重要内容。

1. 医疗废弃物　具有直接或间接感染性、毒性以及其他危害性，需集中处置，病原体的培养基、标本和菌种、毒种保存液等高危险废物，在集中处置前应就地消毒。医疗废弃物的包装要防渗漏、防锐器穿透，并具有标识和警示说明。医疗废弃物储存设备定期消毒。

2. 化学废弃物　包括化学实验中产生的各种有毒的废水、废气与废渣，统称为实验室"三废"。为保证实验室人员的健康与安全，防止污染环境，排放"三废"应按照有关规定执行。

（1）有害废气的排放。对产生较少的有害气体可通过排风设备排至室外（被大量空气稀释），使室内空气得到及时更新，减少对实验操作人员的身体健康影响；对产生强烈刺激或毒性较大气体时，实验操作人员必须在通风橱中进行，并保证通风良好，废气必须经过吸收处理才能排出。

（2）实验过程中产生的各种废液不得直接倒入下水道,应按要求倒入废液桶,注明相应标识;可回收废液应回收利用;不可回收废液收集至废液桶后,经实验管理人员转移至指定管理地点,按相关规定进行处理。

（3）实验产生的废渣,主要包括滤渣、纸屑、废塑料等,进行垃圾分类处理,倒入相应的垃圾筒内;对于实验过程中的碎玻璃倒入专门的玻璃回收箱中,针头、刀片等危险物品放入专用利器盒;用完的试剂瓶,放置于纸箱中,转移至危险品仓库由指定人员处理,不得直接丢弃至垃圾箱。

3. 中药废弃物　是指中药材在加工利用过程中,会产生大量废弃物,其中包含有多种活性物质,直接丢弃或排出不加以利用,不仅造成资源浪费,还容易污染环境。中药制造业对环境的影响如图 1-1-1 所示,相对于有形的废弃物,其他无形的污染对环境的影响要小得多,但仍是不可忽略的环境危害。《中医药发展战略规划纲要(2016—2030 年)》明确将建立中药绿色制造体系制定为重点任务,在中药制药行业大力推广绿色制造理念与技术迫在眉睫。

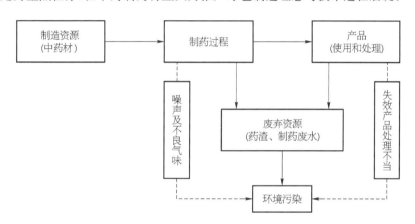

图 1-1-1　中药制造系统对环境的影响

注:虚线表示制造过程和产品使用过程对环境产生的污染。

### 三、实验室消防安全

火灾是指在时间上和空间上失去控制的燃烧造成的灾害。易燃易爆化学试剂、电子仪器设备在实验室经常使用,如果实验人员违规操作将引起火灾及爆炸等安全隐患。因此,除了要求实验人员养成规范操作的实验习惯外,还应了解火灾的基本知识,掌握灭火器的使用,及时并正确应对火灾等突发状况。

着火时通常根据着火种类使用不同灭火器或水进行灭火。不同的灭火器装有的灭火剂不同,灭火时需针对火灾的种类,使用相应的灭火器,不能随意使用。

（一）灭火剂的种类

常用的灭火剂有水、泡沫液、二氧化碳、干粉、卤代烷等。

1. 水

（1）水的灭火作用:冷却作用、窒息作用、乳化作用和水力冲击作用。

（2）不能用水扑灭的火灾：① 密度小于水和不溶于水的易燃液体的火灾。例如酒精着火、有机溶剂着火。② 遇水产生燃烧物的火灾。例如钾、钠等碱金属着火。③ 硫酸、盐酸和硝酸引发的火灾。④ 电气火灾未切断电源前不能用水扑救。⑤ 高温状态下化工设备的火灾。

2. 二氧化碳灭火剂　二氧化碳灭火剂是高压气瓶内储存的二氧化碳气体,二氧化碳灭火剂适用于扑救各种易燃液体火灾,以及一些怕污染和易损坏的固体火灾。二氧化碳灭火剂还可用于扑救电气火灾。但不可用于扑救钾、钠、镁、铝等物质火灾,主要因为金属在点燃状态下可以和二氧化碳发生反应,例如：$2Mg + CO_2 \xrightarrow{\quad} 2MgO + C$,二氧化碳起了助燃剂的作用。

3. 干粉灭火剂　干粉灭火剂是由具有灭火效能的无机盐和少量的添加剂经干燥、粉碎和混合而成微细固体粉末组成。干粉灭火剂可用于扑救各种非水溶性及水溶性可燃、易燃烧体的火灾,以及天然气和液化石油气等可燃气体火灾和一般带电设备的火灾,还可用于扑救木材、纸张、纤维等 A 类固体可燃物质的火灾。

4. 泡沫灭火剂　泡沫灭火剂主要是酸性盐和碱性盐与少量的稳定剂等混合后,相互作用而生成的泡沫,发生作用后生成大量的二氧化碳气体,与发泡剂作用便生成许多气泡。这种泡沫密度小,且有黏性,能覆盖在着火物的表面上隔绝空气。同时二氧化碳又是惰性气体,不助燃。在泡沫灭火器的两个容器内,分别盛放硫酸铝和碳酸氢钠溶液,两种溶液互不接触,不发生任何化学反应(平时注意不能碰倒泡沫灭火器)。当需要泡沫灭火器时,把灭火器倒立,两种溶液混合在一起,就会产生大量的二氧化碳气体泡沫。

泡沫灭火剂可用扑救液体火灾,不能扑救水溶性可燃、易燃液体的火灾(如：醇、酯、醚和酮等物质)和电气火灾。

（二）常用灭火器的使用

1. 二氧化碳灭火剂的使用方法　适用范围：主要适用于各种易燃、可燃液体、可燃气体火灾,还可扑救仪器仪表、图书档案、工艺器和低压电器设备等的初起火灾。

（1）用右手握着压把。

（2）用右手提着灭火器到现场。

（3）除掉铅封。

（4）拔掉保险销。

（5）站在距火源 2 m 的地方,左手拿着喇叭筒,右手用力压下压把。

（6）对着火源根部喷射,并不断推前,直至把火焰扑灭。

2. 干粉灭火剂的使用方法　适用范围：适用于扑救各种易燃、可燃液体和易燃、可燃气体火灾,以及电器设备火灾。

（1）右手拖着压把,左手拖着灭火器底部,轻轻取下灭火器。

（2）右手提着灭火器到现场。

（3）除掉铅封。

（4）拔掉保险销。

（5）左手握着喷管,右手提着压把。

（6）在距离火焰 2 m 的地方,右手用力压下压把,左手拿着喷管左右摆动,喷射干粉覆盖整个燃烧区。

### （三）火灾的预防与应急处理

发现起火,应立即报警。报警时,应根据火势情况,选择恰当的方式。

（1）采用大声呼喊、敲锣、广播或按火灾警铃等向附近人员报警,报警时尽量使周围人群明白什么地点和什么东西着火,是通知人员前来灭火,还是让人员紧急疏散。

（2）拨打"119"火警电话,向消防队报警,清楚讲明如下内容:起火地点的详细地址,起火的部位,着火的物质,火势的大小,是否有人员被困等情况。

### （四）火灾现场自救与逃生技巧

（1）若火势较大,无法及时扑灭,可用多层湿毛巾捂住鼻、口,预防烟气窒息。

（2）顺着墙边匍匐前进,迅速离开火灾现场,按指示标志,向安全出口逃离。

（3）严禁乘坐电梯,应沿安全通道楼梯疏散。

（4）如逃生路线被阻,应迅速躲入无火房间,关紧门,用湿布或湿衣物堵紧门缝,推开窗户呼救,不可慌忙跳楼。

## 四、实验室用电安全

实验室用电安全事故有电气火灾与电击两大类型。

### （一）电气火灾

电气火灾是指由电气原因引发燃烧而造成的灾害。电气火灾一旦发生,应使用二氧化碳灭火剂或干粉灭火剂灭火,不得使用泡沫灭火剂灭火。

电气安全注意事项:

（1）了解电器对电源的要求及匹配,选择好相应的电源及导线。大功率设备用电必须使用专线,杜绝把小电流插座配置给大功率设备,防止过载引发事故。

（2）使用电气设备必须严格按照要求规范操作。

（3）确保设备完好,绝缘良好。发现电线绝缘层损坏或设备漏电,应及时处理后再使用。

（4）不私自拉接临时供电线路,不采用拖线板接拖线板的方式延长电路。

（5）不使用不合格的电气设备。

（6）使用烘箱或高温炉前必须确认自动控温装置可靠,且长时间使用时禁止人员离开或者过夜。

（7）电源或电器保险丝烧断或空气开关跳闸时应先查明原因,再合上电闸。

### （二）电击

电击触电主要指触电。通过人体的电流越大,伤害越大。不会引起生命危险的电压成为安全电压,一般规定为 36 V 及以下。我国标准电压为 220 V,因此在进行电器操作时要注意用电安全。

防触电注意事项:

（1）使用电气设备时,保持手部干燥,禁止湿手操作电气设备。

（2）不随便乱动或私自修理实验室内电气设备。

（3）经常使用的配电箱、配电板、闸刀开关、按钮开关、插座、插销以及导线等，必须保证完好、安全，不得有破损或将带电部位裸露出来。

（4）需要移动仪器设备前应先切断电源，在移动过程中注意保护导线，防止绝缘层磨损或拉断。

（5）对设备或供电设备进行维修或安装时必须切断电源。禁止普通人进入供电间进行操作。

### （三）电气事故应急处理

（1）发生电气火灾时，应首先切断电源，再实施扑救。

（2）发生电气火灾时，严禁使用水进行扑救。

（3）若有人触电时，首先切断电源，遵循迅速（脱离电源）、就地（进行抢救）、准确（姿势）、坚持（抢救）的原则抢救。现场常用的主要救护方法是心肺复苏法，包括口对口人工呼吸法和胸外心脏按压法。

## 第二节　化学实验室安全规范

化学是一门实验性课程。学生只有通过实验操作才能将理论与实际结合起来。但是，化学实验具有危险性，实验过程中经常会用到大量的易燃、有毒和腐蚀性试剂。因此，化学实验室的安全与师生生命、学校财产的安全息息相关，不容忽视。化学实验室安全事故的发生具有一定规律性，不是偶然和难以预料的，往往由人、物、环境三个方面的因素造成。对于化学实验室安全，国家及各地方出台了一系列针对化学实验室危险化学品管理、仪器设备的管理、实验室安全设施管理、安全风险管控的各项国家、地方、团体标准。例如 GB/T 27476《检测实验室安全》、GB 15603－2022《危险化学品仓库储存通则》、GB/T 31190－2014《实验室废弃化学品收集技术规范》、T/CCSAS 005－2019《化学化工实验室安全管理规范》等。居安思危、防患于未然是安全工作必须要遵守的基本原则。

### 一、化学品使用安全

#### （一）试剂的取用

1. 固体试剂的取用

（1）固体试剂应用干净的药匙取用，用过的药匙必须洗净和擦干后方可继续使用，以免药匙上残留药品与待取试剂发生反应，产生危险。

（2）块状固体可用干净的镊子取用，送入容器时应先使容器倾斜，使块状试剂沿器壁慢慢滑入容器底部，避免垂直悬空直接投入容器，造成容器损坏。

（3）称量固体试剂时，控制取用量，不要多取。取多的试剂不可倒回原瓶，以免污染原试剂瓶中的试剂。

（4）一般的固体试剂可以放在称量纸上称量。具有腐蚀性、强氧化性或易潮解的固体试剂应放在玻璃容器内称量。如氢氧化钠有腐蚀性,且易潮解,应放在烧杯中称取,否则容易腐蚀天平。

(5)称取有毒的试剂时要做好防护措施。如戴好口罩和手套等,并注意周围环境是否对称量样品造成影响。

(6)金属钠、钾等应在无水煤油中保存,取用时用镊子夹住,小刀切取,切忌与水接触,引发火灾。

2. 液体试剂的取用

(1)从滴瓶内取液体试剂时,需使用滴瓶中的滴管,滴管应悬空滴入待盛试剂容器中,以免滴管口接触器壁而污染滴瓶中的试剂。各试剂之间滴管不可混用,以免发生反应,产生危险。

(2)装有试剂的滴管不得横置或将滴管口向上斜放,以免试剂溅出伤人,或使试剂流入滴管的胶皮帽中,腐蚀胶皮帽,再取试剂时受到污染。

(3)倾倒试剂时,手握住试剂瓶上贴标签的一面,否则流出的试剂会污染腐蚀标签。

(4)试剂应该沿着容器壁流入容器,或沿着洁净的玻璃棒将液体试剂引流进入细口容器中,以免试剂倾倒于瓶外。

(5)取出所需量后,将试剂瓶口在容器上靠一下,再慢慢竖起瓶子,以免遗留在瓶口的液体滴流到瓶的外壁。

(6)取用挥发性强的试剂时要在通风橱中进行,尤其是在夏季或室温较高时。打开试剂瓶时,不可将瓶口对准自己或他人的面部,特别是眼睛,因瓶内试剂蒸发会产生相当的压力,当启动瓶塞时,塞子会被骤然顶出,有时会喷出部分液体,有很大危险性。需做好安全防护措施,戴上护目镜或预先在瓶口包上湿布,用冷水冷却后,再开启瓶塞。

(7)取用强腐蚀性试剂溶液时如浓硝酸、溴水和氢氟酸等,必须戴上橡胶手套。

(二)试剂的配制与转移

1. 试剂的配制

(1)试剂配制过程中,常需要加热助溶。加热时,必须不断搅拌溶液,使物质处于悬浮状态,以防因容器底部有沉淀物,发生破裂。

(2)溶解和稀释化学药品,特别是配制固体 NaOH、浓 $H_2SO_4$ 之类的浓溶液,只能在开口耐热的玻璃容器(如烧杯、烧瓶)中进行,并用玻璃棒随时搅拌溶液。切忌在玻璃瓶(试剂瓶)、量筒、结晶皿或标本缸中配制,防止上述物质溶解时产生的热量使这些容器破裂。

(3)配制溶液时,禁止用手直接取用一切试剂,以免造成试剂的污染或手的灼伤。

(4)粉碎大块腐蚀性固体药品,必须戴上帽子、护目镜和橡胶手套,以免粉碎过程中药品溅入眼内,灼伤眼睛,或损伤头发和皮肤。

(5)稀释浓硫酸时会大量放热,为避免酸液飞溅,必须把酸缓缓地倒入水中,并不断搅拌,绝对不能把水注入酸内,否则极易导致爆炸。大多数酸用水稀释时,都会产生一定的热量,因此,这一规则可应用于一切酸类的稀释。

(6)配制有毒试剂的溶液应在通风橱中进行,以免逸出的毒气污染实验室空气,或直接造成安全事故。

(7)用有机溶剂配制溶液,若溶质溶解缓慢,应不时搅拌或在水浴上加热,切不可直接加热。

2. 试剂的转移

(1)搬动盛有强酸和强碱溶液(或其他有腐蚀性的液体,或易燃性的液体)的瓶子,不可只拿住瓶颈,必须托住瓶底。因为遗留在瓶口的溶液会使玻璃表面变得很滑,平时应将瓶口周围擦干净。

(2)贮藏和搬移强酸,须将容器密闭,并另外用设备保护,以防搬动过程中,瓶子破裂造成安全事故。

(3)搬动盛有溶液的薄壁玻璃仪器(烧瓶、烧杯)时必须托住其底部。

(4)为了防止倾倒而发生事故,不得把腐蚀性试剂的溶液放在试剂架的顶层。

## 二、危险化学品的储存安全

### (一)化学品储存原则

(1)所有化学品都需有明显标签(名称、质量规格及批号及危险性质标识)。

(2)可发生相互化学反应的化学品不能混放,必须隔离,分类存放。

(3)易燃物、易爆物及强氧化剂只能少量暂时存放。

### (二)危险品分类存放

(1)易爆炸物品:不准和任何其他种类的物品共同储存,须单独隔离存放;存放环境20℃以下,选用专用防爆试剂柜。

(2)易燃及可燃液体:不准和任何其他种类的物品共同储存;远离热源、火源,于避光阴凉处保存,通风良好,不能装满;保存在防爆冰箱内。

(3)遇水或空气能自燃的物质:不准和其他种类物质共同储存。

(4)有毒物品:不准和其他种类的物品共同储存,专柜上锁,执行"五双"规定。

(5)腐蚀性液体:一般放于药品柜下端,选用抗腐蚀材料架;产生有毒气体或烟雾的化学品,单独存放于通风的药品柜中。

(6)特别保存物品:金属钠、钾等碱金属应贮于煤油中,黄磷应贮于水中;苦味酸用水湿保存,镁和铝避潮保存,吸潮物和易水解物贮于干燥处,封口应严密;易氧化易分解物存于阴凉处,用棕色瓶或瓶外黑纸盛装。

## 三、化学品的安全防护

### (一)防毒

(1)有毒气体应在通风橱内进行。如:$H_2S$、$Cl_2$和浓 HCl 等。

(2)有特殊气味试剂或药品应在通风良好的情况下使用。如:苯、四氯化碳、乙醚和硝基苯等。

(3)会透过皮肤的药品应避免与皮肤接触,实验过程中,应根据化学品性质戴好相应防护的手套。

(4)剧毒药品应妥善保管,使用时应多注意,防止误吸入或食用。

### (二)防爆

(1)使用可燃性气体时,要防止气体逸出,室内通风要良好。

(2)操作大量可燃性气体时,严禁同时使用明火,还要防止发生电火花及其他撞击火花。

（3）有些易爆炸药品需要防震和隔热。如叠氮铝、乙炔银、乙炔铜、高氯酸盐和过氧化物等。

（4）分类存放，严禁将强氧化剂和强还原剂放在一起。

（5）久藏的乙醚使用前应除去其中可能产生的过氧化物。

## （三）防火

（1）乙醚、丙酮、乙醇、苯等易燃有机溶剂，忌明火、电火花或静电放电。

（2）废弃试剂，倒入下水道，聚集后易引起火灾。

（3）有些物质在空气中易氧化自燃，应隔绝空气保存。如磷、金属钠、钾、铁粉、锌粉、铝粉、电石和金属氢化物等。

## （四）防灼伤

（1）强酸、强碱、强氧化剂、溴、磷、钠、钾、苯酚和冰醋酸等都会腐蚀皮肤，特别要防止溅入眼内。

（2）液氧、液氮等低温会严重冻伤皮肤，使用时要小心。

## 四、实验室事故处理

### （一）烫伤

轻微烫伤可先用清水冲洗，再涂上烫伤药膏。如果烫伤较重，应立即去医院医治。

### （二）酸腐蚀

溅在皮肤上，大量水冲洗，用5％碳酸氢钠溶液洗涤，再涂油膏；溅在眼睛上，抹去溅在眼睛外面的酸，立即用洗眼器对准眼睛冲洗。

### （三）碱腐蚀

溅在皮肤上，大量水冲洗，用饱和硼酸溶液或1％醋酸溶液清洗；溅在眼睛上，抹去溅在眼睛外面的碱，立即用水冲洗。

### （四）割伤

小伤口可以用清水或生理盐水冲洗，碘伏消毒，贴上创可贴。伤口较大，立即去医院处理。

### （五）触电

遇有触电事故，首先应切断电源，然后实施救治。

## 第三节　生物实验室安全规范

生物安全是指避免危险生物因子造成实验室人员伤害，或避免危险生物因子危害环境、危害公众的综合措施。为了控制生物实验室的感染，实验室对周围环境的影响，以及对生物实验室感染性材料的管理问题,我国针对生物安全出台了各类相关法律、法规及技术标准,包括《中华人民共和国生物安全法》《中华人民共和国传染病防治法》《病原微生物实验室生物安全管理条例》《微生物和生物医学实验室生物安全通用准则》《生物安全实验室建筑技术规范》和《实验室生物安全通用要求》等。上述法律法规和技术标准的颁布对我国实验室生物安全发挥了巨大的作用。

## 一、实验室生物安全分级

生物安全实验室根据所操作的生物因子的危害程度和采取的防护措施,将生物安全实验室的生物安全防护水平分为 4 级,Ⅰ级防护水平最低,Ⅳ级防护水平最高,确定了不同等级水平实验室的建立和评价标准。

一级生物安全实验室(BSL-1)为实验室结构设施、安全操作规程、安全设备适用于对健康成年人已知无致病作用的微生物,如用于教学普通微生物实验室等,具有Ⅰ级防护水平。

二级生物安全实验室(BSL-2)为实验室结构设施、安全操作规程、安全设备适用于对人或环境具有中等潜在危害的微生物,具有Ⅱ级防护水平。

三级生物安全实验室(BSL-3)为实验室结构设施、安全操作规程、安全设备适用于主要通过呼吸系统途径使人感染上严重甚至致死疾病的致病微生物及其毒素,具有Ⅲ级防护水平。

四级生物安全实验室(BSL-4)为实验室结构设施、安全操作规程、安全设备适用于对人体具有高度的危险性,通过气溶胶途径传播或传播途径不明,目前尚无有效的疫苗或治疗方法的致病微生物及其毒素,具有Ⅳ级防护水平。

## 二、生物实验室个人防护

生物实验过程中,经常接触有传染性甚至致死性的危害微生物,因此做好自我防护极为重要。

### (一) 一级生物安全实验室(BSL-1)防护要求

(1) 穿实验服、大褂、制服,避免污染。

(2) 若手上皮肤有伤或出皮疹,应戴手套。

(3) 操作过程中,估计会出现微生物或危险物溅出时,应戴保护眼具。

### (二) 二级生物安全实验室(BSL-2)防护要求

(1) 存在外源性病源时,实验室入口处应贴有生物危险标志,并显示以下信息:有关病源、生物安全级别、免疫接种要求、研究人员姓名、电话号码、在实验室中必须佩带的个人防护设施、进出实验室所要求的程序。

(2) 不许在工作区域饮食、吸烟、清洗隐形眼镜和化妆。不允许在工作区存放食物和日常生活用品。在实验室中,戴隐形眼镜的人也需戴口罩或面罩。食物应存放在工作区域以外专用橱柜或冰箱中。

(3) 对于污染的锐器,必须时刻保持高度的警惕,包括针、注射器、玻片、加样器、毛细管和手术刀;可能时,用塑料器具代替玻璃器具。

（4）操作过程应尽量细心，避免溅出和产生气溶胶。

（5）所有的培养物、储存物及其他规定的物品，在使用前进行消毒，如高压灭菌。转移到就近实验室消毒的物料应置于耐用、防漏容器内，密封运出实验室，其包装应符合国家有关规定。

### 三、生物实验废弃物处理

（1）锋利器具，如针和注射器等，除特殊情况外，尽可能用塑料器材代替玻璃器材。

（2）注射和吸取感染性材料时，尽可能使用一次性注射器。用过的针头禁止折断、剪断、重新盖帽或从注射器上取下，禁止用手直接操作。用过的针头、注射器直接放入利器盒。非一次性锐器必须放置在坚壁容器中，进行高压消毒处理。

（3）尽可能使用带针头套的注射器。

（4）打碎的玻璃器具，禁止用手直接清理，必须使用其他工具进行清理。盛放污染针、锐器及碎玻璃的容器在丢弃前必须彻底消毒。

（5）实验样本在处理和产生的废弃物，如一次性针头、离心管等应放入适当的容器和严格防漏的高压袋内，待实验完毕后立即高压消毒。

（6）实验过程中产生的污染性液体物质、废弃的液体标本等放在盛有消毒液的严格防渗漏的专用容器中，并及时加盖。

### 四、生物实验室消毒

（1）仪器消毒：工作完毕后，用含有效氯1 000的消毒液或75％乙醇溶液擦拭消毒，静置20 min以上。

（2）实验器材的分类消毒：将使用后的锐器放入专用锐器处置盒内，121℃高压消毒30 min。其他器材放入有效氯为2 000的含氯消毒液内浸泡1 h以上。

（3）工作台等物体消毒：工作完毕，用含有效氯2 000的消毒液或75％乙醇溶液擦拭消毒，静置20 min以上。

（4）个人防护用品消毒：实验完毕，将隔离衣、口罩、帽子、手套和鞋套等在121℃高压消毒30 min。防护镜浸泡在75％乙醇溶液或有效氯为1 000的含氯消毒剂中，静置30～60 min。

（5）手的消毒：用碘伏或75％的乙醇溶液擦拭1～3 min。

（6）空气消毒：每次实验前后用紫外灯照射消毒，每次不少于1 h，每立方米空间安装紫外灯瓦数≥1.5 W，距离紫外灯1 m处照射强度≥70 m²。

## 第四节　原始记录要求

为确保实验结果的准确性、科学性，需要实验人员尽可能完整地记录原有条件下实验过程中所出现的各种现象、各类数据与结果，使实验具有可溯源性。在实验过程中进行实验记录，有利于学生理清实验思路、及时记录实验现象，并训练学生的科学思维，便于归纳与分析实验工作,提高实验效率。

## 一、实验记录要求

(1)应注意使用统一的实验记录本填写原始记录,使用蓝色、黑色钢笔或碳素笔填写,实验记录本要逐页编号,不允许随意撕掉页面,不得缺页。

(2)记录采用过程中,应注意规范用语,详细记录实验设计、实验过程和实验结果,计量单位的中文及英文书写单位均应符合国际单位记录标准。应注意数据的有效数字和单位符号的填写,符合现行有效的国家标准。

(3)原始记录原则上不得进行改动,当记录需要修改时,采用划线方法划掉原内容,不得随意进行涂抹,然后在修改处右上角书写修改后的正确内容,再签下记录者姓名给予确认,并注明修改原因和日期。

(4)原始记录应在实验过程中及时记录,不能补记,切忌先记录在纸上,然后再誊抄到记录本上。

## 二、原始记录的主要内容

原始记录的主要内容包括实验环境条件(如天气、温度、湿度等)、实验名称、实验日期、实验目的、实验材料(药品、试剂、实验动物、实验仪器设备及使用条件等)、实验操作过程、实验过程中所出现的各种现象、实验所得的各类数据与结果等。

### (一) 基本信息

包括实验日期、天气、室温、相对湿度和实验人员等。例:2022.9.22,天气多云,室温 23℃,相对湿度 55%,等等。

### (二) 实验名称

简洁清晰地记录实验名称,概述核心内容,例:中药葛根药材中葛根素含量测定。

### (三) 实验目的

记录该实验设计需要证实的具体问题,例:中药葛根药材中葛根素含量测定方法的建立。

### (四) 实验材料

包括实验药品的名称、纯度、生产厂家和批号;实验仪器的名称、型号、厂家;实验器械及其规格等。

例:浓盐酸,国药集团化学试剂有限公司,批号:20210812。

### (五) 实验方法

详细记录整个实验过程,包括药品、试剂和供试品的配制方法和准确浓度;实验仪器的参数设置和方法的建立;实验现象的观察方法;检测项目的计算公式和分析方法等。

若实验中发生意外或者异常,导致错误操作的,应准确记录实验的真实情况。

例:稀盐酸,3.66 mol/L,配制方法,1.5 L 浓盐酸溶于 5 L 蒸馏水中;滴定时溶液由紫色变为纯蓝色,停止滴定,记录所用的标定溶液体积 21.4 mL。

### (六) 实验结果与分析

翔实记录实验中获取的实验结果,包括实验现象和实验数据(监测数据和实验图片等)。药理实验现象的观察包括用药前和用药后观察、记录出现药物效应的时间和药物反应变化等。

实验结果可以用文字叙述,也可以用表格和曲线进行记录。图表或打印的数据可以按照顺序粘贴在原始记录本的相应位置,不便于进行粘贴的,可将其另行装订成册,并进行编号,同时在原始记录上进行相应的注明。

实验结果可能是预期的,也可能存在实验失败或者出现异常现象,应对实验结果进行分析,经过讨论或查阅文献后,记录可能找出实验失败或者出现异常结果的原因。

## 第五节　实验报告撰写要求

实验报告是完整记录实验设计、实验操作和实验现象的过程,并对实验结果进行分析和总结归纳。不仅帮助学生理解和掌握实验内容,还可以通过对实验现象的观察与分析,培养学生动手能力、逻辑思维能力和表达能力,也是科研论文写作的基础。实验报告的撰写是有利于加强学生对实验技能训练内容教学成果的回顾,是实验课程培养学生实验能力和创新意识的体现。中药学实验技能训练实验报告一般包括以下几个部分:实验名称、实验目的、仪器材料及试药、实验步骤、结果与讨论和思考题。

### 一、实验名称

同本章第四节。

### 二、实验目的

同本章第四节。

### 三、仪器材料及试药

同本章第四节。

### 四、实验步骤

学生应依据实际实验操作,进行整理并详细记录,确保实验步骤中关键方案和参数记录完整,准确记录实验现象,试剂用量,正确的实验结果读数等。

## 五、结果与讨论

中药学实验技能训练要求学生在准确记录实验现象和实验数据的基础上,对实验结果进行认真分析,总结经验,指导课后自主训练。其中,实验结果与讨论是实验报告的重要内容,可写出本次实验的体会,分析实验中出现的问题和解决问题的方案,对实验提出意见和建议,总结经验教训,提高和巩固所学到的理论知识和实验技能。

## 六、思考题

实验技能培训课程结束后,实验教师会依据实验情况,针对性地设计若干思考题,要求学生依据所掌握的实验技术,通过查阅相关资料进行实验设计,解决专业问题。

## 第六节　实验报告实例

_____(课程)实验报告

【实验名称】_____
【实验记录】
实验日期_____　天气_____　室温_____　相对湿度_____
报告日期_____　专业_____　年级_____　班级_____　组别_____
姓　　名_____　学号_____
一、实验目的
二、仪器材料及试药
三、实验步骤
四、实验结果
五、实验结论
六、思考题

# 第二章
# 物 质 的 称 量

## 第一节 天 平 的 选 择

### 一、天平的简介

以杠杆原理构成的天平为机械天平;以电磁力平衡原理,直接显示质量读数的天平为电子分析天平。

天平一般有两个重要技术指标:称量表示最大测量值;感量为指针从平衡位置偏转到标尺1分度所需的最大质量。感量与灵敏度成反比,感量越小,灵敏度越高。分析天平的感量常见为 0.1 mg、0.01 mg 或 0.001 mg,用于比较精密的检验工作中的称量,如药品的含量测定,对照品的称量,滴定液标化等。

### 二、电子分析天平的选择

1. 称重范围的选择 "称重",其精确度可根据数值的有效数位来定,如称取 0.1 g 系指称取重量可为 0.06～0.14 g;称取 2 g 系指称取重量可为 1.5～2.5 g;称取 2.0 g 系指称取重量可为 1.95～2.05 g;称取 2.00 g 系指称取重量可为 1.995～2.005 g。

2. 根据称取物质的量和称量精度的要求,选择适宜级别的天平

(1)"精密称定"系指称取重量应准确至所取重量的千分之一;"称定"系指称取重量应准确至所取重量的百分之一。

(2)要求"精密称定"时,当取样量大于 100 mg 选用感量为 0.1 mg 天平,在 100～10 mg 选用感量为 0.01 mg 天平,小于 10 mg 选用感量为 0.001 mg 天平。

(3)取用量为"约"若干时,系指取用量不得超过规定量的±10%。

## 第二节　称　量　载　体

### 一、称量瓶

#### (一) 称量瓶介绍

称量瓶为带有磨口塞的小玻璃瓶,是用来精确称量试料或基准物的容器。称量瓶的优点是质量轻,可以直接在天平上称量,并有磨口塞,可以防止瓶中的试样吸收空气中的水分,因此称量时应盖紧玻璃塞。

常用称量瓶有扁型和高型两种(图2-2-1)。扁型称量瓶用于干燥失重测定及水分的测定,供试品的厚度不超过5 mm,疏松供试品不超过10 mm;高型称量瓶常用于减量法称量基准物质。如供试品为液体,放于液体称量瓶中。

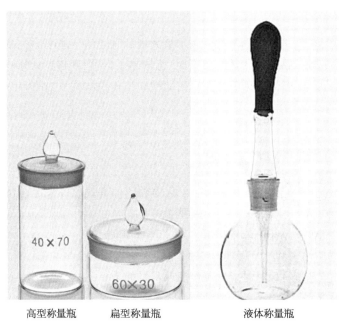

高型称量瓶　　　扁型称量瓶　　　液体称量瓶

图2-2-1　不同规格的称量瓶

#### (二) 称量瓶的使用

使用称量瓶时,不能直接用手拿取,可用洁净纸带将其套住,再用拇指与食指捏住纸条,放入天平中。称重后,用纸带将称量瓶从天平上取下,拿到接收器上方,用纸片夹住盖柄,打开瓶盖(盖亦不要离开接收器口上方),将瓶身慢慢向下倾斜,用瓶盖轻敲瓶口边缘,使试样落入容器中。接近需要量时,一边继续用盖轻敲瓶口,一边逐步将瓶身竖直。使在瓶口的试样落入瓶中。盖好瓶盖,放入天平盘,取出纸带,称其质量。量不够时,继续按上述方法进行操作,直至称够所需的物质为止(图2-2-2)。称量完毕后,将称量瓶放回原干燥器中。

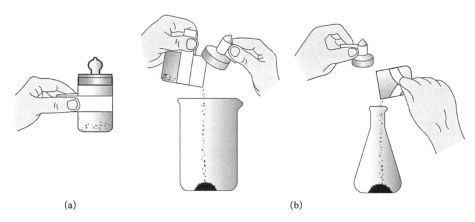

(a)　　　　　　　　　　　　(b)

图2-2-2 称量瓶的使用方法

a. 称量瓶在称取时的操作方法;b. 将试样从称量瓶转移入接收器的操作方法

称量瓶使用完洗净并烘干(烘干时磨口塞立于称量瓶上方或单独放置在烘箱中)后,放置在干燥器内备用。

## 二、称量船

称量船是用来精确称量试料或基准物的容器,由玻璃或 PS(聚苯乙烯)等材料制成(图2-2-3)。

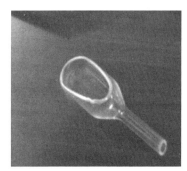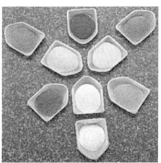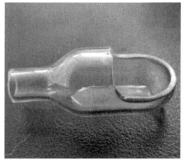

图2-2-3 不同规格的称量船

## 三、称量纸

称量纸表面光滑且不易吸潮,不能随意用滤纸或其他纸取代,称量纸的常用折法为对角线折叠。常见称量纸为方形,称量纸折叠方法为将称量纸四角和四边折起,使称量纸形成方便装固体样品的凹型。

## 第三节　称　量　方　法

### 一、增量法

增量法也称固定质量称量法,主要用于待测样品给出一称量范围的非吸湿等不易变质试样或试剂的称量。即用药勺取试样放在已去皮重的清洁而干燥的表面皿或硫酸纸等容器上,一次称取一定量的试样,所得读数即为试样质量,转移试样时必须全部转至容器中,不得在称量容器上遗留。需称取准确重量的供试品,常采用增量法。

#### (一) 增量法称量步骤

(1) 将称量瓶置于天平盘上,称量为 $W_1$,将需称量的供试品加入称量瓶中,再称量为 $W_2$,两次重量之差,即 $W_2-W_1$ 为称取供试品重量。

(2) 使用电子分析天平,打开天平后显示 0.000 0 g 时,在秤盘上放入称量瓶,称重为 $W_1$,如需除去称量瓶重,可按一下去皮键(Tare)回零。将需称量的供试品直接置于称量瓶中,记录供试品与称量瓶重量 $W_2$。$W_2-W_1$ 为称取的供试品重量;如消除称量瓶重量后再称,则显示的数值即为称取供试品重量。

#### (二) 增量法称量注意事项

(1) 要求被称量物为不易吸潮,在空气中能稳定存在的粉末或小颗粒(最小颗粒应小于 0.1 mg,以方便调节质量)。

(2) 当待测样是含油脂或水分较高的试样时,不得使用称量纸作为容器称取样品。

(3) 烘干或灼烧的器皿必须在干燥器内冷却至室温后再称量。

### 二、减量法

用于称量一定质量范围的样品或试剂。在称量过程中样品易吸水、易氧化或易与 $CO_2$ 等反应时,可选择此法。由于称取试样的质量是由两次称量之差求得,故也称差减法。减量法称量能够连续称取若干份供试品,节省称量时间。

#### (一) 减量法称量步骤

(1) 将供试品放于称量瓶中(如为液体供试品,放于液体称量瓶中),置于天平盘上,称量为 $W_1$,然后取出所需的供试品量,再称剩余供试品和称量瓶为 $W_2$,两次重量之差,即 $W_1-W_2$ 为称取供试品重量。

(2) 使用电子分析天平,打开天平显示 0.000 0 g 时,在秤盘上放入盛有供试品的称量瓶,记录重量 $W_1$。取下称量瓶,取出所需供试品量后,再放入秤盘,记录重量 $W_2$。$W_1-W_2$ 为称取供试品重量。

在实际工作中还可以用"两次去皮减量法"称量,即:把称量纸放入天平,清零,称取所需样品量,稳定后再次清零,转移样品到容量瓶中,把称量纸放回天平,所示负值即为样品重量。

### (二) 减量法称量注意事项

(1) 被称量物质需预先放置,和天平室温度尽量一致。

(2) 称量时,注意称量物(样品和容器重量)不得超过天平量程。

(3) 在精密称量样品时,为保证称量准确,去除称量纸对样品的吸附影响,通常采用两次去皮减量法。

## 第四节　电子分析天平使用规范

电子分析天平在安装及使用的过程中,周围环境及操作,例如空调、温湿度、振动和阳光等都会对称量结果造成一定的影响。在使用过程中,应严格按照天平的使用操作规程进行操作,减小称量误差。

### 一、电子分析天平操作步骤

(1) 选择好适宜的天平,并根据称量需要选用大小适宜的称量瓶、称量船或称量纸等载体。

(2) 在使用天平前,应检查该天平的使用登记记录,了解天平前一次使用情况以及天平是否处于正常可用状态。

(3) 检查水准器内的气泡是否位于水准器圆的中心位置,否则应予调节使天平处于水平状态。

(4) 如天平处于正常可用状态,必要时用软毛刷将天平盘上的灰尘轻刷干净。

(5) 接通电源,打开电源开关和天平开关,预热至少 30 min 以上。也可根据不同型号的电子分析天平,使其长期处于预热状态。

(6) 天平预热后,按使用说明调整零点,一般电子分析天平均装有自动调零键,轻轻按动即可自动调零。

(7) 一般电子分析天平设有自检功能,应按使用说明书进行自检。

(8) 将被称物质预先放置在天平室内,使其与天平室温度一致(过热、过冷物均不能放置在天平内称量)后,放在天平盘上,天平自动显示其重量,待读数稳定后,即可记录数据,取出样品。

(9) 关闭天平,用专用毛刷清扫称量室,在电子分析天平使用登记本上登记使用日期、姓名、称量物和使用情况。

### 二、注意事项

(1) 电子分析天平不要放置在空调出风口下方,搬动过的分析天平必须校正好水平,并对天平的计量性能作全面检查,无误后才可使用。

（2）开启或关闭天平的动作应轻缓。称量时,不要开动和使用前门,以防呼吸出的热量、水汽、二氧化碳及气流影响称量。取、放被称物体时,可使用两侧门,关门时应轻缓。

（3）校正用砝码只允许用专用镊子取夹,决不允许用手直接接触砝码;砝码只能放在砝码盒或天平盘上,绝不可放在其他任何地方;每一台天平只能使用其专用砝码。

（4）称取吸湿性、挥发性或腐蚀性物品时,应将称量瓶盖紧后称量,且尽量快速。注意:不要将被称物(特别是腐蚀性物品)洒落在秤盘或底板上;称量完毕,被称物应及时带离天平室。

（5）同一个试验应在同一台天平上进行称量,以免由称量产生误差。称量完毕,及时将所称供试品从天平内取出。

（6）电子分析天平不能称量带有磁性或带静电的物品。

## 三、天平室的要求

（1）天平室应远离震源,并防止气流和磁场干扰。

（2）天平室以朝北为佳,东西方向不宜有窗和门;室内要求干燥明亮,光线均匀柔和,阳光不得直射在天平上。

（3）天平室地面不得起灰,以水磨石为佳;墙壁和屋顶平整,不得有脱落物。

（4）天平台用混凝土结构为好,台面应水平而光滑,一般用水磨石;牢固防震,有合适的高度与宽度。

（5）天平室温度应相对稳定,一般应控制在 $15 \sim 25$℃,保持恒温;相对湿度最好为 $50\% \sim 70\%$,室内应备有温度计和湿度计,一般采用空调和除湿机调节温度和湿度,并保持天平内外温度和湿度趋于一致。

（6）天平室电源要求相对稳定,电压变化要小。

（7）天平室内除存放与称量有关的物品外,不得存放其他物品。不得在天平室内转移具有腐蚀性的液体或挥发性固体。

## 四、电子分析天平的维护和保养

（1）天平应按计量部门规定定期检定,并有专人保管,负责维护保养。

（2）经常保持天平内部清洁,必要时用软毛刷或绸布抹净或用无水乙醇擦净。

（3）天平内应放置干燥剂(常用变色硅胶),并及时更换。

（4）称量重量不得超过天平的最大载荷。

（5）搬动天平时,必须将秤盘、变压器小心取下,放入专门包装盒内,其他零件,不得随意乱拆。

（6）备有小型数据处理机的电子分析天平,其功能较多,不同的型号有所不同,应在详细阅读相关使用说明书后方可操作。

## 附

## 赛多利斯 BS/BT 系列电子分析天平

(一) 赛多利斯 BS/BT 系列电子分析天平结构简介(图 2-4-1,图 2-4-2)

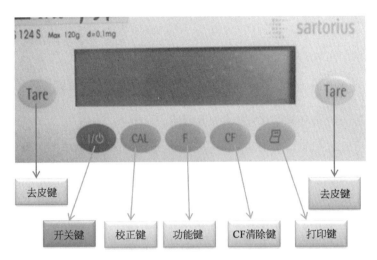

图 2-4-1　BS/BT 系列电子天平操作面板示意图

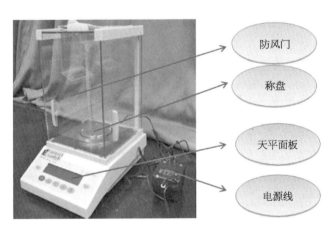

图 2-4-2　BS/BT 系列电子分析天平结构图

(二) 赛多利斯 BS/BT 系列电子分析天平各按键功能简介

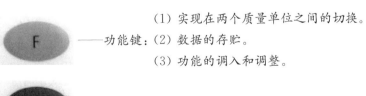

功能键：(1) 实现在两个质量单位之间的切换。
　　　　(2) 数据的存贮。
　　　　(3) 功能的调入和调整。

开关键：开关电源。

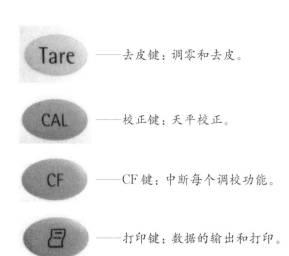

——去皮键：调零和去皮。

——校正键：天平校正。

——CF键：中断每个调校功能。

——打印键：数据的输出和打印。

### (三) 赛多利斯 BS/BT 系列电子分析天平的校正

天平校正：在显示器出现零时，按下调校键(CAL)，校正程序自动执行，在显示器上显示出校正砝码的质量值：100.000 0 g。取校准砝码(天平自身配备)，放到秤盘的中间，电子分析天平自动执行调校过程。当屏幕显示校准砝码的质量值"100.000 0 g"，并且显示数值静止不动时，调校过程即告结束，可以进行正式称量(图2-4-3)。

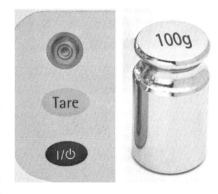

图2-4-3 BS/BT 系列电子分析天平水平仪与校准砝码

---

## 第五节 练 习 实 例

### 实例一 用减量法精密称取黄连粗粉 0.20 g

<u>减量法精密称取黄连粗粉</u>

【实验目的】

(1) 了解赛多利斯 BS/BT 系列电子分析天平的结构和使用方法。

(2) 掌握称量范围与天平的选择。

(3) 掌握减量法称量。

【仪器、材料及试药】

1. 仪器与材料　赛多利斯 BS 124S 电子天平、称量瓶、药勺、软毛刷、纸条、三角烧瓶和干燥器。

2. 试药　黄连粗粉(能通过二号筛，但混有能通过四号筛不超过 40% 的粉末)。

【实验步骤】

(1) 称量瓶先洗净并烘干(烘干时磨口塞立于称量瓶上方或单独放置在烘箱中后)，放置在干燥器内备用。将黄连粗粉预先放置在天平室内，使与天平室温度一致。

（2）称重范围的选择：称取黄连粗粉 0.20 g。根据本章第一节中"称重范围的选择"，即称取重量可为 0.195～0.205 g。

（3）根据本章第一节中"精密称定"的要求，选用感量为 0.1 mg 天平。

（4）选择好适宜的天平后，在使用天平前，先检查该天平的使用登记记录，了解天平前一次使用情况以及天平是否处于正常可用状态。然后检查水平仪内的气泡是否位于水平仪圆圈的中心位置，否则应予调节天平左右地脚螺栓的高度，使天平处于水平状态。

（5）如天平处于正常可用状态，必要时用软毛刷将天平盘上的灰尘轻刷干净。

（6）接通电源，按下电源开关，预热至少 30 min 以上。赛多利斯天平开机时自动自检。

（7）天平预热后，轻轻按动"Tare"即可自动调零。

（8）天平显示 0.000 0 g 时，用纸条夹取放有供试品的称量瓶，放在秤盘的中央，关上防风门，等数据稳定后，记录重量 $W_1$。用纸条夹住称量瓶，取下称量瓶，放在三角烧瓶的上方，将称量瓶倾斜，用干净的纸条包着称量瓶盖子的顶部，轻轻敲击瓶口的上方，使样品落入三角烧瓶中。

注意：不要使样品洒落在容器外。取出所需供试品量后，再放入秤盘，等数据稳定后，记录重量 $W_2$。$W_1-W_2$ 为称取供试品重量。

（9）关闭天平，用专用毛刷清扫称量室，在电子分析天平使用登记本上登记使用日期、姓名、称量物以及使用情况。

注：本实验提供的仪器型号是为了方便读者选择具有同等功能的仪器开展实验，并非必须选择相同实验设备。

## 实例二  用增量法精密称取白芍细粉 0.1 g

### 增量法精密称取白芍细粉

【实验目的】

（1）了解赛多利斯 BS/BT 系列电子分析天平的结构和使用方法。

（2）掌握称量范围与天平的选择。

（3）掌握增量法称量。

【仪器、材料及试药】

1. 仪器与材料  赛多利斯 BS 124S 电子天平、称量船、药勺、软毛刷、容量瓶。

2. 试药  白芍细粉（能全部通过五号筛，但混有能通过六号筛不超过 95％ 的粉末）。

【实验步骤】

（1）称重范围的选择：称取白芍细粉 0.1 g，根据本章第一节中"称重范围的选择"，即称取重量可为 0.06～0.14 g。

（2）根据本章第一节中"精密称定"的要求可以选用感量为 0.1 mg、0.01 mg 天平（如果选用感量为 0.1 mg 的电子分析天平用于本次称量，精密称取白芍细粉 0.1 g 可称取重量为 0.10～0.14 g。如果选用感量为 0.01 mg 的电子分析天平用于此次的称量，精密称取白芍中粉 0.1 g 可称取重量为 0.06～0.14 g）。

（3）选择好适宜的天平后，在使用前观察水平仪，如水平仪中的气泡偏移圆圈中心，需要缓缓调节天平左右地脚螺栓的高度，使水平仪中的气泡进入水平仪的中心。必要时用软毛刷将天平盘上的灰尘轻刷干净。

（4）根据称量需要选用大小适宜的干净载体，此处为称量船。称量船洗净烘干后，放置在干燥器中备用。

（5）将白芍细粉预先放置使与天平室温度一致。接通电源，开始通电工作（显示器未工作），需要预热至少30 min以上方可开启显示器进行操作使用。若天平一直接通电源，使其长期处于通电预热状态，则可直接开启显示器进行操作使用。

（6）称量时先把干净的称量船置于秤盘上，显示称量船的质量；然后轻按"Tare"键，显示出现全零状态，即去除称量船的质量值。

（7）将需称量的白芍细粉缓慢加入称量船中，放入白芍粉时也应戴手套用干净的勺子搬取，不应直接用手接触。观察显示器上的读数值，当接近于所需称量的范围即（0.10～0.14 g）时，即停止加白芍粉。

（8）关闭天平称量室两边侧门，待天平稳定，即显示器左边的"0"标志熄灭后，该显示值即为被称白芍粉的质量值。读数并记录。

（9）取出装有白芍粉的称量船，关好天平的称量室门。把白芍粉缓慢移入待配制的容量瓶中，对于称量船中残留的白芍中粉可用少量溶剂冲洗进入容量瓶中。

（10）关闭天平，用专用毛刷清扫称量室，在电子分析天平使用登记本上登记使用日期、姓名、称量物以及使用情况。

注：本实验提供的仪器型号是为了方便读者选择具有同等功能的仪器开展实验，并非必须选择相同实验设备。

# 第三章
# 溶液的配制

## 第一节　容量瓶的使用

**容量瓶简介**

容量瓶是一种细颈梨形的平底瓶,带有磨口塞或塑料塞。主要用于精密配制一定浓度的溶液,或是将准确浓度的浓溶液稀释成准确浓度的稀溶液(图 3-1-1)。常用的有 5 mL、10 mL、25 mL、50 mL、100 mL、250 mL、500 mL、1 000 mL 等数种规格,有无色透明及棕色透明两种颜色,棕色瓶用来配制见光易分解的试剂溶液。

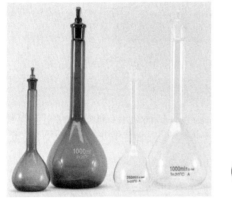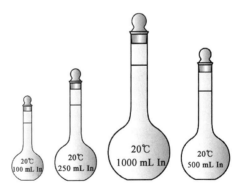

图 3-1-1　不同规格的容量瓶

容量瓶瓶颈上有环形标线,表示在所指温度下(一般为 293 K,即 20℃)溶液凹液面与容量瓶颈部标线相切时的容积,称"量入"容量瓶,图标为 In(E)。当液凹液面最低处与容量瓶颈部标线相切后,按要求倒出溶液,其体积恰好与瓶上的标示容量相同,这种容量瓶为"量出"容量瓶,图标为 Ex(A)。常用为"量入"容量瓶。

## 第二节　容量瓶的检漏与洗涤

### 一、容量瓶的检漏

容量瓶在洗涤前,应先检查瓶与塞是否匹配,即瓶塞盖上后是否漏水。检查方法如下:加自来水至上标线刻度附近,盖上瓶塞后,用左手食指按住瓶塞,其余手指拿住瓶颈标线以上的部分,右手指尖托住瓶底边缘。将瓶倒置 2 min,观察瓶周围是否有水漏出(滤纸检漏:用滤纸在容量瓶口轻轻擦拭,观察滤纸是否被润湿来判断是否渗漏),如果不漏水,将瓶直立,转动瓶塞 180°后,再倒置 2 min 检查,如不漏水方可使用(图 3-2-1)。

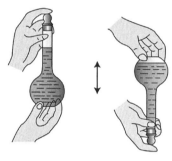 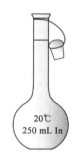

图 3-2-1　容量瓶的检漏方法　　　　图 3-2-2　瓶塞系绳后长度示意

### 二、容量瓶与瓶塞的配套使用

除标准磨口或塑料塞外,不能调换。瓶塞需用细绳系在瓶颈上(细绳不宜用金属线,以防金属离子污染溶液),防止打破或混用,系后绳长度为 2～3 cm,以可以打开瓶塞为限,不宜过长(图 3-2-2)。

### 三、容量瓶的洗涤

先用自来水冲洗,至倒出水后内壁不挂水珠,即可用蒸馏水荡洗 3 次后备用。如还不洁净,可倒入铬酸洗液摇动或浸泡,再用自来水充分冲洗,最后用蒸馏水荡洗 3 遍。在洗涤过程中,不允许用毛刷刷洗容量瓶内壁。

## 第三节　容量瓶的校准

在准确度要求较高的分析工作中,必须对容量瓶进行校准。由于玻璃具有热胀冷缩的特性,在不同的温度下容量瓶的体积也有所不同。因此,校准玻璃容量瓶时,必须规定一个共同的温度值,这一规定温度值为标准温度。国际上规定玻璃容量瓶的标准温度为20℃,即在校准时都将玻璃容量瓶的容积校准到20℃时的实际容积。在实验及工作过程中,需定期对容量瓶进行校准,保证其体积和标识量在允许误差之内。避免因容量瓶的误差导致实验结果错误,保证实验数据准确可靠。容量瓶常采用两种校准方法。

## 一、相对校准

要求两种容器体积之间有一定的比例关系时,常采用相对校准的方法。例如,25 mL 移液管量取液体的体积应等于 250 mL 容量瓶量取体积的 10%。

例如:用 25 mL 移液管吸取 20℃蒸馏水注入洁净并干燥的 250 mL 容量瓶中(操作时切勿让水碰到容量瓶磨口)。重复 10 次,观察溶液弯月面下缘是否与刻度线相切,若不相切,另做标记。经相互校准后的容量瓶和移液管可配套使用。

## 二、绝对校准

绝对校准是测定容量瓶的实际容积。常用的校准方法为衡量法,又叫称量法。即用天平称得容量瓶容纳或放出纯水的质量,然后根据水的密度,计算出该容量瓶在标准温度 20℃时的实际体积。由质量换算成容积时,需考虑三方面的影响:① 水的密度随温度的变化;② 温度对玻璃瓶容积胀缩的影响;③ 在空气中称量时空气浮力的影响。为了方便计算,将上述三种因素综合考虑,得到一个总校准值。

## 三、容量瓶绝对校正操作步骤

### (一) 校正准备

(1) 先用洁净烧杯盛接适量蒸馏水放置于天平室内,插入温度计观测温度。

(2) 将校正用的蒸馏水、锥形瓶和容量瓶在天平室内的滴定台上放置一段时间,使水温和室温相差不超过 0.1℃。

(3) 待校正的容量瓶应洗干净,并自然干燥。

(4) 标定工作室的室温不宜超过(20±5)℃,且要稳定。如室温有变化,须在每次放下时,记录水的温度。

(5) 称量水质量所用天平精确到 0.01 g。

(6) 温度计精度 0.1℃。

### (二) 校正方法

取洗净并干燥的单标线容量瓶,称重后加入蒸馏水,使液面达标线以下约 5 mm 处,用毛细滴管将液面准确地调至标线,精密称定单标线量瓶与水的重量,计算得纯水的质量。用实验温度时 1 mL 水的重量(查表 3 - 3 - 1)来除水重,即可算出容量瓶的实际毫升数。根据校正结果,查表 3 - 3 - 2,判断其是否符合相应的标准。

### (三) 记录与计算

由表 3-3-1 查得 $K(t)$，按 I 式计算出滴定管所测各段水的校正值。

$$\Delta V = m \times K(t) - V_1 \qquad \text{I 式}$$

式中，$\Delta V$ 为校正值(mL)；$V_1$ 为滴定管的读数(mL)；$m$ 为称出水的质量(g)；$K(t)$ 为转换系数，由表 3-3-1 查得。

表 3-3-1　不同温度下用水充满 20℃ 时容积为 1L 的玻璃容器于
空气中以黄铜砝码称取的水重

| 温度(℃) | 克数(g) | 温度(℃) | 克数(g) | 温度(℃) | 克数(g) |
|---|---|---|---|---|---|
| 0 | 998.24 | 14 | 998.04 | 28 | 995.44 |
| 1 | 998.32 | 15 | 997.93 | 29 | 995.18 |
| 2 | 998.39 | 16 | 997.80 | 30 | 994.91 |
| 3 | 998.44 | 17 | 997.65 | 31 | 994.64 |
| 4 | 998.48 | 18 | 997.51 | 32 | 994.34 |
| 5 | 998.50 | 19 | 997.34 | 33 | 994.06 |
| 6 | 998.51 | 20 | 997.18 | 34 | 993.75 |
| 7 | 998.50 | 21 | 997.00 | 35 | 993.45 |
| 8 | 998.48 | 22 | 996.80 | 36 | 993.12 |
| 9 | 998.44 | 23 | 996.60 | 37 | 992.80 |
| 10 | 998.39 | 24 | 996.38 | 38 | 992.46 |
| 11 | 998.32 | 25 | 996.17 | 39 | 992.12 |
| 12 | 998.23 | 26 | 995.93 | 40 | 991.77 |
| 13 | 998.14 | 27 | 995.69 | | |

表 3-3-2　容量瓶标称容量允许误差表

| 标称总容量(mL) | 50 | 100 | 200 | 250 | 500 | 1 000 |
|---|---|---|---|---|---|---|
| 容量允差(mL) | ±0.05<br>±0.10 | +0.10<br>±0.20 | ±0.30<br>±0.60 | ±0.30<br>±0.60 | ±0.50<br>±1.00 | ±0.80<br>±1.60 |
| 分度线宽度(mm) | ≤0.4 | | | | | |

## 第四节　溶液配制的规范操作

### 一、溶液的配制

溶液的配制是化学实验的基本工作环节之一,根据实验要求不同溶液的配制方法有粗配和精配,即配制一般浓度的溶液和配制标准浓度的溶液,粗配借助的称量仪器一般是准确度不高的天平,如台秤或电子秤(分度为 0.01 g),器有量筒、带刻度的烧杯或试剂瓶。准确浓度的溶液配制选用至少是分度为 0.1 mg 的分析天平,量器选用吸量管、移液管和容量瓶。在配制溶液时,对于易水解物质的溶液配制,需加一定量的与其阴离子匹配的酸抑制其水解。对于易被氧化的溶液的配制,应加相应的还原剂,抑制其氧化。

化学实验中,溶液配制的一般流程为:计算取样量—称取或量取—溶解—定容。其中溶解和定容常用烧杯、容量瓶和移液管等配套使用。

#### (一) 溶液配制步骤

(1) 将精确称定的试剂或药品放在小烧杯中,加入少量蒸馏水,搅拌使其溶解,若难溶解,可超声或微热(盖上表面皿),使其溶解,待放冷后,才能转移到容量瓶中。

(2) 将玻棒下端靠在瓶颈内壁上,使溶液沿壁流下。注意不要让玻璃棒其他部位触及容量瓶口,防止液体流到容量瓶外壁上。溶液全部流完后,将烧杯轻轻沿玻棒上提,同时直立,使附着在玻棒与烧杯嘴之间的溶液流回烧杯中(图 3-4-1)。

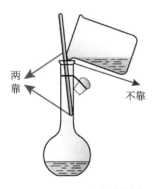
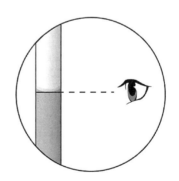

图 3-4-1　溶液转移简图　　　　图 3-4-2　溶液的弯月面与标线相切

(3) 用少量蒸馏水洗涤烧杯及玻棒 3～4 次,洗涤液同法转入容量瓶。

(4) 当加入蒸馏水至容量瓶的 2/3 时,将容量瓶摇晃作初步混匀(不能倒转容量瓶,不能将溶液摇晃至环形标线以上)。

(5) 加水到距环形标线 1 cm 左右,等待 1～2 min,使黏附在瓶颈内壁的溶液流下,用滴管在容器上方垂直,眼睛平视标线,慢慢滴加,直至溶液的弯月面与标线相切为止(图 3-4-2)。若加水超过刻度线,则需重新配制。

(6) 立即盖好瓶塞,用一只手的食指按住瓶塞,另一只手的手指托住瓶底,将容量瓶倒转,使瓶内气泡上升,如此反复 10 次以上,直至溶液混匀为止(对于容积小于 100 mL 的容量瓶,不必托住瓶底)。静置后如果发现液面低于刻度线,这是因为容量瓶内极少量溶液在瓶颈处润湿所损耗,所以并不影响所配制溶液的浓度,故不要在瓶内添水,否则,将使所配制的溶液浓度降低(图 3-4-3)。

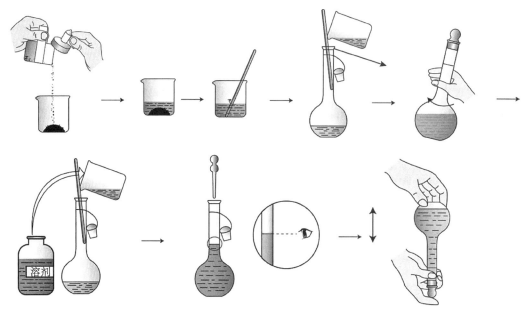

图 3-4-3 溶液的配制

(7) 将准确浓度的浓溶液稀释成准确浓度的稀溶液时,可用移液管精密移取一定量的试液至容量瓶中(移液管垂直,承接容量瓶倾斜)。具体操作方法同上。

**(二) 容量瓶使用注意事项**

(1) 容量瓶干燥时不能放于烘箱中烘干,会影响精度。

(2) 容量瓶使用完毕应立即用水冲洗干净。如长期不用,磨口处应洗净擦干,并用纸片将磨口隔开,防止瓶塞与瓶口粘连。

(3) 容量瓶只有一个刻度,在使用时应选择合适的规格。

(4) 注意不要用手掌握住瓶身,以免体温使液体膨胀,影响容积的准确。

(5) 容量瓶不能用火直接加热或烘烤,如果溶质在溶解过程中放热,要待溶液冷却后再进行转移,不能用作反应容器。

(6) 容量瓶不能久贮溶液,尤其是碱性溶液,它会侵蚀瓶塞使其无法打开,所以配制好溶液后,应将溶液倒入洁净干燥的试剂瓶中贮存。溶液转移至试剂瓶中的方法:先用少量溶液润洗试剂瓶 2~3 次,再转移溶液,最后应在试剂瓶上贴好标签,标签上至少需注明溶液名称、浓度、配制人、配制日期等。

(7) 有时可以把一干净漏斗放在容量瓶上,将已称样品倒入漏斗中,再用少量溶剂,将残留在漏斗上的样品完全洗入容量瓶中,冲洗几次后,轻轻提起漏斗,再用溶剂充分冲洗,然后操作如前。

(8) 把称量船放入天平,清零,称取所需的样品量,记录读数,把样品倒入容量瓶,用溶剂洗涤称量船,洗涤液并入容量瓶。

## 第五节　练习实例

### 实例　氯化钠溶液的配制

**氯化钠溶液的配制**

【实验目的】

(1) 掌握容量瓶的标准操作方法。

(2) 使用容量瓶精密配制一定浓度的溶液。

【仪器、材料及试药】

1. 仪器与材料　蒸馏水、烧杯、容量瓶、玻棒。

2. 试药　氯化钠。

【实验内容】

(1) 对容量瓶进行检漏操作。

(2) 将 0.5 g NaCl 配制成 2 mg/mL 的氯化钠溶液。

(3) 将 2 mg/mL 的氯化钠溶液稀释成 0.2 mg/mL 的氯化钠溶液。

【实验步骤】

参照本章第三节中操作的步骤进行实验。

# 第四章
# 溶液的稀释

## 第一节 移液管与吸量管的选择

### 一、移液管与吸量管简介

移液管与吸量管是用于准确移取一定体积溶液的量器,常用为量出式仪器。

移液管,又称胖肚吸管,单标线吸量管,是中间有膨大部分(称为球部)的细长玻璃管。其下端为尖嘴状,球部的上部和下部的管径均较细窄,管径刻有标线,如图4-1-1所示。在标明温度下,吸入溶液使溶液的弯月面与移液管管标线相切,让量取的溶液按一定方式流出,则流出的体积与管上标明的体积相同;常用有 5 mL、10 mL、25 mL 和 50 mL 等规格。

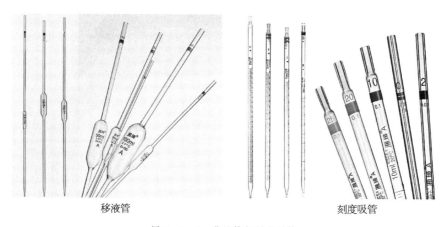

移液管　　　　　　　　　　　　　　刻度吸管

图 4-1-1　移液管与刻度吸管

刻度吸管,又称吸量管、分度吸管(图4-1-1),是具有分刻度的玻璃管。常用有 1 mL、2 mL、5 mL 和 10 mL 等规格。

### 二、量具的选择

在实验中移液管、刻度吸管、量筒均为量取液体的实验器材,在实际的实验过程中,需根据实验要求,选择合适的实验量具。

(1)"精密量取"系指量取体积的准确度应符合国家标准中对该体积移液管的精密度要求;

"量取"系指可用量筒或按照量取体积的有效位数选用量具。

（2）取用量为"约"若干时，系指取用量不得超过规定量的±10％。

（3）取用量的精度未作特殊规定时，应根据其数值的有效数位选用与之相应的量具；如规定量取 5 mL、5.0 mL 或 5.00 mL 时，则应分别选用5～10 mL 量筒、5～10 mL 的吸量管或5 mL 的移液管进行量取。

## 第二节　移液管的检漏与洗涤

### 一、移液管（或刻度吸管）的检漏

检查移液管（或刻度吸管）的管口和尖嘴有无破损，若有破损则不能使用。移液管（或刻度吸管）的管身上印有刻度线，刻度线不清晰的移液管不推荐使用。

### 二、移液管（或刻度吸管）的洗涤

先用自来水淋洗，如还不清洁，可用铬酸洗涤液洗涤或浸泡。操作方法如下：用右手拿移液管（或刻度吸管）标线以上位置，食指靠近管上口，中指和无名指张开握住移液管外侧，拇指在中指和无名指中间位置握在移液管内侧，小指自然放松；左手拿洗耳球，用洗耳球吹去移液管内多余液体。然后压出洗耳球中的空气，慢慢松开左手指，吸取洗涤液，直至移液管体积的1/5～1/4处，移开洗耳球，横持并转动移液管使洗涤液布满全管，润洗完全后将洗涤液从上口放回原瓶，并将洗液瓶放回原处。必要时也可用洗液浸泡一段时间。然后用自来水冲洗移液管（或刻度吸管）内外壁，至不挂水珠，最后用蒸馏水润洗 3 次，控干水分备用。

移液管、吸量管等分析类实验器材在使用前应保证仪器干净干燥。每次实验结束将器材清洗干净、阴干后放入干净器材柜供下次实验时直接使用。不推荐分析类实验玻璃仪器在使用前清洗，防止带入水分影响实验准确度。

## 第三节　移液管的规范操作

### 一、移液管及吸量管使用操作步骤

移液管及吸量管的使用步骤为润洗、吸取溶液、擦拭管壁、调节液面、放液和洗涤。

#### (一) 润洗

摇匀待吸溶液，将待吸溶液倒一小部分于一洗净并干燥的小烧杯中作为润洗液。取洗净干燥的移液管（或刻度吸管），插入小烧杯中吸取溶液，当吸至移液管（或刻度吸管）容量的1/3

时,立即用右手食指按住管口,取出,横持并转动移液管(或刻度吸管),使溶液流遍全管内壁,将溶液从下端尖口处排入废液杯内。如此操作,润洗 3～4 次。

### (二)吸取溶液

另取一干净烧杯存放待吸溶液,将润洗过的移液管(或刻度吸管)插入待吸液面下 1～2 cm 处,用洗耳球按上述操作方法吸取溶液(注意:插入溶液位置不能太深,并要边吸边向下插入,始终保持此深度)。当管内液面上升至标线以上 1～2 cm 处时,迅速用右手食指堵住管口(此时若溶液下落至标线以下,应重新吸取),将移液管(或刻度吸管)提出待吸液面,并使管尖端接触待吸液容器内壁片刻后提起。

### (三)擦拭管壁

用滤纸擦去移液管(或刻度吸管)外壁沾附的少量溶液。注意:在移动移液管或吸量管时,应将其始终保持垂直,不能倾斜。

### (四)调节液面

左手另取一干净小烧杯,将移液管(或刻度吸管)管尖紧靠小烧杯内壁,小烧杯保持倾斜,使移液管(或刻度吸管)保持垂直,刻度线和视线保持水平。稍稍松开食指(可微微转动移液管或刻度吸管),使管内溶液慢慢从下口流出,当液面将至刻度线时,按紧右手食指,停顿片刻,再按上法将溶液的弯月面底线放至与标线上缘相切为止,此时立即用食指压紧管口。将尖口处紧靠烧杯内壁,向烧杯口移动少许,去掉尖口处的液滴。将移液管(或刻度吸管)小心移至承接溶液的容器中。

### (五)放出溶液

将移液管直立,接收器倾斜,管下端紧靠接收器内壁,松开食指,让溶液沿接收器内壁自然

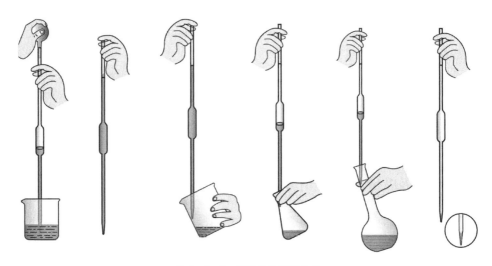

图 4-3-1 移液管的使用方法

步骤:吸取溶液—擦拭完管壁—调节液面—放出溶液(接收器须倾斜,且移液管保持垂直)—放液后移液管尖端留有少量溶液

流下；管内溶液流完后，通常保持放液状态 15 s，将移液管（或刻度吸管）尖端小距离向上滑动，移走移液管。注意：残留在管尖内壁处的少量溶液，一般不可用外力强使其流出，因校准移液管或吸量管时，已考虑了尖端内壁处保留溶液的体积。只有在管壁上标有"吹"字的可用洗耳球吹出，其余允许保留（图 4-3-1）。

对于刻度吸管，其管身上刻度和滴定管类似，"0"刻度在上方，其放出溶液的方法也和滴定管一样，从"0"刻度开始，放至所需刻度。例如用 5 mL 刻度吸管吸取 3 mL 溶液，正确操作为从"0"刻度放至"3"刻度，而不是直接从"2"刻度放至"5"刻度。

**（六）洗净移液管**

移液管（或刻度吸管）使用完毕后应立即洗净，放置在移液管架上。

## 二、注意事项

（1）吸量管上标有"快"字，表示在放尽溶液时待溶液自然流完后须停靠接收器壁 3 s 即可；如吸量管上标有"吹"字，表示使用时管尖部的溶液必须吹出，不允许保留；如吸量管上未标有"吹"或"快"字，则在放尽溶液时须停靠 15 s。

（2）移液管（或刻度吸管）不能在烘箱中烘干。

（3）移液管（或刻度吸管）移取的溶液应为常温，不能太冷或太热，以免影响移液管（或刻度吸管）精确度。

（4）移液管（或刻度吸管）在使用完毕后，应立即用自来水及蒸馏水冲洗干净，置于移液管架上。

（5）为了保证实验数据的精确度，同一实验中应尽可能使用同一支移液管。

（6）在取用黏度大的液体时，由于管内壁残留很多，所以使用"内容量移液管"，即管上标记的刻度是管内的全部体积。使用时，在放液后要用溶剂冲洗移液管内壁。

## 第四节　练 习 实 例

### 实例　葛根素标准溶液的配制

葛根素标准溶液的配制

【实验目的】

（1）掌握移液管和吸量管的标准操作方法。

（2）使用吸量管稀释溶液。

（3）掌握标准溶液的配制方法。

【仪器、材料及试药】

1. 仪器与材料　吸量管、10 mL 容量瓶、洗耳球、烧杯。

2. **试药** 葛根素母液 0.1 mg/mL、30％乙醇。

【实验内容】

（1）对吸量管进行检漏操作。

（2）移取一定量的葛根素母液（0.1 mg/mL），用 30％乙醇分别定容于 10 mL 容量瓶，配制成含葛根素（0.001 mg/mL、0.002 mg/mL、0.004 mg/mL、0.006 mg/mL、0.008 mg/mL、0.01 mg/mL）的标准曲线溶液。

【实验步骤】

参照本章第三节中操作的步骤进行实验。

# 第五章
# 实验常用设备使用

pH计,又称为酸度计,主要用于测定溶液的酸碱度值,广泛应用于工业、农业、科研和环保等领域。在制药行业中,pH计主要用于检测制药用水、药品、反应溶液等样品的pH值。

## 一、pH计的分类

### (一) 根据应用场合分类

笔式pH计主要用于代替pH试纸的功能,虽然使用方便,但是准确度较低;便携式pH计主要用于现场和野外检测需求,可随身携带,使用方便,测量精度高,误差小,一般测量精度范围为±0.1 pH;实验室pH计精度高、功能全,包括打印输出、数据处理等,一般测量精度范围为±0.01 pH或±0.05 pH;工业pH计是专业从事污染源在线监测的仪器设备,不仅要有测量显示功能,还要有报警和控制功能,以及安装、清洗、抗干扰等问题的考虑(图5-1-1)。

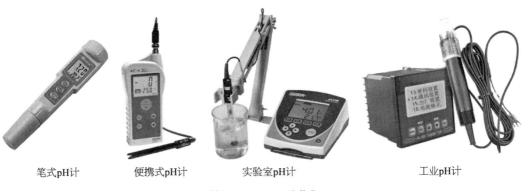

| 笔式pH计 | 便携式pH计 | 实验室pH计 | 工业pH计 |

图5-1-1 pH计种类

### (二) pH计的测量原理

pH计是利用原电池的原理工作的,原电池的两个电极间的电动势依据能斯特定律,既与电极的自身属性有关,还与溶液里的氢离子浓度有关。原电池的电动势和氢离子浓度之间存在对应关系,氢离子浓度的负对数即为pH值。根据测量电极与参比电极组成的工作电池在溶液中测得的电位差,并利用待测溶液的pH值与工作电池的电势大小之间的线性关系,再通过电流计转换成pH单位数值来实现测定。

## 二、pH 计的构成

pH 计由三个部件构成,主要包括:参比电极、指示电极、电流计。

### (一)参比电极

测量各种电极电势时作为参照比较的电极。常见的参比电极有:甘汞电极、银-氯化银电极。

### (二)指示电极

指示待测溶液离子活度变化的电极。电极的电位随溶液中待测离子的活度变化而变化。它和另一对应电极或参比电极组成电池,通过测定电池的电动势或在外加电压的情况下测定流过电解池的电流,即可得知溶液中某种离子的浓度。指示电极最常用的玻璃电极属于离子选择性电极(玻璃膜电极)。

玻璃膜电极是用对氢离子活度有电势响应的玻璃薄膜制成的膜电极,是常用的氢离子指示电极。它通常为圆球形,内置 0.1 mol/L 盐酸和氯化银电极或甘汞电极。使用前浸在纯水中使表面形成一薄层溶胀层,使用时将它和另一参比电极放入待测溶液中组成电池,电池电势与溶液 pH 值直接相关。由于存在不对称电势、液接电势等因素,不能由此电池电势直接求得 pH 值,而采用标准缓冲溶液来"标定",根据 pH 的定义式算得。玻璃电极不受氧化剂、还原剂和其他杂质的影响,pH 测量范围宽广,应用广泛。

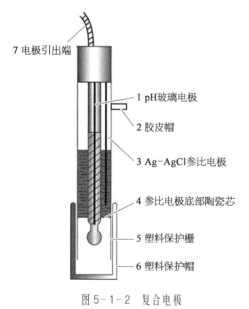

图 5-1-2　复合电极

7 电极引出端
1 pH玻璃电极
2 胶皮帽
3 Ag-AgCl参比电极
4 参比电极底部陶瓷芯
5 塑料保护栅
6 塑料保护帽

### (三)复合电极

pH 复合电极指把 pH 玻璃电极和参比电极组合在一起的电极。将作为指示电极的玻璃电极和作为参比电极的银-氯化银电极组装在 2 个同心玻璃管中,称为复合电极。其主要部分是电极下端的玻璃球和玻璃管中的 1 个直径约为 2 mm 的素瓷芯。当复合电极插入溶液时,素瓷芯起盐桥作用,将待测试液和参比电极的饱和氯化钾溶液沟通,电极内部的内参比电极(另一个银-氯化银电极)通过玻璃球与待测试液接触。2 个银-氯化银电极通过导线分别与电极的插头连接。内参比电极与插头顶部相连接,为负极;参比电极与插头的根部连接,为正极(图 5-1-2)。

## 三、pH 计的使用

pH 计的使用步骤主要分为 pH 缓冲溶液的配制、pH 计的校正和 pH 测量。

（一）缓冲标准溶液的配制

pH 计在使用前需要采用缓冲溶液进行矫正。一般根据待测物和待测溶液的 pH 值范围，需选用和其接近的两种 pH 值的缓冲溶液。通常有 pH＝4.00、6.86、9.18 三种常见规格。目前，缓冲溶液可从试剂公司或仪器厂商处购置，若购置的为固体袋装包装，可直接根据说明书配制即可。

（二）pH 计的校正

pH 计的校正通常分为一点校正和两点校正，部分 pH 计支持三点校正。

1. 一点校正　一点校正一般选用 pH 6.86 或 pH 7.00 标准缓冲溶液（若仪器自动校正，则采用仪器设定的 6.86 或 7.00 缓冲溶液）。

（1）测量标准缓冲液温度，查表确定该温度下的 pH 值，将温度补偿旋钮调节到该温度下。

（2）用纯水冲洗电极并甩干，用待测溶液润洗电极。

（3）将电极浸入缓冲溶液晃动后静止放置，晃动可加快电极响应，并可排除球泡周围气泡。待读数稳定后，调节定位旋钮使仪器显示该标准溶液的 pH 值（部分型号有自动调节，可以校正模式，电极浸入规定 pH 缓冲溶液后，仪器自动校正）。

（4）取出电极，蒸馏水冲洗并甩干。

（5）测量样品温度，并将 pH 计温度补偿旋钮调节至该温度值（部分型号有自动温度补偿，此步可省略）。

2. pH 计的二点校准　一般精密级的 pH 计，除了设有"定位"和"温度补偿"调节外，还设有电极"斜率"调节，需要用 2 种标准缓冲液进行校准。一般先以 pH 6.86 或 pH 7.00 进行"定位"校准，然后根据测试溶液的酸碱情况，选用 pH 4.00（酸性）或 pH 9.18 和 pH 10.01（碱性）缓冲溶液进行"斜率"校正。

（1）电极洗净并甩干，浸入 pH 6.86 或 pH 7.00 标准溶液中，同一点校正方法操作。

（2）取出电极甩干，根据待测溶液的酸碱性选择第二种标准溶液，酸性待测溶液选择 pH 4.00 的缓冲溶液，碱性待测溶液选择 pH 9.18 的缓冲溶液。将电极浸入第二种标准溶液中。待示值稳定后，调节仪器斜率旋钮，使仪器示值为第二种标准溶液的 pH 值。

（3）取出电极洗净并甩干，再浸入 pH 6.86 或 pH 7.00 标准溶液中。如果误差超过 0.02 pH，则重复第（1）（2）步骤，直至在两种标准溶液中不需要调节旋钮都能显示正确 pH 值。

（4）取出电极并甩干，将 pH 温度补偿旋钮调节至样品溶液温度，将电极浸入样品溶液，晃动后静止放置，显示稳定后读数。

3. pH 计的三点校正　pH 校正时，pH 7.00 是必须校正的，而且在两点校正的时候要先校正 pH 6.86 或 pH 7.00 这个点。做校正时从 pH 6.86 或 pH 7.00 开始，选择的标准液与要测定的溶液的 pH 值有关，使溶液的 pH 值能落在校正的 pH 范围内。一般采用两点校正即可，若要求较高，可采用三点校正的。部分仪器型号能进行三点，可直接用该模式。若仪器型号不支持三点校正，可采用 2 次两点校对。校正时，先校酸后校碱。

（三）pH 值的测量

（1）用蒸馏水清洗电极头，擦干后将电极浸入被测溶液中，用玻璃棒缓慢搅匀后，等待数值稳定,读取数值。

(2)测量完毕后,将仪器复位,按"开/关"键关闭仪器,电极头用蒸馏水清洗后浸放在饱和氯化钾溶液中。

### (四) Thermo pH 700 pH 计具体操作步骤

Thermo pH 700 pH 计外观及液晶显示屏见图 5-1-3、图 5-1-4。

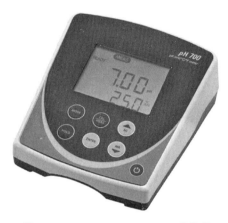

图 5-1-3 Thermo pH 700 pH 计外观

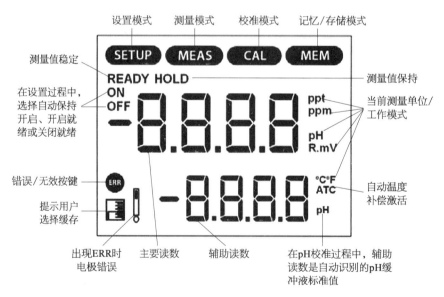

图 5-1-4 液晶显示屏

(1)清洗电极:首先采用蒸馏水或去离子水冲洗电极并甩干。

(2)连接电源,按电源键 ⏻ 开机。

(3)按 MODE 键 选择 pH 测量模式。

(4)用去离子水冲洗电极,甩干后放入第一个缓冲溶液中,按 CAL 键 进入校正模式。屏幕第二行显示识别的缓冲液值,搅拌溶液获得最佳效果。当屏幕提示 READY,按 ENTER 键 确认,屏幕第一行读数闪烁,第二行在其他缓冲液值间切换。

（5）用去离子水冲洗电极，纸巾擦干后放入第二个缓冲溶液中，屏幕显示识别的缓冲液值。当屏幕提示 READY，按 ENTER 键 **ENTER**。屏幕第一行读数闪烁，第二行显示斜率后，在其他缓冲液值间切换。

（6）重复步骤（5）校正下一点，或者按 CAL 键 **CAL MEAS** 返回测量模式。

（7）用去离子水冲洗干净电极，用纸巾擦干后放入样品溶液中。

（8）待读数稳定，记录读数。

（9）清洗电极，盖上电极帽（电极帽加满饱和氯化钾溶液）。

## 四、pH 计使用过程中注意事项

### （一）pH 计电极的日常维护

（1）pH 计使用过程中，确保电极在测量前先经过已知 pH 值的标准缓冲溶液进行定位校准，一般选择接近于待测溶液实际 pH 的校准溶液。

（2）在使用电极测定时，注意电极塑料保护栅内的电极玻璃泡不能与硬物接触，电极玻璃泡破损或擦毛均会影响测定结果的准确性。使用时，采用柔软吸水纸轻轻吸干，不可大力擦拭。

（3）电极使用完毕后，应当用去离子水冲洗干净，将电极保护帽套上，帽内应放少量电极保护溶液，以保持电极球玻璃泡的湿润。另外还需要保持电极的引出端清洁和干燥，防止输出两端电线短路，导致 pH 测量结果不准。

（4）pH 电极使用前必须浸泡，pH 电极球泡是一种特殊的玻璃膜，其表面有一层水合凝胶层，它只有在充分湿润的条件下才能与溶液中的 $H^+$ 有良好的响应。同时，玻璃电极经过浸泡后，可以使不对称电势大大下降并趋向稳定。pH 玻璃电极一般使用 pH4.00 缓冲液或蒸馏水浸泡过夜。

（5）pH 复合电极在使用前同样需要浸泡，但浸泡液和玻璃电极不同，pH 复合电极须浸泡在含氯化钾的 pH4.00 缓冲液中，这样才能对玻璃球泡和液接界同时起作用。需要特别提醒注意的是，大部分使用者通常习惯于用去离子水或 pH4.00 缓冲液浸泡单支的 pH 玻璃电极，这种错误的浸泡方法容易使 pH 复合电极的响应度和准确度降低，随着浸泡时间的增长，将导致液接界内部（例如砂芯内部）的氯化钾浓度已大大降低了，使液接界电势增大和不稳定。如果电极使用前发现保护液已流失，则应在 3 mol/L 氯化钾溶液中浸泡数小时，以使电极达到最好的测量状态。

（6）避免接触强酸强碱或腐蚀性溶液，如果测试此类溶液，应尽量减少浸入时间，用后仔细清洗干净。尽量避免在无水乙醇、重铬酸钾、浓硫酸等脱水性介质中使用，它们会损坏球泡表面的水合凝胶层。不能长期浸泡在中性或碱性缓冲溶液中，会使 pH 玻璃膜响应迟钝。

### （二）标准缓冲溶液配制注意事项

（1）pH 标准物质应保存在干燥的地方，如混合磷酸盐 pH 标准物质在空气湿度较大时就会发生潮解，一旦出现潮解，pH 标准物质即不可使用。

（2）配制 pH 标准溶液应使用二次蒸馏水或者是去离子水。

（3）配制好的标准缓冲溶液一般可保存 2～3 个月，如发现有浑浊、发霉或沉淀等现象时，不能继续使用。

(4) 碱性 pH 缓冲液,如 pH=9.18、pH=10.01、pH=12.46 等,应装在聚乙烯瓶中。因碱性 pH 缓冲液容易吸收空气中 $CO_2$,一般只使用 2～3 日。

## 第二节 密 度 计

密度系指在规定的温度下,单位体积内所含物质的质量数,即质量与体积的比值;相对密度系在相同的温度、压力的条件下,某物质的密度与水的密度之比。除另有规定外,温度为 20℃。在中药提取液浓缩过程中,提取浓缩液的密度是重要参数。2020 年版《中国药典》,收载了相对密度和固体密度的测定方法和仪器。本节主要介绍相对密度的测定仪器和方法。

### 一、液体药品密度测量仪

纯物质的相对密度是在特定的条件下为不变的常数。但如果物质的纯度不够,则其相对密度的测定值会随着纯度的变化而改变。因此,测定药品的相对密度,可用以检查药品的纯杂程度。

液体药品的相对密度,一般可用比重瓶(图 5-2-1 和图 5-2-2)测定;易挥发液体的相对密度,可用韦氏比重秤(图 5-2-3)测定。液体药品的相对密度也可采用振荡型密度计法测定。

### 二、液体相对密度测定方法

2020 年版《中国药典》收载的液体相对密度测定方法主要有比重瓶法、韦氏比重秤法和振荡型密度计法。比重瓶法和韦氏比重秤法,其原理均为比重法。比重是指在某一温度下某物质与同容积在某一温度下蒸馏水重量之比。通过比重的测定,了解药品及原料质量如何。比重是物质的一种物理指标,根据比重大小可以帮助我们了解药品品质的纯度情况。例如 2020 年版《中国药典》收载的十一烯酸的性状项下有相对密度的要求。

#### (一) 比重瓶法

2020 年版《中国药典》附录中相对密度测定法中,第一法为比重瓶法,比重瓶分两种,一种为带有温度计的比重瓶(图 5-2-1),样品检测要求精确度高或者样品量少的情况,一般选择比重瓶法(附温比重瓶)。若样品中含糖量高或测黏稠液体的比重时,使用毛细管比重瓶(图 5-2-2)。

1. 附温比重瓶法操作步骤

(1) 取洁净、干燥并精密称定重量的比重瓶(图 5-2-1),装满供试品,注意供试品温度需低于 20℃ 或各品种项下规定的温度。

(2) 装上温度计(观察瓶中是否含有气泡,若有,将其除去),置 20℃ 或各品种项下规定的温度的水浴中放置若干分钟,使内容物的温度达到 20℃ 或各品种项下规定的温度。

(3) 用滤纸除去溢出侧管的液体,立即盖上罩。

(4) 然后将比重瓶自水浴中取出,再用滤纸将比重瓶的外面擦净。

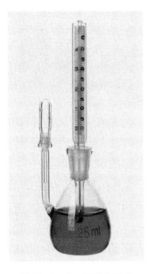

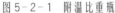

图 5-2-1　附温比重瓶

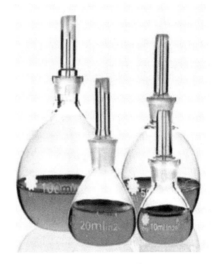

图 5-2-2　毛细管比重瓶

（5）精密称定，减去比重瓶的重量，求得供试品的重量后，将供试品倾去，洗净比重瓶。

（6）将比重瓶装满新沸过的冷水，再照上法测得同一温度时水的重量，按下式计算，即得。

$$供试品的相对密度 = \frac{供试品重量}{水重量}$$

2. 毛细管比重瓶法操作步骤

（1）取洁净、干燥并精密称定重量的毛细管比重瓶（图 5-2-2），装满供试品（温度应低于 20℃或各品种项下规定的温度）。

（2）插入中心有毛细孔的瓶塞，用滤纸将从塞孔溢出的液体擦干。

（3）置 20℃（或各品种项下规定的温度）恒温水浴中，放置若干分钟。

（4）随着供试液温度的上升，过多的液体将不断从塞孔溢出，随时用滤纸将瓶塞顶端擦干，待液体不再由塞孔溢出，迅即将比重瓶自水浴中取出，用滤纸将比重瓶的外面擦净。

（5）精密称定，减去比重瓶的重量，求得供试品的重量后，将供试品倾去，洗净比重瓶。

（6）将比重瓶装满新沸过的冷水，再照上法测得同一温度时水的重量，按下式计算，即得。

$$供试品的相对密度 = \frac{供试品重量}{水重量}$$

3. 比重瓶法操作注意事项

（1）比重瓶必须洁净、干燥（所附温度计不能采用加温干燥），操作顺序为先称量空比重瓶重，再装供试品称重，最后装水称重。测定时瓶内不得有气泡产生。

（2）调节温度时，不要低于天平室内的温度，否则易造成虽经规定温度下平衡的比重瓶内的液体在称重过程中因环境温度高于规定温度而膨胀外溢，从而导致误差。

（3）装过供试品的比重瓶必须冲洗干净，如供试品为油剂，测定后应尽量倾去，连同瓶塞可先用石油醚和三氯甲烷冲洗数次，待油完全洗去，再以乙醇、水冲洗干净，再依法测定水重。

（4）将比重瓶从水浴中取出时，应用手指拿住瓶颈，而不能拿瓶肚，以免液体因手温影响体积膨胀外溢。

### （二）韦氏比重秤法

采用韦氏比重秤测量液体相对密度相对于比重瓶法，操作较快。样品量多可使用，节约检测时间，但精确程度不及比重瓶法。

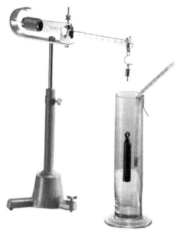

图 5 - 2 - 3 韦氏比重秤

1. 韦氏比重秤操作步骤

（1）取 20℃时相对密度为 1 的韦氏比重秤（图 5 - 2 - 3）。

（2）用新煮沸过并放冷的冷水将所附玻璃圆筒装至八分满，置 20℃或各品种项下规定的温度的水浴中，搅动玻璃圆筒内的水，调节温度至 20℃或各品种项下规定的温度。

（3）将悬于秤端的玻璃锤浸入圆筒内的水中，秤臂右端悬挂游码于 1.000 0 处。

（4）调节秤臂左端平衡用的螺旋使平衡，然后将玻璃圆筒内的水倾去，拭干。

（5）装入供试液至相同的高度，并用同法调节温度后，再把拭干的玻璃锤浸入供试液中。

（6）调节秤臂上游码的数量与位置使平衡，读取数值，即得供试品的相对密度。

如该比重秤系在 4℃时相对密度为 1，则用水校准时游码应悬挂于 0.998 2 处，并应将在 20℃测得的供试品相对密度除以 0.998 2 g/mL。

2. 韦氏比重秤法注意事项

（1）韦氏比重秤应安装在固定平放的操作台上，测定时，避免受热、冷、气流及震动的影响。

（2）使用时，应保持玻璃圆筒洁净，测定时，装入的蒸馏水和待测溶液的高度应保持一致，使玻璃锤沉入液面的深度前后一致。

（3）测定时，玻璃锤应全部浸入液体内。

## 第三节 超声波清洗机

超声波清洗机是利用流体中由高频超声波振动信号引起的气穴效应，形成微观气泡，剧烈地撞击引起气蚀，从而在待清洁物品的表面产生强烈的擦洗作用。超声波清洗机能够非常有效地去除物体表面油污和污垢。同时，在制药行业中，超声波清洗机除了被用以清洗污垢外，还可广泛用于中药中化学成分的提取（图 5 - 3 - 1）。

### 一、超声波提取技术简介

#### （一）超声提取技术定义

超声波是指频率为 20 kHz～50 MHz 的电磁波。超声波提取技术是指利用超声波的空化效应、机械效应、热效应等以增大分子运动频率和速度，增加溶剂穿透力，从而提高目标成分溶出率的方法。

### (二) 超声提取的原理

1. 空化效应　通常情况下,介质内部或多或少地溶解了一些微气泡,这些气泡在超声波的作用下产生振动,当声压达到一定值时,气泡由于定向扩散而增大,形成共振腔,然后突然闭合,这就是超声波的空化效应。这种气泡在闭合时会在其周围产生数千个大气压的压力,形成微激波,它可造成植物细胞壁及整个生物体破裂,而且整个破裂过程在瞬间完成,有利于有效成分的溶出。

2. 机械效应　超声波在介质中的传播可以使介质质点在其传播空间内产生振动,从而强化介质的扩散、传播,这就是超声波的机械效应。超声波在传播过程中产生一种辐射压强,沿声波方向传播,对物料有很强的破坏作用,可使细胞组织变形,植物蛋白质变性;同时,它还可以给予介质和悬浮体以不同的加速度,且介质分子的运动速度远大于悬浮体分子的运动速度。从而在两者间产生摩擦,这种摩擦力可使生物分子解聚,使细胞壁上的有效成分更快地溶解于溶剂之中。

3. 热效应　超声波在介质中的传播过程也是一个能量的传播和扩散过程,即超声波在介质的传播过程中,其声能不断被介质吸收,介质将所吸收的能量全部或大部分转变成热能,从而导致介质本身和药材组织温度的升高,增大了药物有效成分的溶解速度。由于这种吸收声能引起的药物组织内部温度的升高是瞬间的,因此,可以使被提取成分的生物活性保持不变。

### (三) 超声波提取法的优点

1. 提取效率高　超声波独具的物理特性能促使植物细胞组织破壁或变形,使中药有效成分提取更充分,提取效率比传统工艺提高 50%～500%。

2. 提取时间短　超声波法提取中药中化学成分,通常在 20～40 min 即可获得最佳提取率,提取时间较传统方法大大缩短。

3. 提取温度低　超声提取中药材的最佳温度在 40～60℃,对遇热不稳定、易水解或氧化的药材中有效成分具有保护作用,同时节约能耗。

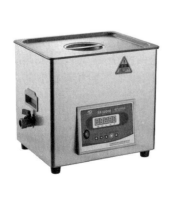
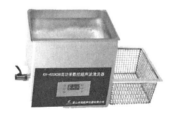
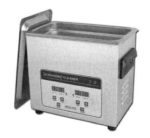

图 5-3-1　超声波清洗机

4. 适应性广　超声提取药材不受成分极性、分子量大小的限制,适用于绝大多数种类的中药材和各类成分的提取。

## 二、超声波提取药材中化学成分操作步骤

中药化学成分定性鉴别和含量测定时,一般可采用超声波清洗机进行化学成分的提取。具体操作流程如下。

### (一) 样品前处理

将待测样品粉碎和过筛,将样品粉碎成适合提取的大小。在药材中含量测定实验中,一般会规定药材粉碎后粉末过筛的粗细。

### (二) 样品称量

根据所要提取的供试品量,选择合适的电子分析天平进行称重。

### (三) 加入提取溶剂

根据供试品的性质或《中国药典》规定,用量筒或移液管量取一定量的提取溶剂,加入盛有供试品的容器中。

### (四) 放置样品瓶

用烧杯、橡皮筋、漂浮板等固定样品瓶,在含量测定实验中,样品瓶放入超声波清洗机之前需对其进行称重。

### (五) 调整超声波清洗机内液面高度

向超声仪内槽中加入适量水至液面高度为内槽高度的 1/3～2/3。

### (六) 设置超声仪参数

根据实验要求,设定超声仪的超声时间、超声功率、超声频率。

### (七) 超声后处理

如果提取物用于定性鉴别,直接取上清液进行测定;如果提取物用于含量测定,则超声结束后将锥形瓶取出,擦干外壁的水,再次称定药品粉末、提取溶剂和锥形瓶的总重量,用提取溶剂补足在超声过程中减失的重量,即得供试品溶液。

## 三、超声波清洗机的使用方法(以 KH-400KDB 超声波清洗机为例)

### (一) 超声波清洗机使用方法

(1) 打开背面电源开关,显示器上显示 000。

(2) 按 ON 键,开始设定:按时间键,时间指示灯亮,显示器显示的数字是上次设定的超声

时间,按 ∧ ∨ 键设定所需超声时间。

(3) 按温度键,温度指示灯亮,显示器显示的是上次设定的温度,按 ∧ ∨ 键设定所需温度。

(4) 按超声键,超声指示灯亮,显示器显示的是上次设定的超声功率,按 ∧ ∨ 键设定超声功率,从 50%～100%。

(5) 参数设定完毕后,按 ON/OFF 键,仪器开始自动加热,显示器显示为实际加热温度,当达到所设温度时,超声自动开启。等到达设定超声时间后,仪器自动停止超声。

## 第四节　冷冻干燥机

### 一、冷冻干燥概念及原理

#### (一) 冷冻干燥机的工作原理

冷冻干燥又称升华干燥,是将物料或溶液在较低温度下冻结成固态,并置于适当的真空环境下,使物料中冻结的水分不经液态直接升华成气态,最终使物料脱水的一种干燥技术。

冷冻干燥机由制冷系统、真空系统和电器仪表控制系统组成(图 5-4-1)。

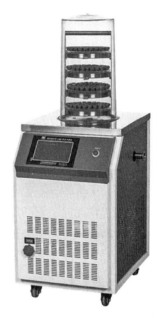

#### (二) 冷冻干燥的特点

冻干物在干燥前始终处于低温,同时冰晶均匀分布在物质中,升华过程不会因为脱水而发生浓缩现象,避免了由水蒸气产生的泡沫、氧化等副作用,干燥物质呈干海绵多孔状,体积基本不变,极易溶于水而恢复原状,最大程度防止干燥物质的物理和生物学方面的变形。因此,冻干是一种对被干燥物性质影响最小、最安全的干燥方法。

冷冻干燥与常规的晒干、烘干、煮干、喷雾干燥及真空干燥相比,有以下优缺点。

图 5-4-1　ND 系列电加热钟罩式冻干机

(1) 冷冻干燥在低温下进行,尤其适合许多热敏性的干燥。如蛋白质、微生物之类冻干后,不会发生变性或失去生物活力。

(2) 在冻干过程中,微生物的生长和酶的作用均无法进行,对样品具有较好保鲜效果。

(3) 在低温干燥时,物质中的一些挥发性成分和受热变性的营养成分损失较小,适合于一些化学制品、药品和食品的干燥。

(4) 由于在冻结的状态下进行干燥,因此被干燥物的体积、形状几乎不变,保持了原来的结构,不会发生浓缩现象。干燥后的物质疏松多孔,呈海绵状,加水后溶解迅速而完全,可迅速恢复原来的性状。

(5) 在真空下进行干燥,物料处于高度缺氧状态下,容易氧化的物质得到了保护。

(6) 冷冻干燥能排除 95%～99% 以上的水分,使干燥后的产品能长期保存而不变质。

(7) 缺点:设备和运行费用较高。

### (三) 冷冻干燥的用途

冷冻干燥是一种优质的干燥方法,但它需要比较昂贵的专用设备,干燥过程中耗能较大,加工成本高,目前主要应用于以下方面。

(1) 生物制品的干燥:如抗生素、抗毒素、诊断用品和疫苗等。冻干后的产品能够保持其物理和化学性质的稳定,能够较好保持产品的活性,脱水彻底,可长时间保存。

(2) 药材和药品的干燥:贵重药材如人参、冬虫夏草冻干后,能彻底去除水分,便于长期保存;药品(主要是粉针剂)冻干后能避免氧化及杂菌的污染,溶解时能速溶,复水性好,且能保持药效的长久稳定。例如注射用双黄连。

(3) 食品的干燥:冻干后食品保持了原有物质的色香味营养成分,具有良好的复水性,且不添加任何防腐剂。

(4) 超细微粉材料(纳米材料)的制备。

## 二、冷冻干燥机使用操作步骤

### (一) 开机前准备

1. 检查设备

(1) 接通电源线,电源指示灯应亮。

(2) 检查真空泵油表时,油面应在视镜的两条油标线之间,压缩机机油应无泄漏。

(3) 检查密封圈,应无破损。

(4) 检查冷阱应干净无水。

(5) 开动真空泵及制冷压缩机观察运转应无异常声响及特殊震动。

以上均无问题方可开机。

2. 样品前处理　如药物的培养、灭菌、分装、洗瓶、半加塞等,食品原料的挑选、清洗、切分、灭酶、分装等;除去有机溶剂等。

### (二) 冻干操作

1. 预冻(一般先放入冷阱预冻6～10 h或－20℃冰箱、－80℃超低温冰箱进行辅助预冻)打开制冷,当冷阱温度到达－40℃,把物料溶液或者加好物料的西林瓶放入物料盘,物料厚度在10 mm左右,样品探头放到物料中,再把物料盘放到预冻架,将预冻架放入冷阱预冻开始,6～10 h,视物料的多少和性质而定,正常物料冻到冰点之后再续冻2 h即可。当知道物料的共晶点时,可以观察样品温度的变化判断预冻时间。物料的预冻是冷冻干燥过程的关键步骤,预冻过程的好坏直接影响冷冻干燥产品的品质。物料预冻过程基本可分为慢速冷冻、快速冷冻,可根据具体需要灵活操作设备,达到物料的有效预冻。如:

(1) 慢速冷冻:将预先准备好的物料放入冷阱,盖好保温盖,打开压缩机,预冻开始。

(2) 快速冷冻:先行打开压缩机,待冷阱腔温度下降到一定温度,再将预先准备好的物料放入冷阱,预冻开始。

2. 冻干操作

(1) 预冻结束后,将充气阀关紧,打开电源开关。

（2）将物料架从冷阱腔中取出,置于备用的活动硬质塑料圆盘上(均放置在冷阱腔上方),然后将有机玻璃罩罩好,若采用压盖装置冻干物料,物料预冻好后迅速将物料从预冻架转移到压盖装置的搁板上,然后将压盖用的有机玻璃罩罩好。

（3）系统运行在设备操作屏,按"真空泵"键,真空泵工作,按"真空计"键,真空度显示,待真空度达到 30 Pa 左右后,按"加热"键启动冻干工艺程序,干燥开始按预先设定的工艺程序运行。

建议:在冻干过程,需要查看真空度时才打开真空计,不查看时关闭真空计,这样可延长真空计的使用寿命。

### (三) 关机操作

（1）打开充气阀,使空气(或氮气等惰性气体)缓慢进入冷阱腔(真空度显示数字回升),按关闭真空泵键,使真空泵停止运转。

（2）依次按"真空计""真空泵"键,关闭真空计、真空泵。

（3）取下有机玻璃罩,将物品取出保存。

### (四) 化霜操作

（1）控制系统运行在设备操作屏,按"化霜"键,启动冷阱电化霜,化霜结束,系统会自动停止化霜(该功能应所选机型具备)。

（2）清理冷阱内的冰块、水分和杂质,妥善保养设备,冷阱腔内的冰溶化后,可通过放水进气阀排出机外;不使用时应使主机放水进气阀处于开启状态。

## 三、冷冻干燥机操作注意事项及维护保养

（1）在低温情况下操作,注意佩戴棉纱手套,避免冻伤。特别是在预冻结束后对冻干架进行操作时,务必佩戴棉纱手套。

（2）冷冻干燥机采用风冷冷凝式制冷系统,当环境温度过高或空气流通差时,有可能影响制冷系统技术指标。冻干室有机玻璃罩与主机冷阱靠橡胶密封圈进行密封连接,使用时应保证密封圈、密封圈槽以及有机玻璃罩等部件的清洁。

（3）有机溶剂对有机玻璃罩等零部件有腐蚀作用,因此应避免物料中含有有机溶剂。如需冻干含有有机溶剂或放射物质的物料,请在真空泵前端安装相应的吸附处理装置。

（4）冻干室有机玻璃罩忌用有机溶剂清洗,其底面为光洁密封接触面,最好不要直接接触其他硬物,以免造成损伤,影响真空度。

（5）真空泵是本机的重要组成部分,应注意保养和维护。经常检查泵油质量,一般情况下,累积工作 200 h 左右需更换真空泵油(旧油彻底排出后再往里注入新油)。

（6）操作过程中勿频繁开关制冷系统,如因操作失误或其他原因造成压缩机停止运转,应等待 20 min 后方可再次启动,以免损坏压缩机。

（7）关机时应先打开充气阀,后关真空泵,防止真空泵返油污染物料。

（8）在冻干时如果出现样品融化现象,并且是在真空泵及冷阱工作状态良好的情况下,其原因是真空度不够,有漏气的地方。请检查所有的阀门是否关闭,冻干腔与冷阱表面接触的地方是否密封,必要时清洁冷阱表面及冻干腔的密封圈。

(9) 样品在冻干之前首先要进行预冻,样品必须在固态(结冰状态)下才能冻干。样品的体积最好不要超过样品瓶体积的1/3。

## 第五节 真空干燥箱

### 一、真空干燥箱工作原理

#### (一) 真空干燥箱工作原理

真空干燥,是一种将物料置于负压条件下,并适当通过加热达到负压状态下的沸点或者通过降温使得物料凝固后通过熔点来干燥物料的干燥方式。真空干燥箱一般采用双层全玻璃门,内层箱门为钢化玻璃。加热室与玻璃门之间有模压成型的耐热硅胶密封圈,保证箱门与加热室的密封,提高箱体真空度。箱内被铝合金隔板分成若干层。箱体四周有平板式加热器,关闭箱门,箱内用真空泵抽成真空。箱体在加热的作用下将待干燥的样品加热到指定温度,水分即开始蒸发并随抽真空逐渐抽走(图5-5-1)。干燥过程中药品不易被污染,可以用在药品干燥、包材灭菌及热处理上。真空干燥箱是专为干燥热敏性、易分解和易氧化物质而设计的,工作时可使工作室内保持一定的真空度,并能够向内部充入惰性气体,特别是一些成分复杂的物品也能进行快速干燥,采用智能型数字温度调节仪进行温度的设定、显示与控制。

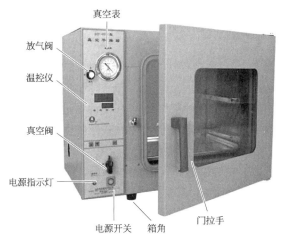

图 5-5-1 真空干燥箱一般结构

#### (二) 真空干燥箱的优势

(1) 真空环境大大降低了需要驱逐液体的沸点,所以真空干燥可以轻松应用于热敏性物质。

(2) 对于不容易干燥的样品,例如粉末或其他颗粒状样品,使用真空干燥法可以有效缩短干燥时间。

(3) 各种构造复杂的机械部件或其他多孔样品经过清洗后使用真空干燥法,完全干燥后不留任何残余物质。

（4）与依靠空气循环的普通干燥相比,粉末状样品不会被流动空气吹动或移动。

## 二、真空干燥箱使用操作步骤

### （一）设备安装调试

（1）用真空橡胶管将真空箱抽气嘴与真空泵连接。

（2）预抽真空,检查整个真空干燥箱的真空度是否达到要求。

### （二）真空加热干燥

（1）将被干燥的物品放入工作室,箱门关上并将门锁锁紧。

（2）开启电源开关,接通设备电源,关闭放气阀,开启真空阀并接通真空泵的工作电源,真空泵开始工作,当真空表指示值达到$-0.1\ MPa$时,再继续抽真空 20 min 后,将真空阀关闭,再切断真空泵的工作电源,使真空箱的工作室内保持真空状态。

（3）将智能型数字温度调节仪的温度设定在所需工作温度上,开启加热开关,工作室开始加热升温。

（4）根据不同物品潮湿程度,选择不同的干燥时间,如干燥时间较长,真空度下降,需再次抽气恢复真空度,应先开启真空泵电源开关,再开启真空阀。

（5）干燥过程中,如有大量水汽凝结在内侧玻璃门上,会影响真空干燥效率,可打开真空箱门,将水汽擦去,然后继续抽真空干燥。

### （三）关闭烘箱

（1）干燥结束后应先关闭干燥箱电源,开启放气阀,使空气徐徐放入工作室内,待真空表指示值为 0 时再将箱门打开,取出干燥样品。

（2）刚解除真空状态时,密封圈与玻璃门吸紧不易打开箱门,可稍等片刻,等密封圈复原后再打开箱门。

## 第六节　旋 转 蒸 发 仪

旋转蒸发仪是实验室广泛应用的一种蒸发仪器,适用于回流提取、大量溶剂的快速蒸发、微量组分的浓缩和需要搅拌的反应过程等实验操作,也可用于在减压条件下连续蒸馏大量易挥发性溶剂,是生物、医药、化工、食品行业和科研实验室的常用设备。

## 一、旋转蒸发仪工作原理与组成

### （一）旋转蒸发仪工作原理

旋转蒸发仪的基本原理为减压蒸馏,即降低外界的压力,可以使液体的沸点降低。其工作原理是蒸馏烧瓶恒速旋转使溶剂形成薄膜,以增大蒸发面积并抑制样品的沸腾,并通过真空泵使蒸发烧瓶处于负压状态,同时置于恒温水浴锅中加热,使瓶内溶液在负压下加热扩散蒸发。

### (二)旋转蒸发仪结构组成

旋转蒸发仪主要由主机、蒸发区、冷却区、收集瓶、加料管等组成(图5-6-1)。

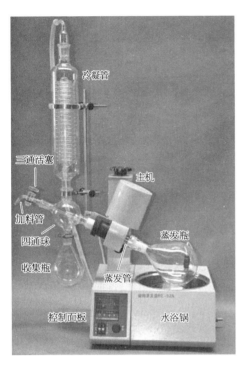

图5-6-1 旋转蒸发仪主要结构组成

1. 主机 包括旋转传动装置和蒸汽管,以及控制面板。

(1)传动装置:通过马达的旋转带动盛有样品的蒸发瓶均匀旋转。

(2)蒸发管:有两个作用,首先起到样品旋转支撑轴的作用,其次通过蒸发管将样品从蒸发区传输到冷却区。

(3)控制面板:显示和控制浴锅温度,调节旋转转速和升降装置,调节蒸发瓶高度。

2. 蒸发区 溶剂通过浴锅加热,在旋转蒸发瓶内形成薄薄的溶剂膜,提高蒸发效率。旋转也使样品混合均匀,从而避免瓶内的固定加热。蒸发区由浴锅、蒸发瓶组成。

(1)浴锅:水浴锅(最高温度100℃)或油浴锅(最高温度180℃)。

(2)蒸发瓶:带有标准磨口接口的梨形、茄形或圆底烧瓶(图5-6-2)。注意不得使用三角烧瓶。

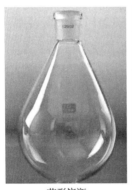 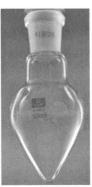 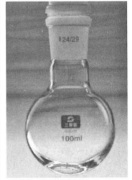

茄形烧瓶　　　　梨形烧瓶　　　　圆底烧瓶

图5-6-2 旋转蒸发仪常见蒸发瓶

3. 冷却区 溶剂蒸汽迅速进入冷凝器中,溶剂蒸汽的能量被传递给冷却介质,使溶剂冷凝下来。冷凝器一般为立式,采用蛇形冷凝管或阱式冷凝管,最常用的冷却介质是水。阱式冷凝器常用冰或干冰等介质来冷却,以达到更好的冷却效果。

4. 收集瓶 用于收集冷凝的溶剂。一般为圆底烧瓶或茄形烧瓶。

5. 加料管 带有活塞,用于连通大气,以及处理大量溶剂时连续加料操作。

6. 旋转蒸发仪常用配件(图5-6-3)

(1) 缓冲球(防溅球):用于连接旋转蒸发仪转轴与蒸发瓶,可起到在旋蒸过程中防止物料喷溅,同时防止污染物流入蒸发瓶。

(2) 转接头:用于不同口径的蒸发瓶与旋转蒸发仪的连接。

(3) 锥形接口夹:用于蒸发瓶或收集瓶与旋蒸仪连接处的固定。

(4) 浴锅盖:在蒸发瓶旋转时保护使用者不受溅出的加热介质的伤害,同时保温,节约能量。

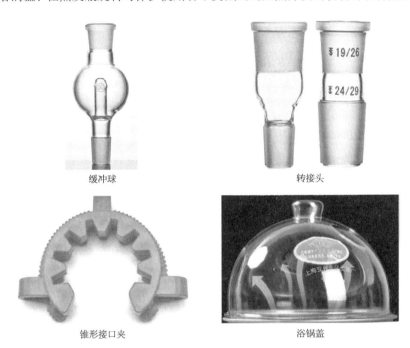

缓冲球　　　　　　　　　转接头

锥形接口夹　　　　　　浴锅盖

图5-6-3 旋转蒸发仪常用配件

7. 常用配套仪器(图5-6-4)

(1) 真空泵:用于抽真空,降低溶剂沸点,从而提高蒸馏性能。实验室常用的真空设备为循环水式真空泵和隔膜泵。

(2) 低温循环器:冷却温度可达-40℃,甚至更低,从而提高冷凝效率。

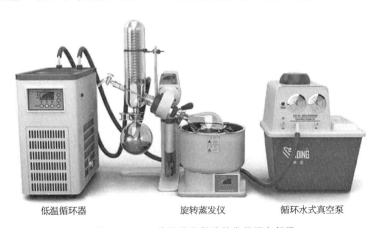

低温循环器　　　　旋转蒸发仪　　　循环水式真空泵

图5-6-4 旋转蒸发仪及其常见配套仪器

8. 影响旋转蒸发仪蒸馏性能的因素　①浴锅的温度,温度越高蒸发速度越快,但应控制温度防止暴沸;②旋转蒸发仪内的真空度,真空度越高蒸发速度越快;③冷凝回收单元的效率;④蒸发瓶的旋转速度;⑤蒸发瓶大小。注意:如果液体蒸发速度过快或太慢,可调节水温、蒸发瓶水浴的面积、旋转速度和系统内真空度来调节蒸发速度。

## 二、旋转蒸发仪使用操作步骤

### (一) 实验前准备

(1) 启动前检查电源、真空泵和冷凝水管是否已正确连接,水浴锅中是否有足够的水。

(2) 检查各连接处紧密程度,并安装好收集瓶和空的蒸发瓶,打开真空泵,观察真空度是否达到要求,若系统真空度较低,达不到要求,检查漏气情况并排除。

(3) 打开旋转蒸发仪电源,根据烧瓶内液体的沸点设定加热温度,一般比溶剂沸点低 $10\sim20$℃,等待加热温度达到设定值。

(4) 装上收集瓶,用锥形接口夹夹紧,打开冷凝水。

### (二) 蒸馏

(1) 在蒸发瓶中加入待蒸液体。装好缓冲球和蒸发瓶,用锥形接口夹夹紧。

(2) 旋转三通活塞,使系统连接真空泵,启动真空泵抽真空,待达到一定的真空度后(约至 0.03 MPa),调节升降控制开关使蒸发瓶下降置于水浴内。

(3) 设定旋转速度,开始蒸馏。

(4) 蒸发时随时观测蒸发瓶蒸发情况,有爆沸现象可适当降低温度略微打开三通活塞使系统通大气,降低系统真空度。

### (三) 蒸馏结束

(1) 蒸馏完成后,调节升降控制开关使蒸发瓶上升离开水浴,关闭转速旋钮,停止旋转。打开活塞,使体系通大气,取下蒸发瓶和缓冲球。

(2) 关闭真空泵、旋转蒸发仪和冷凝水。

(3) 取下收集瓶,把瓶内液体回收或倒入废液桶中。

(4) 清洁蒸发瓶、缓冲球、收集瓶。

## 三、旋转蒸发仪操作注意事项及常见问题解决方案

### (一) 旋转蒸发仪操作注意事项

(1) 恒温水浴锅通电前必须加水,不允许无水干烧。

(2) 控制好水浴温度和真空度,加热温度一般略低于溶剂沸点,不能超过混合物中沸点最高物质的沸点。

(3) 旋转速度太快时蒸发瓶内液体易振荡,旋转速度太慢则蒸发效率较低,应调节合适、稳定的速度。

(4) 旋蒸开始时,接入蒸发瓶后先抽真空,然后开动旋转,以防蒸发瓶滑落;旋蒸结束时,先

停止旋转,手扶蒸发瓶,再打开活塞通大气,然后取下蒸发瓶。

（5）蒸发瓶中盛放液体的体积不能超过蒸发瓶容积的 1/2。

（6）蒸馏乙醚时不推荐使用旋转蒸发,因为其沸点低很难回收,气体易进入水泵中,且易形成乙醚过氧化物,引起爆炸。

（7）玻璃零件接装时应轻拿轻放,清洗干净并烘干。

（8）及时倒掉收集瓶内溶剂,尤其是室温较高或处理沸点较低的溶剂时,应勤倒空收集瓶内废液,避免瓶内溶剂回蒸而影响蒸发效率。

（9）旋蒸结束后要及时关闭冷凝水和真空泵。

（10）循环水真空泵应勤换水,以免大量有机试剂吸到真空泵中降低真空泵效率。

（二）常见问题及解决方案

（1）有些易暴沸、易起泡物料常常会导致喷溅,可采用以下方法减少喷溅：① 通过打开活塞放气,减小真空度。② 升高蒸发瓶,减少水浴面积。③ 降低浴锅温度。④ 使用缓冲球,减少污染。

（2）如系统内真空度太低,可检查以下几个方面：① 各接头、接口是否密封,若不密封可在接口处涂真空脂或更换密封圈。注意：不得使用凡士林,以免造成接口粘连。② 真空泵及其真空橡胶管是否漏气,可更换漏气的管子。③ 玻璃件是否有裂缝、碎裂、损坏的现象。④ 循环水式真空泵工作是否正常,如果水泵中的水太脏可更换水,如果水泵坏了可更换泵。

（3）旋蒸对空气敏感物质时,应在排气口接一氮气球,先通一段时间的氮气,以排出旋蒸仪内空气,再接上蒸发瓶进行蒸馏。蒸馏完成先放氮气升压,再关闭真空泵,然后取下蒸发瓶。

（4）若样品黏度很大,应放慢旋转速度,以便形成新的液面利于溶剂蒸出。

## 第七节　练习实例

### 实例一　pH 计测定液相色谱流动相甲醇-磷酸水溶液的 pH 值

pH 计测定液相色谱流动相甲醇-磷酸水溶液的 pH 值

常规高效液相色谱柱的使用 pH 范围为 2～7,当流动相 pH 超过色谱柱 pH 使用范围时,会影响色谱柱寿命和分离效果,本实验将采用 pH 计对液相流动相进行 pH 值测定。

【实验目的】

（1）了解 pH 电极的保存和维护方法。

（2）掌握 pH 计的使用方法。

【仪器、材料及试药】

1. 仪器与材料　Thermo pH 700 pH 计、烧杯。

2. 试药　流动相（甲醇：0.05%磷酸水溶液＝50：50;甲醇：0.1%磷酸水溶液＝50：50,甲醇：0.3%磷酸水溶液＝50：50;甲醇：0.5%磷酸水溶液＝50：50）,标准缓冲液（pH＝4.00,pH＝6.86）。

【实验步骤】

（1）清洗电极：用蒸馏水冲洗电极，再用滤纸轻轻吸干电极外部、球泡的水。

（2）连接电源，按电源键开机。

（3）按 MODE 键选择 pH 测量模式。

（4）用去离子水冲洗电极，纸巾擦干或甩干后放入 pH＝6.86 缓冲溶液，按 CAL 键进入校正模式。屏幕第二行显示识别的缓冲液值，搅拌溶液获得最佳效果。当屏幕提示 READY，按 ENTER 键确认。

（5）用去离子水冲洗电极，纸巾擦干或甩干后放入 pH＝4.00 缓冲溶液，屏幕显示识别的缓冲液值。当屏幕提示 READY，按 ENTER 键。屏幕第一行读数闪烁，第二行显示斜率后，在其他缓冲液值间切换。

（6）按 CAL 键返回测量模式。

（7）用去离子水冲洗干净电极，用纸巾擦干或甩干后放入流动相中进行 pH 检测。

（8）待读数稳定，记录读数。

（9）清洗电极，盖上电极帽（电极帽内加入氯化钾保护液）。

（10）关闭仪器。

注：本实验提供的仪器型号是为了方便读者选择具有同等功能的仪器开展实验，并非必须选择相同实验设备。


## 实例二　测量药用辅料聚乙二醇 400 的相对密度

### 测量药用辅料聚乙二醇 400 的相对密度

【实验目的】

掌握比重瓶的使用方法。

【仪器、材料及试药】

1. 仪器与材料　比重瓶、BS 124S 电子天平。

2. 试药　聚乙二醇 400。

【实验步骤】

（1）取洁净、干燥并精密称定重量的比重瓶，称定重量。

（2）装满供试品，注意供试品温度低于 20℃。

（3）装上温度计（观察瓶中是否含有气泡，若有，将其除去）。

（4）置 20℃水浴中放置若干分钟，使内容物的温度达到 20℃。

（5）用滤纸除去溢出侧管的液体，立即盖上罩。

（6）将比重瓶自水浴中取出，再用滤纸将比重瓶的外面擦净。

（7）确保称量室温度低于 20℃。

（8）精密称定，减去比重瓶的重量，求得供试品的重量。

（9）将供试品倾去，洗净比重瓶。

（10）将比重瓶装满新沸过的冷水，按（2）～（9）步骤测得同一温度时水的重量，按下式计算，即得。

$$供试品的相对密度 = \frac{供试品重量}{水重量}$$

【检测标准】

聚乙二醇 400 的相对密度应为 1.110～1.140。

注：本实验提供的仪器型号是为了方便读者选择具有同等功能的仪器开展实验，并非必须选择相同实验设备。

## 实例三　超声提取知母中的芒果苷

>>>>>>>>> 超声提取知母中的芒果苷 <<<<<<<<<

【实验目的】

（1）了解超声提取的原理等相关知识。

（2）掌握超声波清洗机的使用。

（3）了解超声提取的一般流程及注意事项。

【仪器、材料及试药】

1. 仪器与材料　JP-100S 超声波清洗机、BS 124S 电子天平、量筒、移液管、三号筛、具塞锥形瓶、烧杯、注射器、滤头。

2. 试药　稀乙醇（取乙醇 529 mL，加水稀释至 1 000 mL）。

【实验步骤】

1. 知母薄层色谱鉴别中供试品的制备

（1）称取药材粉末 0.5 g 于锥形瓶中。

（2）用 10 mL 量筒量取 10 mL 稀乙醇加入锥形瓶中。

（3）将锥形瓶放入盛有适量水的烧杯中，并将烧杯置于超声波清洗机的内槽中，向内槽中加水至内槽高度的 1/3～2/3。

（4）打开超声波清洗机的电源开关，设定超声时间为 20 min，开始超声。

（5）超声结束后，取上清液作为供试品溶液。

2. 知母中知母皂苷含量测定中供试品的制备

（1）药材粉末过三号筛。

（2）取过筛后的药材粉末约 0.1 g，精密称定，置于具塞锥形瓶中，用移液管精密量取 25 mL 稀乙醇，加入锥形瓶中，盖好瓶塞，称定重量。

（3）将锥形瓶放入盛有适量水的烧杯中，并将烧杯置于超声波清洗机的内槽中，向内槽中加水至内槽高度的 1/3～2/3。

（4）打开超声波清洗机的电源开关，设定功率为 400 W，频率为 40 kHz，时间为 30 min，开始超声。

（5）超声结束后，取出锥形瓶，擦干锥形瓶外壁的水，再称定重量。

（6）用稀乙醇补足减失的重量，摇匀，滤过，取续滤液，即得。

【注意事项】

（1）固定用的烧杯等容器内一定要加水。

（2）超声波清洗机内槽的液面高度为内槽高度的 1/3～2/3。

（3）在提取用于含量测定的成分时，注意在超声前和超声后都要称重。

（4）称重后注意随时记录称得的重量值。

注：本实验提供的仪器型号是为了方便读者选择具有同等功能的仪器开展实验，并非必须选择相同实验设备。

## 实例四　甘姜苓术汤基准样品的冷冻干燥

### 甘姜苓术汤基准样品的冷冻干燥

【实验目的】

（1）了解冷冻干燥机的结构和工作原理。

（2）掌握冷冻干燥机的使用方法。

【仪器、材料及试药】

1. 仪器与材料　Scientz - 12ND 冷冻干燥机、蒸馏水、100 目筛网。

2. 试药　干姜、茯苓、白术、甘草。

【实验步骤】

1. 甘姜苓术汤的制备　称取干姜 55.20 g，茯苓 55.20 g，白术 27.60 g，甘草 27.60 g，加入 1 000 mL 纯化水浸泡 30 min，使用加热底座加盖加热，武火 25 min，文火 35 min，使用 100 目筛网过滤得到 600 mL 滤液，对煎煮液进行冷冻干燥，存入棕色带盖西林瓶中。

2. 检查设备　接通电源线，电源指示灯应亮；检查真空泵油表时，油面应在视镜的两条油标线之间，压缩机机油应无泄漏；开动真空泵及冰箱压缩机，观察运转应无异常声响及特殊震动，以上均无问题方可开机。关闭放水进气阀，打开泵及冷阱。

3. 预冻　甘姜苓术汤滤液，-20℃预冻 4 h。打开制冷，当冷阱温度到达-40℃，把物料溶液或者加好物料的西林瓶放入物料盘，物料厚度在 10 mm 左右，样品探头放到物料中，再把物料盘放到预冻架，将预冻架放入冷阱预冻开始，6～10 h。

4. 开机冻干　15 min 后，将放水进气阀打开，关闭泵及冷阱。约 1 min 后，关闭放水进气阀，将物料架从冷阱腔中提出，置于备用的活动硬质塑料圆盘上（均放置在冷阱腔上方），然后将有机玻璃罩罩好。系统运行在设备操作屏，按"真空泵"键，真空泵工作，按"真空计"键，真空度显示，待真空度达到 30 Pa 左右后，按"加热"键启动冻干工艺程序，干燥开始按预先设定的工艺程序运行。

5. 关机　冻干结束后，自动运行时，打开充气阀，同时关闭自动运行程序。手动操作时，打开充气阀，关闭真空泵，取出物料后依次关闭真空计、制冷、电源。

注：本实验提供的仪器型号是为了方便读者选择具有同等功能的仪器开展实验，并非必须选择相同实验设备。

## 实例五　真空干燥制备知母浸膏

### 真空干燥制备知母浸膏

【实验目的】

（1）了解真空干燥器的结构和工作原理。

（2）掌握真空干燥器的使用方法。

【仪器、材料及试药】

1. 仪器与材料　DZF - 6050 型真空干燥箱、SHB - Ⅲ 循环水式真空泵、干燥器、凡士林。

2. 试药　知母稠浸膏。

【实验步骤】

（1）将知母稠浸膏放入工作室，箱门关上并将门锁锁紧。

（2）关闭放气阀，开启真空阀并接通真空泵的工作电源，真空泵开始工作，当真空表指示值达到 -0.085 MPa 时，再继续抽真空 20 min 后，将真空阀关闭，再切断真空泵的工作电源，使真空箱的工作室内保持真空状态。

（3）将温度调节仪的温度设定为 60℃，开启加热开关，工作室即可加热升温。

（4）干燥结束后先关闭干燥箱电源，开启放气阀，使空气徐徐放入工作室内，待真空表指示值为 0 时再将箱门打开。

（5）将干燥好的知母浸膏放入干燥器内。

（6）清洁台面，在仪器使用记录本上做好登记。

注：本实验提供的仪器型号是为了方便读者选择具有同等功能的仪器开展实验，并非必须选择相同实验设备。

# 实例六　旋转蒸发法回收中药乙醇提取液中的乙醇

旋转蒸发法回收芩麻方乙醇提取液中的乙醇

【实验目的】

（1）了解 RE 型旋转蒸发仪的结构和工作原理。

（2）掌握旋转蒸发仪的使用方法。

【仪器、材料及试药】

1. 仪器与材料　RE - 52AA 旋转蒸发仪、圆底烧瓶或茄形烧瓶、真空脂、烧杯、量筒。

2. 试药　中药乙醇提取液（生药浓度 0.5 g/mL）。

【实验步骤】

（1）开机并设定加热温度为 75℃，等待温度升至设定值。

（2）装上收集瓶，用锥形接口夹夹紧，打开冷凝水。

（3）在 250 mL 烧瓶中加入 80 mL 芩麻方乙醇提取液。装好缓冲球和烧瓶，用锥形接口夹夹好。

（4）启动真空泵抽真空，待达到一定的真空度（约 -0.03 MPa）后，用升降控制开关将烧瓶置于水浴内。

（5）转动调速按钮，调整至稳定的转速，开始蒸馏。

（6）待烧瓶内液体蒸发至生药浓度约为 0.25 g/mL 时，用升降控制开关使烧瓶离开水浴，停止旋转。

（7）打开真空活塞，取下缓冲球和烧瓶。

（8）关闭真空泵、旋转蒸发仪和冷凝水。

（9）将浓缩液倒出，测量体积，并做好记录。

（10）取下收集瓶，回收瓶内液体。

（11）清洁蒸发瓶、缓冲球、收集瓶，在仪器使用记录本上做好登记。

注：本实验提供的仪器型号是为了方便读者选择具有同等功能的仪器开展实验，并非必须选择相同实验设备。

# 第二篇

# 中药质量检查技能

# 第六章
# 样品取样与前处理

取样是中药分析和检测相关实验的第一步,取样的基本要求是要保证所抽取的样品单位对全部样品具有充分的代表性。抽样的目的是通过被抽取样品单位的分析、研究结果来估计和推断全部样品特性,是科学实验、质量检验和社会调查普遍采用的一种经济有效的工作和研究方法。如果取样不标准可能导致实验数据有较大偏差,甚至导致实验失败。

## 第一节 取 样

药材和饮片取样法系指供检验用药材或饮片样品的取样方法。取样时均应符合下列有关规定。

### 一、范围

适用范围:药品生产所涉及的物料和产品的取样操作。

### 二、原则

药品生产过程的取样是指为一特定目的,自某一总体(物料和产品)中抽取样品的操作。取样操作应与取样的目的、取样控制的类型和待取样的物料及产品相适应。

#### (一) 取样操作的一般原则

被抽检的物料与产品是均匀的,且来源可靠,应按批取样。若总件数为 $n$,则当 $n \leqslant 3$ 时,每件取样;当 $3 < n \leqslant 300$ 时,按 $\sqrt{n} + 1$ 件随机取样;当 $n > 300$ 时,按 $\sqrt{n}/2 + 1$ 件随机取样。

#### (二) 注意事项

(1) 应制定有效措施防止取样操作对物料、产品和抽取的样品造成污染,并防止物料、产品和抽取的样品之间发生交叉污染。

(2) 取样操作要保证样品的代表性。

(3) 一般情况下所取样品不得重新放回到原容器中。

## 三、取样器具分类

(1) 低黏度的液体：各类不锈钢液体取样器(图6-1-1)，应尽可能避免使用玻璃器皿。

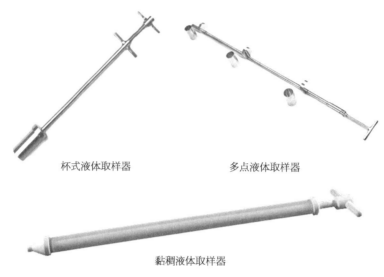

杯式液体取样器　　　　多点液体取样器

黏稠液体取样器

图6-1-1　液体取样器

(2) 高黏度的液体：适宜的黏稠液体取样器(图6-1-1)。

(3) 粉末状与粒状固体：单点粉末取样器，或多点粉末取样器等(图6-1-2)。

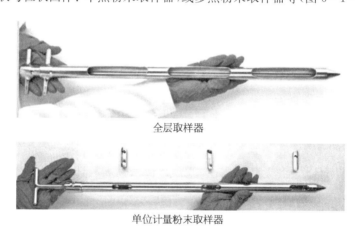

全层取样器

单位计量粉末取样器

图6-1-2　固体取样器

(4) 无菌物料的取样必须在无菌条件下进行。

## 四、药材取样操作

(1) 抽取样品前，应核对品名、产地、规格等级及包件式样，检查包装的完整性、清洁程度以及有无水迹、霉变或其他物质污染等情况，详细记录。凡有异常情况的包件，应单独检验并拍照。

（2）从同批药材和饮片包件中抽取供检验用样品的原则：总包件数不足 5 件的，逐件取样；5～99 件，随机抽 5 件取样；100～1 000 件，按 5% 比例取样；超过 1 000 件的，超过部分按 1% 比例取样，例如若抽取普通药材 1 200 件，则应当随机抽 52 件取样；贵重药材和饮片，不论包件多少均逐件取样。

（3）每一包件至少在 2～3 个不同部位各取样品 1 份；包件大的应从 10 cm 以下的深处在不同部位分别抽取；对破碎的、粉末状的或大小在 1 cm 以下的药材和饮片，可用采样器（探子）抽取样品；对包件较大或个体较大的药材，可根据实际情况抽取有代表性的样品。每一包件的取样量：一般药材和饮片抽取 100～500 g；粉末状药材和饮片抽取 25～50 g；贵重药材和饮片抽取 5～10 g。

（4）将抽取的样品混匀，即为抽取样品总量。若抽取样品总量超过检验用量数倍时，可按四分法再取样，即将所有样品摊成正方形，依对角线划"×"，使分为四等份，取用对角两份；再如上操作，反复数次，直至最后剩余量能满足供检验用样品量（图 6-1-3）。

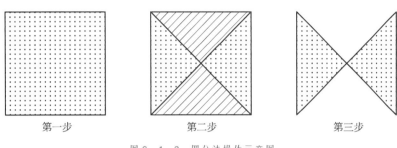

第一步　　　　　　　第二步　　　　　　　第三步

图 6-1-3　四分法操作示意图

（5）最终抽取的供检验用样品量，一般不得少于检验所需用量的 3 倍，即 1/3 供实验室分析用，另 1/3 供复核用，其余 1/3 留样保存。

## 五、取样操作流程

### （一）取样前准备工作

（1）准备洁净的取样器，样品盛装容器和辅助工具（手套、样品袋、剪刀、刀子、纸、笔、取样标记等）。

（2）根据要取的样品选择合适的取样器具。取样器具一般来说应该具有光滑表面、易清洗和灭菌的特性。用于微生物检验样品或无菌产品取样的取样器具在使用前必须先灭菌，灭菌后的器具应在规定期限内使用，过期的需重新灭菌。

（3）取样器：不锈钢探子、钢勺、不锈钢镊子。

（4）样品盛装：具封口装置的无毒洁净塑料袋，具盖玻璃瓶。

### （二）外包装检查

（1）检查实物外标签是否和待检验的药材相符，注意检查整批药材或饮片的品名、产地、规格、批号、来源、数量、规格等级及包件样式。

（2）检查包装的完整性和清洁程度，应无污染、水渍、虫蛀、霉变、混杂等情况。

(3) 详细记录后,用适当的方式打开抽检的样品外包装。

(4) 有异常的包件,拍照留存,单独抽样检验。

### (三) 确定取样数量

依据《中国药典》取样法的规定,根据药材或饮片的性质和种类确定能代表整批药材或饮片质量的抽取数目和取样量。

### (四) 取样程序

取样时,严禁同时打开2个及2个以上物料包装,以防止物料的交叉污染。

(1) 随机限定一个包件位置,由底层向顶层、由外到内、顺或逆时针方向,按相等间隔,抽取包件作为抽样单元。

(2) 拆开包件,用适宜取样工具抽取单元样品;对破碎的、粉末状的或大小在1 cm以下的药材和饮片,可采用取样器(探子)在每一单位包装的不同部位抽取样品(不少于3个点取样);对包件较大或个体较大的药材,可根据实际情况抽取有代表性的样品。

(3) 同一包件,应在包件的至少2~3个不同部位取样,包件大的应从10 cm以上的深处取样。

(4) 长度在1 cm以上的药材用镊子、铗子在包件不同部位抽取有代表性的样品,放在样品盛装容器内,封口做好标记(品名、规格、批号、取样人)。

### (五) 取样结束

(1) 将抽取的样品装入包装袋或容器,贴上标签或做好标识,注明样品名称、批号、取样日期、取自哪一包装容器、取样人等信息。

(2) 填写取样记录,记录中至少应包括品名、批号、规格、总件数、取样件数、取样编号、取样量、分样量、取样地点、取样人、取样日期等内容。

(3) 抽取的样品在贮运过程中应当采取必要的措施(如避光、低温等)保证质量稳定,并防止包装破损。具腐蚀性的药材或饮片应当避免接触金属制品;遇光易变质的药材和饮片,应当避光取样,样品用棕色玻璃瓶装,必要时加套黑色外包装。

## 第二节 粉 碎

### 一、粉碎的目的

粉碎是指借机械力将大块固体物质粉碎成规定细度的操作过程,也可借助其他方法将固体药物粉碎成一定粒度粉体的操作。药物粉碎的目的:① 增加药物的表面积,促进药物的溶解与吸收,提高药物的生物利用度;② 便于调剂和服用;③ 加速中药中有效成分的浸出或溶出;④ 有利于多种剂型的制备,如混悬液、散剂、片剂、丸剂、胶囊剂等;⑤ 方便药物的干燥与贮存。

## 二、粉碎的基本原理

固体药物的粉碎过程,一般是利用外加机械力,部分地破坏物质分子间的内聚力,使药物的大块粒变成小颗粒,表面积增大,即将机械能转变成表面能的过程。

在粉碎过程中,应遵循以下原则:① 粉碎前后药物的组成成分、药理作用不变;② 粉碎时应根据药物性质、剂型和应用要求,确定粉碎的程度,并选择适宜的粉碎方法和设备;③ 粉碎过程中应及时过筛,以免影响粉碎效率;④ 需要粉碎的药材,应当全部粉碎应用,难以粉碎的植物叶脉、纤维、油脂等,要采取适宜粉碎处理后应用,不能随意丢弃;⑤ 粉碎时应注意安全防护,减少粉尘飞扬,避免劳动伤害,还应注意防止粉尘浓度过高引起爆炸。

## 三、粉碎的分类

由于药材本身的性质以及不同的粉碎目的,根据其特点选择合适的粉碎方法(表6-2-1)。

表6-2-1 粉碎的分类

| 方法 | | 适用范围(举例) | 意义 | 注意事项 |
|---|---|---|---|---|
| 干法粉碎 | 单独粉碎 | 贵重中药(如牛黄、羚羊角、西洋参、麝香等) | 避免损失 | 一味药材单独粉碎 |
| | | 毒性或刺激性强的中药(如红粉、轻粉、蟾酥、斑蝥、信石、马钱子) | 避免损失、便于劳动保护和避免对其他药品的污染 | |
| | | 氧化性与还原性强的中药(如雄黄、火硝、硫黄) | 避免混合粉碎引起爆炸 | |
| | | 质地坚硬不便与其他药物混合粉碎的中药(如磁石、代赭石等) | 避免对其他药物的破坏 | |
| | 混合粉碎 | 串料粉碎:乳香、没药、黄精、玉竹、熟地、山茱萸、枸杞子、麦冬、天冬 | 缓解其黏性,有利于粉碎 | (1) 非黏性药材混合粉碎为粗粉,陆续掺入黏性药材,再行粉碎;(2) 黏性药材与其他药材混合先做粗粉碎,再将粗粉混合物料干燥(≤60℃),水分<5%,再行粉碎 |
| | | 串油粉碎:主要是种子类药物,如桃仁、苦杏仁、苏子、酸枣仁、火麻仁、核桃仁等 | 利于粉碎 | (1) 其他药料先粉碎为细粉,再掺入油脂性药材粉碎;(2) 将油脂性药材捣成糊状,再掺入其他细粉后粉碎 |

| 方法 | 适用范围(举例) | | 意　义 | 注意事项 |
|---|---|---|---|---|
| 干法粉碎 | 混合粉碎 | 蒸罐粉碎 | 主要是动物的皮、肉、筋、骨及部分需蒸制的植物药,如乌鸡、鹿胎、制何首乌、酒黄芩、熟地、酒黄精、红参等 | 利于粉碎 | 其他药材作粗粉碎,动物药蒸制后陆续掺入,干燥粉碎 |
| 湿法粉碎 | 加液研磨法 | | 麝香,粉碎非极性晶体樟脑、冰片、薄荷脑等 | 注意"轻研冰片,重研麝香" | 药料中加少量液体(乙醇或水)研磨,至药料研细 |
| | 水飞法 | | 朱砂、珍珠、炉甘石等 | 注意水溶性的矿物药如芒硝、硼砂,不能采用水飞法粉碎 | 药料粗粒加水研磨或球磨,细粉混悬时,倾出混悬液,余下的粗料再加水研磨,反复至全部碎为细粉,合并混悬液,静置沉降,取沉淀细粉干燥,得极细粉 |
| 低温粉碎 | | | 在常温下粉碎困难的物料,如软化点低、熔点低及热可塑性物料树脂、树胶、干浸膏等;含水、含油虽少,但富含糖分,具一定黏性的药物如天冬、麦冬、人参、牛膝等;一些药物以液氮为冷冻源,可最大限度地保留中药材生物活性成分和营养物质,如胎盘等 | 低温时物料脆性增加,易于粉碎 | (1) 冷却后粉碎;<br>(2) 在低温条件下粉碎 |
| 超微粉碎 | | | 中药材(含钙类、动物骨、壳、植物根、茎、花及种子类、矿物类等),不仅能粉碎各种无机矿物原料和有机材料,还能粉碎含有多种纤维和富有黏性、弹性的各种动植物材料 | (1) 提高活性成分的溶出率,促进有效成分的提取;<br>(2) 提高药材利用率,减少药用量;<br>(3) 利于中药生物活性成分的保留;<br>(4) 促进药物吸收,提高生物利用度,增强药效;<br>(5) 在全封闭系统中进行,能够有效避免外界污染 | (1) 超微粉碎后,药材有效成分的生物利用度提高,应当研究其适宜的服用剂量;<br>(2) 超微粉碎可能增加药材中毒性成分的溶出;含芳香性和挥发性成分的药材,超微粉碎提高了其细胞的破壁率,也可能造成挥发成分的损失,尤其是挥发成分含量较低的药材;一些淀粉、胶质含量高的药材,超微粉碎后可能会影响有效成分的溶出 |

## 四、实验室常用粉碎设备及使用注意事项

在较大量的粉碎中,我们常用各种仪器进行粉碎,令粉碎高效进行,以下为实验室中常用的粉碎设备(表6-2-2)。

表 6-2-2 实验室常用粉碎设备

| 名称 | 工作原理 | 适用范围 | 操作步骤或注意事项 | 图 片 |
|---|---|---|---|---|
| 小型高速万能粉碎机 | 利用活动盘和固定盘间的高速相对运动,使物料在盘间的冲击、剪切、摩擦及物料彼此间的撞击作用下进行粉碎 | 实验室中草药、植物、土壤、粮食、沙石(中药药材、矿物质等) | (1) 旋转手轮,待松到一定程度,将手轮往左边轻轻一推,即可打开粉碎腔门盖;<br>(2) 放入待粉碎物料;<br>(3) 关闭粉碎腔门盖,旋紧粉碎腔固定螺丝;<br>(4) 通电进行粉碎,连续粉碎10～15 s 关闭开关,重复操作至粉碎完成 | |
| 高速万能粉碎机 | 利用活动齿盘间的高速相对运动,物料在齿轮冲击、摩擦及物料彼此间冲击等综合作用下进行粉碎 | 不宜粉碎潮湿物和油腻物 | (1) 检查粉碎腔内是否有异物,接通电源;<br>(2) 启动电机,空机转动 1～2 min,然后从进料盘中渐渐加入所打物料。<br>注意事项:<br>(1) 加料不宜过快过多;<br>(2) 如遇物料卡住,电机不转,请立即关闭,以免电机烧毁,待清除所卡物料后,可继续使用;<br>(3) 使用过程中严禁打开上盖和用手伸入粉碎腔内 | |

# 第三节 过 筛

## 一、筛析的目的

筛析是固体粉末的分离技术。筛即过筛,系指药料粉末通过网孔性的工具,使粗粉与细粉分离的操作;析即离析,系指药料粉末借空气或液体(水)流动或旋转的力,使粗粉(重)与细粉(轻)分离的操作。

药筛是筛选粉末粒度(粗细)或混匀粉末的工具。药物粉碎后,粉末粒度不同,成分也不均匀,故粉碎后的药物都需用适当的药筛筛过,达到粉末分等级的目的。此外,多种物料过筛的同时还有混合作用。

## 二、药筛的种类与规格

药筛系指按《中国药典》规定、用于药剂生产的筛,或称标准药筛、药典筛。在实际生产中,也常使用工业用筛,选用时应与药筛标准相近,不应影响药剂质量。药筛可分为编织筛与冲眼筛两种。编织筛的筛网由铜丝、铁丝(包括镀锌的)、不锈钢丝、尼龙丝、绢丝编织而成,也有采用马鬃或竹丝编织的。编织筛在使用时筛线易于移位,故常将金属筛线交叉处压扁固定。冲眼筛系在金属板上冲压出圆形或多角形的筛孔,常用于高速粉碎过筛联动的机械上及丸剂生产中分档(图6-3-1)。

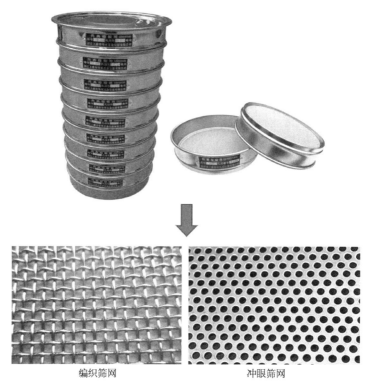

编织筛网　　　　　　　　　　　冲眼筛网

图6-3-1　药筛

2020年版《中国药典》一部所用的药筛,选用国家标准的R40/3系列,共规定了9种筛号,一号筛的筛孔内径最大,依次减小,九号筛的筛孔内径最小。具体规定见表6-3-1。

表6-3-1　筛号筛目对照表

| 筛　号 | 筛目(孔数/2.54 cm) | 筛孔内径(μm) |
| --- | --- | --- |
| 一号筛 | 10 | 2 000±70 |
| 二号筛 | 24 | 850±29 |
| 三号筛 | 50 | 355±13 |
| 四号筛 | 65 | 250±9.9 |
| 五号筛 | 80 | 180±7.6 |
| 六号筛 | 100 | 150±6.6 |

| 筛　号 | 筛目(孔数/2.54 cm) | 筛孔内径(μm) |
| --- | --- | --- |
| 七号筛 | 120 | 125±5.8 |
| 八号筛 | 150 | 90±4.6 |
| 九号筛 | 200 | 75±4.1 |

2020 年版《中国药典》里常用筛网的类型、目数规格(主要用于含量测定/薄层色谱鉴别项下粉末的过筛),见表 6-3-2。

表 6-3-2　2020 年版《中国药典》常用筛网类型及实例

| 筛网的类型 | 目数规格 | 实　　例 |
| --- | --- | --- |
| 二号筛 | 24 | 《中国药典》药味含量测定/薄层色谱鉴别项下供试品溶液的制备:人参、黄连、陈皮等 |
| 三号筛 | 50 | 《中国药典》药味含量测定/薄层色谱鉴别项下供试品溶液的制备:干姜、甘草、决明子、五味子、薄荷、当归、巴戟天等 |
| 四号筛 | 65 | 《中国药典》药味含量测定/薄层色谱鉴别项下供试品溶液的制备:三七、黄芪、黄柏、浙贝母、川芎、柴胡、大黄等 |
| 五号筛 | 80 | 《中国药典》药味含量测定/薄层色谱鉴别项下供试品溶液的制备:香橼、佛手、朱砂等 |

目前制药工业上常习惯以目数来表示筛号及粉末的粗细。"目"是指每英寸(2.54 cm)长度上的孔数。如每英寸有120个孔的筛号称为120目筛,筛号数越大,粉末越细。凡能通过120目筛的粉末称为120目粉。

## 三、粉末的分等

粉碎后的粉末必须经过筛选才能得到粒度比较均匀的粉末,以适应医疗和药剂生产需要。为了控制粉末的均匀度,2020 年版《中国药典》采用 9 个筛号的药典筛对粉末进行了 6 种规格的分等(表 6-3-3)。

表 6-3-3　2020 年版《中国药典》粉末分等

| 粉末等级 | 要　　求 |
| --- | --- |
| 最粗粉 | 能全部通过一号筛,但混有能通过三号筛不超过 20% 的粉末 |
| 粗　粉 | 能全部通过二号筛,但混有能通过四号筛不超过 40% 的粉末 |
| 中　粉 | 能全部通过四号筛,但混有能通过五号筛不超过 60% 的粉末 |

| 粉末等级 | 要　　求 |
|---|---|
| 细　粉 | 能全部通过五号筛,并含能通过六号筛不少于95%的粉末 |
| 最细粉 | 能全部通过六号筛,并含能通过七号筛不少于95%的粉末 |
| 极细粉 | 能全部通过八号筛,并含能通过九号筛不少于95%的粉末 |

### 四、过筛与离析的器械

过筛器械与应用过筛器械的选择一般要考虑药物粉末的性质、制备的剂型和应用时对粉末细度的要求、药粉的数量。在小批量生产及实验室试验中亦常用手摇筛、振动筛粉机、悬挂式偏重筛粉机和电磁簸动筛粉机(表6-3-4)。

表6-3-4　实验室常用过筛器械及操作方法

| 仪器名称 | 定　义 | 原理 | 适用范围 | 操作步骤或注意事项 |
|---|---|---|---|---|
| 手摇筛 | 系由不锈钢丝、铜丝、尼龙丝等编织的筛网,固定在圆形或长方形的竹圈或金属圈上。按照筛号大小依次叠成套(亦称套筛) | 手摇 | 实验室中药药材、饮片含量测定粉末过筛(小量生产)、毒性、刺激性或质轻的药粉 | (1) 药材试样的取量要适当,称量太少颗粒会产生跳跃,筛分效果差且分析精度降低;<br>(2) 称量太多则筛分效果差,并易产生堵孔和筛网松弛现象 |
| 振动筛粉机 | 又称筛箱,系利用偏心轮对连杆所产生的往复振动而筛选粉末的装置 | 往复振动 | 适合于无黏性的植物药、化学药物、毒性药、刺激性药及易风化或易潮解的药物粉末过筛 | (1) 按下启动按钮,待电机正常后再向筛子给料;<br>(2) 运转中应经常检查筛子有无异响,发现异常情况应停机处理;<br>(3) 观察筛子的振动情况;<br>(4) 观察筛子的筛分效果 |
| 悬挂式偏重筛粉机 | 筛粉机悬挂于弓形铁架上,系利用偏重轮转动时不平衡惯性而产生簸动 | 偏重轮的不平衡惯性 | 适用于矿物药、化学药品或无显著黏性中药粉末的过筛 | (1) 开机前严格检查,传动系统是否正常可靠,筛板、弹簧有无断裂,铆钉、螺栓是否松动;<br>(2) 检查筛面有无杂物;<br>(3) 检查各润滑部位的润滑情况是否良好 |
| 电磁簸动筛粉机 | 系利用较高频率(高达每秒200次以上)与较小幅度(其振动幅度在3 mm以内)造成簸动 | 电磁簸动 | 适于黏性较强的药粉如含油或树脂的药粉等过筛 | (1) 由于筛箱振动强烈,减少了物料堵塞筛孔的现象,使筛子具有较高的筛分效率和生产率;<br>(2) 振动筛分机效率高,质量轻,系列完整多样,层次多,对于干物料筛分可以满足需求;<br>(3) 构造简单、拆换筛面方便 |

## 五、影响过筛效率的因素

正确的过筛操作可提高过筛效率,其中包括筛网的振动、对药粉的要求及加粉量等问题。

### (一) 振动

静止情况下,因静电吸引与表面能,形成粉块;施加外力振动,力的平衡被破坏;振动时运动速度不宜过快或过慢,否则会减低过筛的效率。

### (二) 粉末干燥

含水量较高时,应充分干燥;易吸潮的药粉要及时在干燥环境中过筛;富含油脂的药粉可用串油法、脱脂或冷却过筛。

### (三) 粉层厚度

加粉量应适宜,粉末有足够的余地移动而过筛,过薄影响过筛效率。

## 第四节　练　习　实　例

### 实例一　甘草粉末取样操作

**甘草粉末取样操作**

【实验目的】

(1)掌握四分法的原理和操作方法。

(2)熟悉四分法对甘草粉末取样的基本步骤。

【材料及试药】

1.材料　称量纸。

2.试药　甘草粉末。

【实验步骤】

(1)将甘草药材切片,除去杂质,粉碎成甘草粉末。

(2)将粉末样品充分混匀。

(3)将粉末样品在称量纸上摊成正方形,依对角线划"×",使分为四等份,取用对角两份。

(4)再如上操作,反复数次。

(5)至最后剩余量能满足供检验用样品量。

## 实例二　甘草药材取样操作

▨▨▨▨▨▨　甘草药材取样操作　▨▨▨▨▨▨

【实验目的】

掌握药材抽样的操作方法。

【仪器及试药】

1. 仪器　JA21002 电子天平。

2. 试药　甘草药材。

【实验步骤】

(1) 抽取样品前,应核对品名、产地、规格等级及包件式样,检查包装的完整性、清洁程度以及有无水迹、霉变或其他物质污染等情况,详细记录。

(2) 抽取药材 1 200 件,则应当随机抽 52 件取样。

(3) 一般药材和饮片每一包件抽取 100~500 g。

注:本实验提供的仪器型号是为了方便读者选择具有同等功能的仪器开展实验,并非必须选择相同实验设备。

## 实例三　朱砂的制备

▨▨▨▨▨　朱 砂 的 制 备　▨▨▨▨▨

【实验目的】

(1) 掌握水飞法的原理和操作方法。

(2) 熟悉水飞法制备朱砂的基本步骤。

【仪器、材料及试药】

1. 仪器与材料　水、研钵。

2. 试药　朱砂。

【实验步骤】

(1) 将药物先打成碎块,除去杂质,放入研钵或电动研钵中。

(2) 加适量水,用研锤重力研磨。

(3) 当有部分细粉研成时,应倾泻出来,余下的药物再加水反复研磨,倾泻,直至全部研细为止。

(4) 将所有研得的混悬液合并。

(5) 将沉淀得到的湿粉进行干燥,研散,过筛,可得极细粉。

## 实例四　九圣散的制备

▨▨▨▨▨▨　九圣散的制备　▨▨▨▨▨▨

【实验目的】

(1) 掌握水飞法、串料粉碎的原理和操作方法。

（2）熟悉水飞法、串料粉碎制备的基本步骤。

【仪器、材料及试药】

1. 仪器与材料　水、研钵。

2. 试药　苍术、紫苏叶、薄荷、黄柏、苦杏仁、乳香、没药、轻粉、红粉。

【实验步骤】

**九圣散**

［处方］苍术 150 g，紫苏叶 200 g，薄荷 200 g，黄柏 200 g，苦杏仁 400 g，乳香 120 g，没药 120 g，轻粉 50 g，红粉 50 g。

［制法］

（1）处方当中，将轻粉、红粉分别使用水飞法粉碎，即药料粗粒加水研磨或球磨，细粉混悬时，倾出混悬液，余下的粗料再加水研磨，反复至全部碎为细粉，合并混悬液，静置沉降，取沉淀细粉干燥，得极细粉。

（2）苦杏仁单独研磨成糊状。

（3）苍术、紫苏叶、薄荷、黄柏四味药材混合粉碎为粗粉。

（4）陆续掺入乳香、没药黏性药材，研磨均匀后加入研成糊状的苦杏仁，再行粉碎成细粉。

（5）将两者粉末配研，过绢筛，混匀，即得。

# 第七章
# 中药检查技术

中药材、饮片和中成药的质量检查是中药质量控制和研究的主要内容，主要包括鉴别、水分、总灰分和酸不溶性灰分等关键指标的测定与分析。据不完全统计，《中国药典》收载的中药材或中药饮片有220多种需要开展水分测定检查。同时收载了多种水分、灰分和酸不溶性灰分的检测方法。

## 第一节　薄层色谱鉴别

薄层色谱法，系将供试品溶液点于薄层板上，在展开容器内用展开剂展开，使供试品所含成分分离，将所得色谱图与对照物按同法所得的色谱图比较，并可用薄层扫描仪进行扫描，用于鉴别、检查或含量测定的方法。薄层色谱广泛应用于鉴别中药材、中药饮片及其制剂真伪方面。

### 一、薄层色谱的概念及原理

#### （一）薄层色谱原理

薄层色谱（thin-layer chromatography，TLC），又称薄层层析，属于固液吸附色谱，其原理与柱层析基本相似，是一种简便、快速的层析方法，将吸附剂、载体或其他活性物质涂布在平面板上，进行层析。其基本原理是利用混合物中各个成分的物理化学性质的差别（如极性或溶解性），对同一吸附剂吸附能力不同，使其在移动相（溶剂）流过固定相（吸附剂）的过程中，连续地产生吸附、解吸附、再吸附、再解吸附，从而达到各成分互相分离的目的。薄层板按固定相种类可分硅胶 G、硅胶 GF254、硅胶 H、微晶纤维素、硅藻土、氧化铝、聚酰胺薄膜等薄层板。薄层板固定相虽然很多，但 90％以上的分离工作都可应用硅胶。

#### （二）薄层色谱操作方法

将供试品溶液点于薄层板上，在展开容器内用展开剂展开，使供试品所含成分分离，将所得色谱图与适宜的对照物或对照药材按同法所得的色谱图对比，并可用薄层色谱扫描仪进行扫描，用于鉴别、检查或含量测定。

#### （三）薄层色谱的应用

薄层色谱法主要应用于化学成分的预试、化学成分的鉴定、探索柱层析分离的条件，并应用于中草药品种、药材及其制剂真伪鉴别、质量控制,控制化学反应的进程,反应副产物的检查、化学药品及制剂杂质的检查。

### (四)薄层色谱参数

1. 展开系统 展开剂的选择主要根据样品的极性、溶解度和吸附剂活性等因素来考虑,首先知道未知化学成分的类型,其极性的大致归属,选择合适极性的展开剂(常用展开剂极性及优选见附录1)。一般展开剂需满足以下条件:① 对所需成分有良好的溶解性;② 可使成分分开;③ 待测组分的 Rf 值在 0.2~0.8,定量测定在 0.3~0.5;④ 不与待测组分发生化学反应;⑤ 沸点适中,黏度较小;⑥ 展开后组分斑点圆且集中;⑦ 混合溶剂最好新鲜配制。

2. Rf 值 Rf 值又称比移值,薄层色谱法中原点到斑点中心的距离与原点到溶剂前沿的距离的比值,是色谱法中表示组分移动位置的一种方法参数。

## 二、薄层色谱操作步骤

### (一)主要仪器与实验材料

1. 硅胶薄层板

(1)市售硅胶薄层板:市售硅胶薄层板分普通薄层板、高效薄层板和制备用薄层板,其厚度分别为 250 μm、200 μm、0.5~2 mm。按固定相种类又可分硅胶 G、硅胶 GF254、硅胶 H 等硅胶薄层板。

(2)自制硅胶薄层板:在保证色谱质量的前提下,如需对薄层板进行特别处理和化学改性,以适应供试品分离的要求时,可用实验室自制的薄层板。自制硅胶薄层板系指手工(或借助涂布器)将固定相涂布于玻璃板或其他适宜载板上使成为有一定厚度的均匀薄层。常用固定相有硅胶 G、硅胶 GF254、硅胶 H 等,其粒径一般为 10~40 μm。

2. 点样器 采用手动、半自动或全自动点样器材,手动点样一般采用微量毛细管。手动点样毛细管分为定量毛细管和非定量毛细管。毛细管内径常用有 0.3 mm 和 0.5 mm 两种,0.3 mm 毛细管适合点有机相,0.5 mm 毛细管适合点水相(图 7-1-1)。

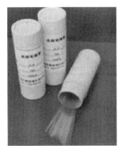

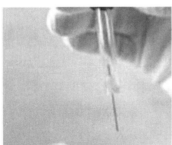
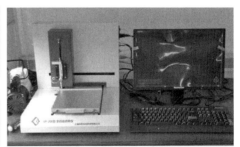

点样毛细管　　　　　　　定量毛细管　　　　　　　　自动点样仪

图 7-1-1 常用点样器

3. 展开容器 使用适合薄层板大小的平底或双槽薄层色谱专用展开缸(图 7-1-2),并配有严密的盖子。水平展开时使用专用的水平展开缸。

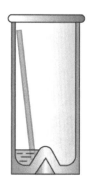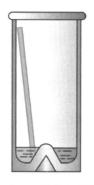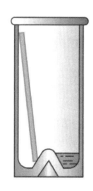

图 7-1-2 双槽立式展开缸

4. 显色与显色装置　薄层色谱常用的显色方法可分为光学显色法（可见光法、紫外光法）和试剂显色法。

显色剂可以分成两大类：一类是检查一般有机化合物的通用显色剂；另一种是根据化合物分类或特殊官能团设计的专属性显色剂。显色剂种类繁多，下面列举一些常见的显色剂。

（1）通用显色剂

1）硫酸常用的有四种溶液：硫酸-水（1∶1）溶液；硫酸-甲醇或乙醇（1∶1）溶液；1.5 mol/L硫酸溶液与 0.5～1.5 mol/L 硫酸铵溶液，喷后 110℃烤 15 min，不同有机化合物显不同颜色。

2）0.5％碘的氯仿溶液，对很多化合物显黄棕色。

3）中性 0.05％高锰酸钾溶液，易还原性化合物在淡红背景上显黄色。

4）碱性高锰酸钾试剂，还原性化合物在淡红色背景上显黄色。

溶液Ⅰ：1％高锰酸钾溶液；溶液Ⅱ：5％碳酸钠溶液；溶液Ⅰ和溶液Ⅱ等量混合应用。

5）酸性高锰酸钾试剂，喷 1.6％高锰酸钾浓硫酸溶液（溶解时注意防止爆炸），喷后薄层于180℃加热 15～20 min。

6）酸性重铬酸钾试剂，喷 5％重铬酸钾浓硫酸溶液，必要时 150℃烤薄层。

7）5％磷钼酸乙醇溶液，喷后 120℃烘烤，还原性化合物显蓝色，再用氨气熏，则背景变为无色。

8）铁氰化钾-三氯化铁试剂，还原性物质显蓝色，再喷 2 mol/L 盐酸溶液，则蓝色加深。

溶液Ⅰ：1％铁氰化钾溶液；溶液Ⅱ：2％三氯化铁溶液；临用前将溶液Ⅰ和溶液Ⅱ等量混合。

（2）专属性显色剂：由于化合物种类繁多，因此专属性显色剂也是很多的，现将在各类化合物中最常用的显色剂列举如下。

1）烃类

① 硝酸银/过氧化氢

检出物：卤代烃类。

溶液：硝酸银 0.1 g 溶于水 1 mL，加 2-苯氧基乙醇 100 mL，用丙酮稀释至 200 mL，再加30％过氧化氢 1 滴。

方法：喷后置未过滤的紫外光下照射。

结果：斑点呈暗黑色。

② 荧光素/溴

检出物：不饱和烃。

溶液：Ⅰ.荧光素 0.1 g 溶于乙醇 100 mL；Ⅱ.5％溴的四氯化碳溶液。

方法：先喷（Ⅰ），然后置含溴蒸气容器内，荧光素转变为四溴荧光素（曙红），荧光消失，不饱和烃斑点由于溴的加成，阻止生成曙红而保留荧光，多数不饱和烃在粉红色背景上呈黄色。

2）醇类

① 3,5-二硝基苯酰氯

检出物：醇类。

溶液：Ⅰ. 2％本品甲苯溶液；Ⅱ. 0.5％氢氧化钠溶液；Ⅲ. 0.002％罗丹明溶液。

方法：先喷（Ⅰ），在空气中干燥过夜，用蒸气熏 2 min，将纸或薄层通过试液（Ⅱ）30 s，喷水洗，趁湿通过（Ⅲ）15 s，空气干燥，紫外灯下观察。

② 硝酸铈铵

检出物：醇类。

溶液：Ⅰ. 1％硝酸铈铵的 0.2 mol/L 硝酸溶液；Ⅱ. N,N-二甲基-对苯二胺盐酸盐 1.5 g 溶于甲醇、水与乙酸（128 mL：25 mL：1.5 mL）混合液中，用前将（Ⅰ）与（Ⅱ）等量混合。喷板后于 105℃加热 5 min。

3）醛酮类

① 品红/亚硫酸

检出物：醛基化合物。

溶液：Ⅰ. 0.01％品红溶液，通入二氧化硫直至无色；Ⅱ. 0.05 mol/L 氯化汞溶液；Ⅲ. 0.05 mol/L 硫酸溶液。

方法：将Ⅰ、Ⅱ、Ⅲ以 1：1：10 混合，用水稀释至 100 mL。

② 邻联茴香胺

检出物：醛类、酮类。

溶液：本品乙酸饱和溶液。

4）有机酸类

① 溴甲酚绿

检出物：有机酸类。

溶液：溴甲酚绿 0.1 g 溶于乙醇 500 mL 和 0.1 mol/L 氢氧化钠溶液 5 mL。

方法：浸板。

结果：蓝色背景产生黄色斑点。

② 高锰酸钾/硫酸

检出物：脂肪酸衍生物。

溶液：见通用显色剂酸性高锰酸钾。

5）酚类

① Emerson 试剂：4-氨基安替比林/铁氰化钾（Ⅲ）

检出物：酚类、芳香胺类及挥发油。

溶液：Ⅰ. 4-氨基安替比林 1 g 溶于乙醇 100 mL；Ⅱ. 铁氰化钾（Ⅲ）4 g 溶于水 50 mL，用乙醇稀释至 100 mL。

方法：先喷溶液（Ⅰ），在热空气中干燥 5 min，再喷溶液（Ⅱ），再于热空气中干燥 5 min，然后将板置于含有氨蒸气（25％氨溶液）的密闭容器中。

结果：斑点呈橙-淡红色。挥发油在亮黄色背景下呈红色斑点。

② Boute 反应

检出物：酚类、氯、溴、烷基代酚。

方法：将薄层置有 $NO_2$ 蒸气（含浓硝酸）的容器中 3～10 min，再用 $NH_3$ 蒸气（浓氨液）处理。

5. 检视装置　为装有可见光或紫外光（254 nm 及 365 nm）光源及相应滤光片的暗箱，同时可附加摄像装备供拍摄色谱图用。图 7-1-3 为实验室常用紫外分析仪。

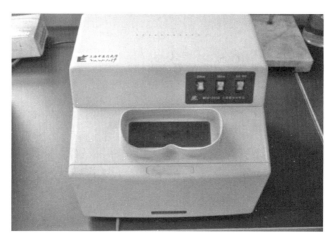

图 7-1-3　紫外分析仪

6. 薄层定量　显色后的薄层上各组分的斑点可用薄层扫描仪（图 7-1-4）进行斑点原位光谱扫描，根据其吸收曲线及最大吸收与已知化合物对照进行定性；也可进行斑点的色谱扫描，根据斑点面积或峰高与已知量的对照品比较以进行定量。

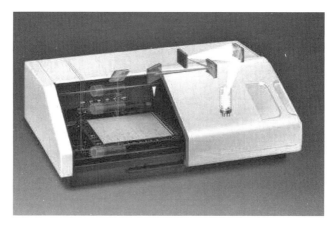

图 7-1-4　薄层定量扫描仪

(二) 薄层色谱操作步骤

薄层色谱操作流程一般分为以下几步：样品前处理、薄层板制备及活化、点样、展开剂的选择、展开、检视及定性。

1. 样品前处理　2020 年版《中国药典》规定对照品、对照药材、对照提取物、标准品系指用于鉴别、检查、含量测定的标准物质。对照品应按其使用说明书上规定的方法处理后按标示含量使用。对照品与标准品的建立或变更批号,应与国际对照品、国际标准品或原批号对照品、标准品进行对比,并经过协作标定和一定的工作程序进行技术审定。对照品、对照药材、对照提取物和标准品均应附有使用说明书,标明批号、用途、使用期限、贮存条件和装量等。

(1)对照品的溶解:制备固体或液体的对照品纯品溶液,只要将对照品直接溶于单一或混合溶剂中并稀释至一定浓度即可点样。

(2)样品的提取及纯化:对生物样本、药材等中某些成分的分离测定时,首先要将样品中的被测定成分定量地提取出来,视含量高低稀释或浓缩成一定浓度的样品溶液。

因薄层吸附剂不能反复使用,且色谱过程同时也有净化作用,所以大多数情况下样品溶液可以直接点样,不必预处理。如果样品中欲测定成分含量太低,杂质太多或供试液中的杂质使展开后的色谱背景太深或影响分离及测定时,要得到一个较为清晰的色谱,样品提取物需经预处理,使供试品溶液得以净化。通常对样品溶液用萃取、吸附或点样前衍生化等进行预处理。

(3)常用的样品提取及净化方法

1)单一溶剂提取法:用单一或混合溶剂选择性地将被测成分从样品中提取出来,将其他成分或杂质留在样品残渣中,提取液即可直接点样,如用氨水饱和的碱性氯仿提取茄科植物中的阿托品生物碱。

2)液液萃取法:在分液漏斗中用两种不相溶的溶剂,通过震摇基于分配原理使被测成分集中在一相溶剂中,与杂质分开。适合合剂、口服液、糖浆剂、注射剂等处理。

3)分段提取:被检测样品不同极性部位分别提取后制成相应供试液,分别检测分析。例如用水提取丹参时可将水溶性丹酚酸提取出来,使脂溶性丹参酮类成分留在残渣中,水溶液经酸化后用乙酸乙酯萃取,可将丹参酮类成分提取出来,而其他水溶性成分留在水溶液中得到净化。

4)液固萃取法:样品经过装有固体萃取剂的小柱,被分离物质保留在柱上,用合适的溶剂洗去杂质,再用适当的溶剂将被测物质从柱上洗脱下来。液固萃取可避免液液萃取时发生的乳化现象,节省溶剂、样品和时间,洗脱液较纯,收率及检出限较好(图7-1-5)。

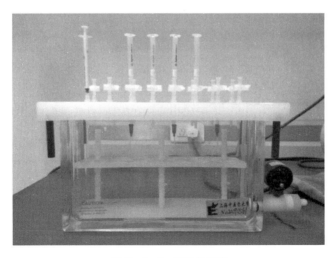

图7-1-5 液固萃取法

5)特殊提取方式:对于一些如蜜丸等含糖较高又有黏性的样品,有机溶剂较难渗透到样品的内部,可加硅藻土、滑石粉等分散剂共同研匀后再提取。

2. 薄层板活化　薄层色谱是吸附色谱,其实质是组分分子与展开剂分子竞争占据吸附剂表面活性中心的过程。薄层板的吸附力受大气相对湿度影响较大,这是由于含水量多的硅胶中大部分羟基与水分子间形成氢键,从而减少了对分离物质的吸附。

(1) 活化方法:薄层板临用前一般应在110℃活化30 min,110℃活化后,置干燥器中备用。聚酰胺薄膜不需活化。铝基片薄层板或聚酰胺薄膜可根据需要剪裁,但须注意剪裁后的薄层板底边涂层不得有破损。如需对薄层板进行化学改性,可浸入改性溶液中数秒,取出,晾干,活化后使用。

(2) 活化注意事项:薄层板活化放入烘箱时,注意正面朝上,防止破坏薄层板表面。薄层板活化完毕放入干燥器或平时存放时,推荐将薄层板面对面贴合存放,即可保护薄层板面,也可减缓薄层板在空气中吸湿。

3. 点样　在适宜的温度和湿度环境下,用微量毛细管或半自动、自动点样器点样于薄层板上,一般为圆点状或窄细的条带状。《中国药典》规定,点样基线距底边 10～15 mm(高效板一般为 8～10 mm)。圆点状直径一般不大于 4 mm(高效薄层板一般不大于 2 mm),条带状宽度一般为 5～10 mm(高效薄层板条带宽度一般为 4～8 mm),点间(条带间)距离视斑点扩散情况以相邻斑点互不干扰为宜,一般不少于 8 mm(高效薄层板一般不少于 5 mm)。

(1) 手动点状点样操作步骤

1) 用直尺测量,使点样基线距底边 10～15 mm(高效板一般为 8～10 mm)。

2) 按上述刻度,与底边平行做一条直线。

3) 用直尺测量,在线上垂直画点,将直线均分,两点之间距离不少于 8 mm(高效薄层板一般不少于 5 mm)。

4) 用毛细管吸取一定量的样品,一支毛细管只能点一种样品,避免交叉污染。

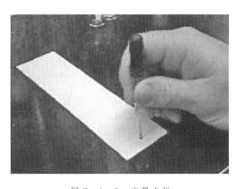

图 7-1-6　定量点样

5) 毛细管与硅胶板垂直点样,点样要轻,圆点状直径一般不大于 3 mm(高效薄层板一般不大于 2 mm)。

接触点样时注意勿损伤薄层表面,点样时外侧的点尽量勿靠近板边缘,防止边缘效应。

点样时,如使用定量毛细管(0.5 μL、1 μL、2 μL 和 5 μL),手不可接触定量毛细管。需用专用工具。点样时毛细管必须完全充满和完全排空,以垂直方向小心接触板面,点样量一般建议控制在 5 μL 以下(图 7-1-6)。

(2) 手动条状点样操作步骤

1) 用直尺测量,使点样基线距底边 10～15 mm(高效板一般为 8～10 mm)。

2) 按上述刻度,与底边平行做一条直线。

3) 用直尺测量,在线上标记一条带:条带宽度为 0.5～0.8 cm,条带之间间距约 0.5 cm。

4) 以毛细管吸取一定量的样品,在条带上依次密集点样,使点连成线(一支毛细管只能点一种样品,避免交叉污染)。

5) 毛细管与硅胶板垂直点样,点样要轻,条带高度约 1 mm。

(3) 手动带状点样操作步骤(制备薄层点样)

1) 用直尺测量,使点样基线距底边 10～15 mm(高效板一般为 8～10 mm)。

2）按上述刻度，与底边平行做两条平行直线，条带状宽度一般为5～10 mm（高效薄层板条带宽度一般为4～8 mm）。

3）以小滴管吸取适量的样品。

4）缓慢均匀地涂在画好的条带中。

5）将条带吹干，准备展开。

4. 选择展开剂　薄层色谱中的展开剂即是色谱中的流动相。一个良好的薄层色谱图要求使待分离的主要物质的 Rf 值在0.3～0.7；主要斑点和次要斑点分离度、清晰度、重现性符合要求。展开剂的选择和优化主要考虑溶剂的极性和选择性。

展开剂在色谱展开中起着关键作用，薄层色谱展开剂在药材鉴定、制剂检查时，可直接按照《中国药典》相关检查项下记载的薄层色谱条件进行配制。在天然药物化学研究等方面，往往需自行摸索薄层色谱分离条件。至今植物药分析的薄层展开剂的优化基本上还是依靠经验。植物药含有太多的未知成分，色谱行为各不相同，试错法仍然是中药分析实验室在选择展开剂时最常用的方法，展开剂的选择可参考图7-1-7所列参考文献。

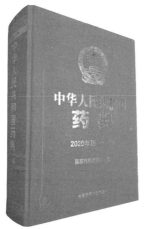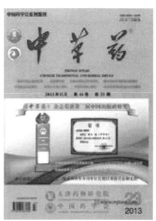

图7-1-7　参考文献

对于天然药物化学，用薄层层析法探索柱层分离条件，是实验室的常规方法。在进行柱层分离时，首先考虑选用何种吸附剂与洗脱剂。在洗脱过程中各个成分将按何种顺序被洗脱，每一洗脱液中是否为单一成分或混合体，均可由薄层的分离得到判断与检验。通过薄层的预分离，还可以了解多组分样品的组成与相对含量。如在薄层上摸索到比较满意的分离条件，即可将此条件用于柱层析。但亦可以将薄层分离条件经适当改变，转至一般柱层析采用洗脱的方式进行制备柱分离。

（1）展开剂的优化方法

1）对于硅胶等吸附薄层和正相分配色谱来说，展开剂的极性越大，溶剂强度就越大，洗脱能力就越强，即同一物质在薄层板上的 Rf 值越大。可增减强溶剂在展开系统中的比例控制目标斑点化合物的 Rf 值。

2）目标斑点的分离度差，可通过替换等强度溶剂、溶剂系统改善分离度。

3）若薄层色谱图因化合物性质产生的拖尾，可在展开剂中加入酸、碱等改性溶剂改善拖尾情况。酸性化合物拖尾，在展开剂中加入酸。碱性化合物拖尾，在展开剂中加入碱（硅胶分子表面有硅羟基,对酸和碱性化合物均有吸附性,加酸后,展开剂中的酸和硅胶的硅羟基结合,降低了对酸性化合物的吸附,改善拖尾情况。反之,加碱可改善对碱性化合物的吸附)。常用展开剂的极性及优选见表7-1-1。

表7-1-1 几种常用溶剂的介电常数及其在正相色谱中洗脱能力变化趋势

| 中文名称 | 英文名称 | 介电常数(25℃) | 洗脱能力 |
|---|---|---|---|
| 正己烷 | n-hexane | 1.9 | |
| 环己烷 | Cyclohexane | 2.0 | |
| 苯 | Benzene | 2.3 | |
| 四氯化碳 | Carbon tetrachloride | 3.4 | |
| 氯仿 | Chloroform | 4.8 | |
| 乙酸乙酯 | Ethyl acetate | 6.0 | |
| 四氢呋喃 | Tetrahydrofuran | 8.2(20℃) | |
| 二氯乙烷 | Dichloroethane | 10.6 | 增 |
| 正丁醇 | n-butanol | 17.8 | 强 |
| 异丙醇 | Isopropanol | 18.3 | |
| 丙酮 | Acetonitrile | 20.7 | |
| 乙醇 | Ethanol | 24.3 | |
| 甲醇 | Methanol | 32.6 | |
| 乙腈 | Acetonitrile | 37.5(20℃) | |
| 水 | Water | 78.5 | |
| 甲酰胺 | Formamide | 110.0(20℃) | |

(2)展开剂配制操作步骤

1)计算好各种溶剂的体积,用量筒量取。对于甲酸这类用量较微的,用吸量管量取。

2)将称取的溶剂加到同一锥形瓶中,摇匀即可。

(3)展开剂配制注意事项

1)使用的溶剂须为分析纯或色谱纯。

2)展开剂溶剂的组成配比为体积比。

3)加入层析缸的量应使薄层板的浸入深度约5 mm。

4)展开剂新鲜配制,只能使用一次,不重复使用。

5)部分展开剂配制完毕后放置后会分层,应根据要求取需要的上层或下层溶剂使用,注意不要搞混。

5.展开 薄层色谱展开所用的器具为层析缸(展开缸),展开缸有单槽、双槽、立式、卧式等。最常用的为双槽立式展开缸。

(1)薄层色谱展开方式:薄层色谱的展开方式有展开缸不饱和展开、展开缸部分饱和(完全饱和)展开、展开缸饱和薄层板预饱和展开。

1)展开缸不饱和展开:在双底的一侧倒入展开剂后,将薄层板立即放至展开室中,薄层板垂直地放在展开剂中,薄层向里,展开室盖上后立即展开,如有特殊需要,另一侧槽内可盛有挥发性酸、碱,如乙酸、浓氨水等(展开缸、薄层板均不饱和)。

2)展开缸部分饱和展开(预平衡展开):将展开剂倒入双底展开室的一侧槽内,密闭展开室 10～15 min后,将点样后的薄层板垂直地放入展开剂中,盖上展开室,进行展开;必要时另一侧槽中也可放置挥发性酸、碱(展开缸饱和、薄层板不饱和)。

3)展开缸饱和展开(预饱和展开):在双槽展开缸的一侧槽中放入展开剂,展开缸壁贴有一定量展开剂湿润的滤纸,盖上展开室,放置30 min,放薄层板至展开剂中进行展开,必要时另一侧可放置挥发性酸、碱。

4)展开缸饱和、薄层预饱和展开(预吸附展开):在展开缸的一侧内壁贴有用一定量展开剂湿润的滤纸,与滤纸同侧的槽内放入展开剂,将薄层面向滤纸,垂直放在另一侧空槽中,密闭放置10 min,慢慢地倾斜,使足够量的展开剂流入放置薄层板的一侧进行展开。若不放滤纸,则增加饱和的时间。

(2)展开操作步骤

1)吸取适量展开剂,加到展开缸的两侧。

2)将展开缸密闭,预平衡15～30 min。

(3)将点好样的薄层板放入展开缸中,浸入展开剂的深度为距原点5 mm为宜,密闭。

(4)展开至规定的距离(一般上行展开8～10 cm,高效薄层板上行展开5～8 cm)。

(5)取出薄层板,晾干,待检测。

展开可向一个方向进行,即单项展开;亦可进行双向展开,即先向一个方向展开,取出,晾干后,将薄层板转动90°,再用原展开剂或另一种展开剂进行展开;亦可多次展开。

6. 检视

(1)直接检视:在可见光下有颜色的斑点可直接在日光下检视;有荧光的斑点可在紫外光灯(254 nm或365 nm)下检视其荧光斑点;在254 nm紫外光下有吸收的物质可使用带有荧光剂的薄层板展开后,在254 nm紫外光灯下观察其荧光淬灭所形成的斑点(观测暗斑)。

(2)显色后检视:如斑点不能直接检视,可采用喷雾法、熏蒸法或浸渍法(图7-1-8),以适宜的显色剂或采用其他显色方法显色后,再于可见光或紫外光下检视。显色时应确保均匀。浸渍显色应防止显色溶液溶解样品所造成的损失和色谱斑点变形。

1)喷雾显色:将显色剂溶液装入喷瓶,以气溶胶的形式均匀喷洒于薄层板上,对薄层板上的斑点进行显色观察。喷雾显色优点:方便、快速、显色剂用量少,缺点:在喷洒的过程中,会产生有毒雾气。喷雾显色受人为操作因素影响大,重现性低。

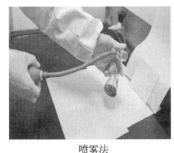
喷雾法

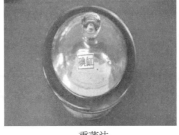
熏蒸法

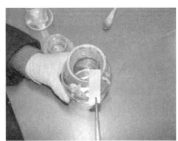
浸渍法

图7-1-8 显色法

2）浸渍显色：将薄层板垂直地插入盛有展开剂的浸渍槽中，设定浸板及抽出速度和规定在显色剂中浸渍的时间。浸渍法其优点是显色较喷雾法均匀，但试剂消耗量大，在薄层板上易形成溶剂线，显色背景颜色深。

3）碘蒸汽显色：多数有机化合物吸附碘蒸气后显示不同程度的黄褐色斑点，大部分化合物在离开碘蒸气后，黄褐色斑点逐渐消退，并且不会改变化合物的性质。是一种非破坏性的显色方法。

7. 定性　样品通过薄层分离，并用适当方法定位后的斑点，常用以下几种方法达到定性的目的。

(1) 斑点的显色特征：在自然光、荧光或紫外光下观察斑点的颜色；或用专属性显色剂后斑点显色的情况与对照品比较可以定性。

(2) 计算斑点的 Rf 值(图 7－1－9)。

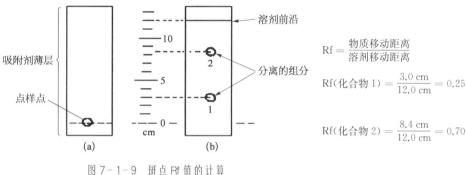

图 7－1－9　斑点 Rf 值的计算

在一定色谱条件下，化合物的 Rf 值应该是个常数，但由于平面色谱是开放型不连续的离线操作，因此除固定相、流动相有一定规范外，不同的操作技术以及环境（如温度、湿度等）的影响，对化合物的 Rf 值也有较大影响。因此每次进行定性时必须随行对照品，即使被分离的化合物与对照品的 Rf 值一致，也不能立即下结论。因此仅根据一种展开剂展开后的 Rf 值作为定性依据是不够的，往往需要经过两种以上不同组成的展开剂展开后得到的 Rf 值均与对照品一致时，才可认定该斑点与对照品是同一化合物。

### 三、影响薄层色谱分离的因素

#### （一）相对湿度的影响

在吸附薄层色谱，空气的相对湿度以及展开室中的水蒸气必须严格控制，因为水蒸气与吸附剂之间有很大的亲和力，即使是微量的水蒸气对色谱分离结果也会产生较大影响。相对湿度是影响薄层色谱重现性差的最主要原因之一。

硅胶的硅醇基以氢键形式吸附水，物理吸附使硅胶的活度降低，化合物的 Rf 值相应地增大。影响分离效率。在点样时干燥的薄层会立即吸附空气中的水蒸气，在数分钟内达到平衡，吸附水蒸气的量取决于点样速度即暴露在空气中的时间和空气的相对湿度。因此，在点样时要控制环境的相对湿度。如按照《中国药典》对中药材、制剂进行鉴定、检查的时候应记录及控制相对湿度。相对湿度一般控制在＜50％。

展开时的最佳相对湿度范围决定于溶质和溶剂的极性,随溶质和溶剂极性的增加,相对湿度的范围也相应地增大。

为了在展开时能有重现的色谱图,针对上述情况有以下几种解决方法。

1. 记录相对湿度　在色谱条件中除固定相、展开剂等条件外,将认为最佳分离条件时的相对湿度记录下来,以便为日后工作时提供参考。

2. 控制相对湿度　空气的相对湿度随地域及季节的不同而变化,对于使用极性大的展开剂,这种影响不明显,但在多数情况下,控制实验时薄层的相对湿度是十分必要的,控制薄层板的相对湿度的方法有两种。

(1)硫酸溶液法:利用不同浓度硫酸溶液形成的不同相对湿度进行控制。在双底展开室的一侧中加入适当浓度的硫酸,点样后的薄层板放在另一侧槽中,密闭放置 30 min 左右,再加展开剂展开。

(2)无机盐饱和溶液法:利用不同无机盐饱和溶液形成的相对湿度不同对湿度进行控制。将点样后的薄层放在含有无机盐饱和溶液的密闭干燥器内,经过 30 min 左右取出,再进行展开。不同无机盐的饱和溶液其相对湿度不同。

### (二)溶剂蒸气的影响

薄层色谱分离过程是在两相未充分平衡的状态下进行的,在展开时展开室的饱和对分离有明显的影响。不同的饱和方式形成的色谱图有差异。饱和方式见薄层展开方式。

一般在实验中选择以下两种饱和方式。

(1)展开缸预平衡或饱和:展开前将展开剂置于展开缸中,其蒸气在展开缸中平衡一段时间(15~20 min)后迅速放入薄层板展开。

(2)预吸附:将薄层板放在展开缸中,不与展开剂接触,吸附一定量的溶剂蒸气可以改变层析行为,得到不同的色谱。

在薄层色谱展开过程中,用混合溶剂作展开剂,薄层板中间部分的 Rf 值比在薄层两边的 Rf 值小,称此为“边缘效应”。但当用单一展开剂时,则无此现象发生,原因是用混合展开剂时,由于展开室空间未被溶剂蒸气饱和,在展开过程中极性较弱和沸点较低的溶剂在薄层的边缘较易挥发,因此边缘部分的展开剂中极性溶剂的比例增大,Rf 值相应增大,如果产生边缘效应,只需用展开剂将展开室及薄层板饱和后再进行展开就可以消除,饱和时间的长短因展开剂极性以及比例不同而异。

### (三)温度的影响

温度对薄层色谱的影响较小,一般相差±5℃时,Rf 值的变动一般不会超过±0.02;除有特殊规定,薄层色谱展开在室温范围即可。

### (四)展距的影响

常规薄层展距为 10~20 cm,高效薄层展距为 5~10 cm,在这种展距内得不到分离的组分,增加展距并非是解决问题的方法。可以改变展开方式或优化展开剂,以得到理想的结果。

## 第二节　水　分　测　定

### 一、水分测定简介

中药材的品种繁多,属性复杂,主要来源是植物、动物和矿物等,其中以植物类的药材最多,由于受自然条件的影响和其本身性质的关系,都含有一定的水分,而含水量也是影响中药材、饮片、提取物、制剂质量的关键因素,水分过多,容易引起药品霉变、化学成分转化等问题,但是在过度除去水分的过程中,也易引起药品中挥发性化学成分的减少。因此,各国药典不仅对药品中水分进行了规定,同时也规定了相应的检测方法,《中国药典》(2020 年版)目前收载的水分测定法主要包括费休氏法、烘干法、甲苯法、减压干燥法和气相色谱法。本节将针对其主要的水分测定方法及其操作要点进行说明。

### 二、水分测定方法

#### (一) 烘干法

通过对比供试品烘干前后的重量变化,来计算含水量。其中减失的重量即为供试品中水分的重量。

1. 测定法　取供试品 2～5 g,如果供试品的直径或长度超过 3 mm,在称取前应快速制成直径或长度不超过 3 mm 的颗粒或碎片,平铺于干燥至恒重的扁形称量瓶中,厚度不超过 5 mm,其中质地疏松供试品不超过 10 mm,精密称定,开启瓶盖在 100～105℃干燥 5 h,将瓶盖盖好,移至干燥器中,放冷 30 min,精密称定,再于上述温度干燥 1 h,放冷,称重,至连续两次称重的差异不超过 5 mg 为止。根据减失的重量,计算供试品中含水量(%)。

2. 注意事项　本法适用于不含或少含挥发性成分的药品。

(1) 干燥至恒重的扁型称量瓶,应先干燥至恒重;供试品厚度不超过 5 mm,其中质地疏松供试品不超过 10 mm。

(2) 供试品称量应该迅速准确,放置称量时间过长导致吸潮会造成检测误差。

(3) 普通烘箱干燥室内温度不均匀,称量瓶应置于上层。

(4) 干燥过程中要旋开电烘箱上的出气孔,让水蒸气向外逸出。

(5) 减失重量为 1% 以上者应平行试验 2 份。

#### (二) 减压干燥法

减压干燥法原理与烘干法相同,该法主要适用于含有挥发性成分的贵重药品。采用该法测定中药中水分时,一般需要对中药进行破碎处理,并要求通过二号筛。

测定法:取直径为 12 cm 左右的培养皿,并加入五氧化二磷干燥剂适量,铺成 0.5～1 cm 的厚度,放入直径 30 cm 的减压干燥器中。取供试品 2～4 g,混合均匀,分别取 0.5～1 g,置已在供试品同样条件下干燥并称定重量的称量瓶中,精密称定,计算称定重量。打开瓶盖,放入上述减压干燥器中,抽气减压至 2.67 kPa(20 mmHg)以下,并持续抽气 30 min,室温放置 24 h。在减压干燥器出口连接无水氯化钙干燥管,打开活塞,待内外压一致,关闭活塞,打开干燥器,盖上瓶盖,取出称量瓶迅速精密称定重量,计算供试品中的含水量(%)。

### (三) 甲苯法

本法主要采用仪器装置测定,如图 2 - 2 - 10 所示。其中 A 为 500 mL 的短颈圆底烧瓶;B 为水分测定管;C 为直形冷凝管,外管长 40 cm。使用前全部仪器应清洁并置烘箱中烘干(图 7 - 2 - 1)。

1. 测定步骤　取供试品适量(相当于含水量 1～4 mL),精密称定,置 A瓶中,加甲苯约 200 mL,必要时加入干燥、洁净的无釉小瓷片数片或玻璃珠数粒,连接仪器,自冷凝管顶端加入甲苯至充满 B 管的狭细部分。将 A 瓶缓慢加热,待甲苯开始沸腾时,调节温度,使每秒馏出 2 滴。待水分完全馏出,即测定管刻度部分的水量不再增加时,将冷凝管内部先用甲苯冲洗,再用饱蘸甲苯的长毛刷或其他适宜方法,将管壁上附着的甲苯推下,继续蒸馏 5 min,放冷至室温,拆卸装置,如有水黏附在 B 管的管壁上,可用蘸甲苯的铜丝推下,放置使水分与甲苯完全分离(可加亚甲蓝粉末少量,使水染成蓝色,以便分离观察)。检读水量,并计算成供试品的含水量(%)。

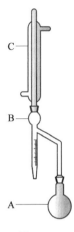

图 7 - 2 - 1
甲苯法装置图

2. 注意事项

(1) 中药供试品,一般先破碎成直径不超过 3 mm 的颗粒或碎片;直径和长度在 3 mm 以下的可不破碎。

(2) 通常用化学纯甲苯直接测定,测定用的甲苯需先加水少量,充分振摇,使水在甲苯中达到饱和,放置,将水层分离弃去,经蒸馏后可使用,以减少因甲苯与微量水混溶而引起水分测定结果偏低。馏出液甲苯和水分进入水分测定管中,因水的相对密度大于甲苯,沉于底部,甲苯流回 A 瓶中。

## 第三节　灰分测定

### 一、灰分测定简介

灰分测定是衡量中药材质量的重要指标,反映了中药材中掺假及其受污染的程度。2020年版《中国药典》一部中规定总灰分和酸不溶性灰分限量,如山豆根药材中总灰分不得超过6.0%,山银花药材中酸不溶性灰分不得超过 3.0%。总灰分包括生理灰分和酸不溶性灰分。其中生理灰分是中药经粉碎、高温炽灼后,其细胞组织及其内含物中的有机物被破坏分解,转变成挥发性物质而逸出,残留的非挥发性无机物成为灰烬而残留。而酸不溶性灰分是中药经高温炽灼得到的总灰分加盐酸处理,得到的不溶于盐酸的灰分。由于在盐酸中泥土、砂石等(主要含硅酸盐等成分)不溶解,而钙盐等无机盐可溶,因此对于总灰分本身差异较大,特别是在组织中含有草酸钙较多的中药,酸不溶性灰分的测定能更加准确地表明药材中泥土、砂石等杂质的掺杂含量。2020 年版《中国药典》四部规定了总灰分和酸不溶性灰分的测定方法,分别为炽灼残渣检查法和易炭化物检查法。

## 二、灰分测定方法

### (一) 总灰分测定法

测定前,供试品须粉碎,使能通过二号筛,混合均匀后,取供试品 2～3 g(如须测定酸不溶性灰分,可取供试品 3～5 g),置炽灼至恒重的坩埚中,称定重量(准确至 0.01 g),缓缓炽热,注意避免燃烧,至完全炭化时,逐渐升高温度至 500～600℃,使完全灰化并至恒重。根据残渣重量,计算供试品中总灰分的含量(%)(图 7-3-1)。

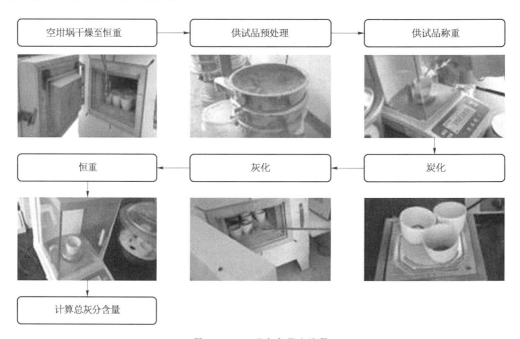

图 7-3-1 总灰分测定流程

### (二) 酸不溶性灰分测定法

取测总灰分时所得的灰分,在坩埚中小心加入稀盐酸约 10 mL,用表面皿覆盖坩埚,置水浴上加热 10 min,表面皿用热水 5～10 mL 冲洗,洗液并入坩埚中,用无灰滤纸滤过,坩埚内的残渣用水洗于滤纸上,并洗涤至洗液不显氯化物反应为止。滤渣连同滤纸移置同一坩埚中,干燥,炽灼至恒重。根据残渣重量,计算供试品中酸不溶性灰分的含量(%)(图 7-3-2)。

### (三) 操作注意事项

(1) 测定前,坩埚应清洗干净,干燥至恒重。供试品炽灼后也要烘至恒重。

(2) 移动坩埚应使用坩埚钳,不得徒手操作。

(3) 加盐酸处理时,要小心加入盐酸,防止轻质灰分溅出。

(4) 如供试品不易灰化,可将坩埚放冷,加热水或 10%硝酸铵溶液 2 mL,使残渣湿润,然后置水浴上蒸干,残渣照前法炽灼,至坩埚内容物完全灰化。

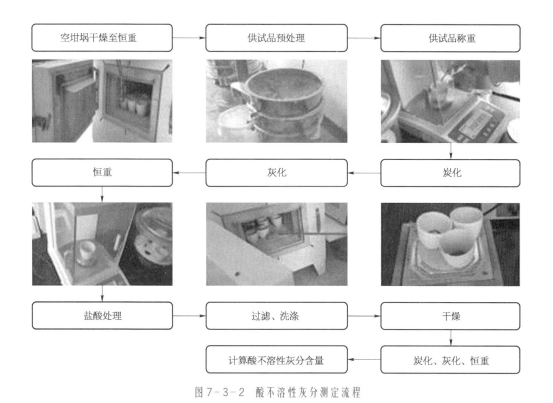

图 7 - 3 - 2 酸不溶性灰分测定流程

## 第四节 二氧化硫残留测定

### 一、二氧化硫测定法简介

二氧化硫熏蒸有利于中药材的干燥、防霉、防虫蛀,并使中药材美观增色,但过量的二氧化硫残留不仅会造成中药材性状及化学成分改变,而且还会对服用者产生不同程度的危害。中药材中二氧化硫残留量超标已经成为普遍现象,但由于中药材对传统工艺的依赖,使硫熏作为一种传统的炮制方法,不能被完全取缔。为防止中药材粗加工过程中滥用或者过度使用硫黄熏蒸的问题,2020 年版《中国药典》四部分别采用酸碱滴定法、气相色谱法和离子色谱法来检测二氧化硫的含量,并在山药、白及、天花粉、天冬、天麻、白术、白芍、牛膝、党参和粉葛 10 味药材及其饮片品种项下增加"二氧化硫残留量"检查项目,限度为"照二氧化硫残留量测定法测定,不得过 400 mg/kg"。其他中药材及饮片中二氧化硫残留限量为 150 mg/kg。

### 二、酸碱滴定法测定二氧化硫残留

本方法系将中药材以蒸馏法进行处理,利用亚硫酸根离子在加热的条件下与酸反应,使亚硫酸盐转化为二氧化硫,然后用适宜的氧化剂(过氧化氢)作为吸收液,使二氧化硫全部转化为硫酸根离子,采用酸碱滴定法测定,计算药材及饮片中的二氧化硫残留量。其反应原理表达式为:$SO_2 + H_2O_2 \longrightarrow SO_4^{2-} + 2H^+$。

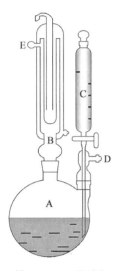

图 7 - 4 - 1 酸碱滴定法蒸馏仪器装置

仪器装置如图 7 - 4 - 1 所示。A 为 1 000 mL 两颈圆底烧瓶;B 为竖式回流冷凝管;C 为(带刻度)分液漏斗;D 为连接氮气流入口;E 为二氧化硫气体导出口。另配磁力搅拌器、电热套、氮气源及气体流量计。

1. 测定步骤　取药材或饮片细粉约 10 g(如二氧化硫残留量较高,超过 1 000 mg/kg,可适当减少取样量,但应不少于 5 g),精密称定,置两颈圆底烧瓶中,加水 300~400 mL。打开回流冷凝管开关给水,将冷凝管的上端 E 口处连接一橡胶导气管置于 100 mL 锥形瓶底部。锥形瓶内加入 3% 过氧化氢溶液 50 mL 作为吸收液(橡胶导气管的末端应在吸收液液面以下)。使用前,在吸收液中加入 3 滴甲基红乙醇溶液指示剂(2.5 mg/mL),并用 0.01 mol/L 氢氧化钠滴定液滴定至黄色(即终点;如果超过终点,则应舍弃该吸收溶液)。开通氮气,使用流量计调节气体流量至约 0.2 L/min;打开分液漏斗 C 的活塞,使盐酸溶液(6 mol/L)10 mL 流入蒸馏瓶,立即加热两颈烧瓶内的溶液至沸,并保持微沸;烧瓶内的水沸腾 1.5 h 后,停止加热。吸收液放冷后,置于磁力搅拌器上不断搅拌,用氢氧化钠滴定液(0.01 mol/L)滴定,至黄色持续时间 20 s 不褪,并将滴定的结果用空白实验校正。

照下式计算:

$$供试品中二氧化硫残留量(\mu g/g) = (A - B) \times C \times 0.032 \times 10^6 / W$$

式中,$A$ 为供试品溶液消耗氢氧化钠滴定液的体积(mL);$B$ 为空白消耗氢氧化钠滴定液的体积(mL);$C$ 为氢氧化钠滴定液摩尔浓度(mol/L);0.032 为 1 mL 氢氧化钠滴定液(mol/L)相当的二氧化硫的质量(g);$W$ 为供试品的重量(g)。

2. 操作注意事项

(1) 整套蒸馏装置需要在接口处涂抹凡士林,保证装置气密性以确保产生的二氧化硫气体不散逸至环境中。

(2) 二氧化硫导气管出口处必须干燥,否则蒸出的二氧化硫会遇水转变为亚硫酸,影响实验结果。

## 第五节　练　习　实　例

### 实例一　虎杖粉末的薄层色谱鉴别

虎杖粉末的薄层色谱鉴别

【实验目的】

掌握虎杖薄层鉴别方法。

【仪器、材料及试药】

1. 仪器与材料　RV 3 V 旋转蒸发仪、WFH－203B 紫外分析仪、JP－100S 超声清洗机、BSA124 分析天平、XS105DU 电子天平、硅胶 GF254 薄层板、硅胶 GF254 薄层制备板、双槽薄层层析缸、50 mL 三角烧瓶、毛细管。

2. 试药　虎杖粉末、甲醇、大黄素对照品溶液、展开剂：环己烷：石油醚(30～60℃)：甲酸乙酯(6：2：3)。

【实验步骤】

取虎杖粉末约 0.5 g，置 50 mL 具塞三角烧瓶中，加入乙醇 25 mL，超声处理 15 min，滤过(滤液取 0.5 mL 留样)，滤液旋干，加乙醇 1 mL 作为供试品溶液。另取大黄素对照品适量，精密称定，加甲醇制成每 1 mL 含 0.5 mg 的溶液，作为对照品溶液(已配制)。照薄层色谱法试验，吸取供试品溶液、对照品溶液约 3 μL，分别点于同一硅胶 GF254 薄层板上，环己烷：石油醚(30～60℃)：甲酸乙酯(6：2：3)上层溶液为展开剂，预平衡展开，展开至 8 cm，取出，挥干，置紫外光灯(365 nm)下检视。要求大黄素 Rf 值约为 0.2。

照薄层色谱制备分离试验，吸取供试品溶液涂于硅胶 GF254 薄层板上，成均匀狭长条带，吹干。环己烷：石油醚(30～60℃)：甲酸乙酯(6：2：3)上层溶液为展开剂，预平衡展开，展开至制备板上边缘 2 cm，取出，挥干，置紫外光灯(365 nm)下检视，观察分离情况(要求条带 Rf 值约为 0.5，若 Rf 值小于 0.5，进行第二次展开)，将相应条带标记。

用刮刀将相应条带刮下，用乙酸乙酯浸泡 20 min，抽滤，滤液旋干，得大黄素纯品。

【思考题】

使用弱极性展开剂多次展开与强极性展开剂分离效果会不同吗，为什么？

注：本实验提供的仪器型号是为了方便读者选择具有同等功能的仪器开展实验，并非必须选择相同实验设备。

## 实例二　黄芪药材的水分测定

黄芪药材的水分测定

【实验目的】

掌握水分测定技术。

【仪器、材料及试药】

1. 仪器与材料　BS 124S 电子天平、DHG－9240A 鼓风干燥箱、扁形称量瓶、干燥器、托盘、研钵。

2. 试药　黄芪粉末。

【实验步骤】

1. 准备　扁形称量瓶烘干至连续两次称重的差异不超过 5 mg；黄芪供试品处理为直径或长度不超过 3 mm 的颗粒或碎片；鼓风干燥箱提前 105℃ 预热。

2. 实验　扁形称量瓶加盖称重，精密称定，记录扁形称量瓶质量。取黄芪粉末 2 g，精密称定，记录样品质量，平铺于干燥至恒重的扁形称量瓶中，厚度不超过 5 mm，将瓶盖倾斜 45°，放入 105℃ 的鼓风干燥箱干燥 5 h，拿出后迅速将瓶盖盖好，移置干燥器中，放冷 30 min，精密称定,再在上述温度干燥 1 h,放冷,称重,至连续两次称重的差异不超过 5 mg 为止。

3. 计算　根据减失的重量,计算供试品中含水量(%)。

【实验结果】

黄芪药材中水分含量是否符合 2020 年版《中国药典》要求。

【思考题】

(1) 为什么扁形称量瓶要提前烘干至恒重?

(2) 扁形称量瓶从鼓风干燥箱拿出后要放干燥器中冷却后再称重,为什么不能直接称重?

注：本实验提供的仪器型号是为了方便读者选择具有同等功能的仪器开展实验,并非必须选择相同实验设备。

## 实例三　黄芪的总灰分测定

**黄芪的总灰分测定**

【实验目的】

掌握总灰分测定方法。

【仪器、材料及试药】

1. 仪器与材料　标准筛、BS 124S 电子天平、燃气灶、SXL - 1008 马弗炉、坩埚、坩埚钳、干燥器、变色硅胶(干燥剂)等。

2. 试药　黄芪样品。

【实验步骤】

取洁净坩埚置高温马弗炉内,坩埚盖斜盖,于 500~600℃ 炽灼 30~60 min,停止加热,待温度降至约 300℃,取出坩埚,盖好坩埚盖,置干燥器内放冷至室温(一般约需 60 min),精密称定坩埚重量。再以同样条件重复操作,直至恒重,备用。

将黄芪供试品粉碎,使能通过二号筛,混合均匀后,取供试品 2~3 g,置炽灼至恒重的坩埚中,称定重量(准确至 0.01 g)。

将盛有供试品的坩埚置电炉上缓缓灼烧,至供试品全部炭化(即黑色、不再冒烟)。将坩埚转移至高温马弗炉内,坩埚盖斜盖,逐渐升高温度至 500~600℃,使完全灰化。

停止加热,待温度降至约 300℃,取出坩埚,置干燥器内放冷至室温(一般约需 60 min)。精密称定坩埚重量。再以同样条件重复操作,直至恒重。根据残渣重量,计算供试品中总灰分的含量(%)。

【实验结果】

检测黄芪药材中灰分含量是否符合 2020 年版《中国药典》要求。

【思考题】

在灰分测定过程中,炭化过程可以省略吗? 为什么?

注：本实验提供的仪器型号是为了方便读者选择具有同等功能的仪器开展实验,并非必须选择相同实验设备。

## 实例四 山药中二氧化硫残留的测定

山药中二氧化硫残留的测定

【实验目的】

掌握酸碱滴定法测定中药材二氧化硫残留。

【仪器、材料及试药】

1. 仪器与材料 1 000 mL 两颈圆底烧瓶、竖式回流冷凝管、(带刻度)分液漏斗、RT2 磁力搅拌器、电热套、氮气瓶、气体流量计、锥形瓶、橡胶导管、滴定管、纯水。

2. 试药 山药粉末、3%过氧化氢溶液、2.5 mg/mL 甲基红乙醇溶液、0.01 mol/L 氢氧化钠溶液、6 mol/L 盐酸溶液。

【实验步骤】

精密称定山药细粉约 10 g,置两颈圆底烧瓶中,加水 300~400 mL。打开回流冷凝管开关给水,将冷凝管的上端 E 口处连接一橡胶导气管置于 100 mL 锥形瓶底部。锥形瓶内加入 3%过氧化氢溶液 50 mL 作为吸收液(橡胶导气管的末端应在吸收液液面以下)。使用前,在吸收液中加入 3 滴甲基红乙醇溶液指示剂(2.5 mg/mL),并用 0.01 mol/L 氢氧化钠滴定液滴定至黄色(即终点;如果超过终点,则应舍弃该吸收溶液)。开通氮气,使用流量计调节气体流量至约 0.2 L/min;打开分液漏斗 C 的活塞,使盐酸溶液(6 mol/L)10 mL 流入蒸馏瓶,立即加热两颈烧瓶内的溶液至沸,并保持微沸;烧瓶内的水沸腾 1.5 h 后,停止加热。吸收液放冷后,置于磁力搅拌器上不断搅拌,用氢氧化钠滴定液(0.01 mol/L)滴定,至黄色持续时间 20 s 不褪,并将滴定的结果用空白实验校正。

照下式计算:供试品中二氧化硫残留量$(\mu g/g) = (A - B) \times C \times 0.032 \times 10^6 / W$

式中,$A$ 为供试品溶液消耗氢氧化钠滴定液的体积(mL);$B$ 为空白消耗氢氧化钠滴定液的体积(mL);$C$ 为氢氧化钠滴定液摩尔浓度(mol/L);0.032 为 1 mL 氢氧化钠滴定液(mol/L)相当的二氧化硫的质量(g);$W$ 为供试品的重量(g)。

【实验结果】

山药中二氧化硫残留量是否符合 2020 年版《中国药典》要求。

【思考题】

为什么要控制通入氮气速度? 对测定结果有何影响?

注:本实验提供的仪器型号是为了方便读者选择具有同等功能的仪器开展实验,并非必须选择相同实验设备。

# 第八章
# 浸出物与挥发油测定

## 第一节 浸出物测定

### 一、浸出物测定简介

#### (一) 浸出物的概念

中药有效成分通常是指具有一定生物活性和治疗作用,可以用分子式和结构式表示,并具有一定物理常数(如熔点、沸点、旋光度、溶解度等)的单体化合物。中药有效成分含量的测定,是指用适当的化学方法或仪器对中药某种(某些)有效成分或有效部分进行的定量分析,并以测定结果是否符合《中国药典》标准的规定来判断中药的优劣,是控制和评价中药质量的重要方法。但是,在药材活性成分或指标性成分不清或含量很低或尚无精确的定量方法时,浸出物测定是控制药材、饮片及制剂质量的关键指标之一。

#### (二) 浸出物的分类

浸出物测定时应选择对有效成分溶解度大,非有效成分或杂质溶解度小的溶剂。其中按照所用溶剂的不同主要可分为水溶性浸出物、醇溶性浸出物和挥发性醚浸出物,同时,按照提取方法不同可分为冷浸性浸出物和热浸性浸出物。

1. **按照所用溶剂不同分类** 水溶性浸出物主要采用水为溶剂,对制剂或者药材中水溶性成分进行提取,并计算其在制剂中的含量(%)。适用于水溶性有效成分含量较高的制剂或者药材,如商陆、黄芪、丹参、地黄、巴戟天、百部、麦冬等。

醇溶性浸出物主要采用乙醇为溶剂,对制剂或者药材中醇溶性成分进行提取,并计算其在制剂中的含量(%)。如黄芩、远志等。

挥发性醚浸出物主要采用乙醚为溶剂,对制剂或者药材中醚溶性成分进行提取,并计算其在制剂中的含量(%)。适用于乙醚溶性有效成分含量较高的制剂或者药材,特别是含挥发油较多的药材或制剂。如九味羌活丸、安中片、沉香化气丸等。

2. **按照提取方法不同分类** 冷浸性浸出物是指在室温下,用适当的浸出溶剂和方法,从药材或制剂中浸出有效成分,适用于大部分中药材,如商陆、黄芪、丹参、地黄、巴戟天、百部、麦冬等。

热浸性浸出物是在加热状态下,用适当的浸出溶剂和方法,从药材或制剂中浸出有效成分。主要用于药料众多或用冷浸法药材有效成分不易浸出的情况。对含树脂及大量淀粉的药材尤为适用,如狗脊、前胡、黄芩、南沙参、川贝母等(溶剂为稀乙醇),当归、远志(溶剂为 70%乙醇),三七(甲醇),牛膝(水饱和正丁醇),威灵仙、川芎、柴胡(溶剂为乙醇)等。

## 二、中药浸出物的测定

参照 2020 年版《中国药典》四部通则 2201 项下浸出物测定法,浸出物测定分为水溶性浸出物测定和醇溶性浸出物及挥发性醚类浸出物测定。

1. 水溶性浸出物测定法 测定用的供试品需粉碎,使能通过二号筛(丸剂剪碎,其他制剂按各品种项下规定),并混合均匀。

(1) 冷浸法:取供试品约 4 g,精密称定,置 250～300 mL 的锥形瓶中,精密加水 100 mL,密塞,冷浸,前 6 h 内时时振摇,再静置 18 h,用干燥滤器迅速滤过,精密量取续滤液 20 mL,置已干燥至恒重的蒸发皿中,在水浴上蒸干后,于 105℃干燥 3 h,置干燥器中冷却 30 min,迅速精密称定重量。除另有规定外,以干燥品计算供试品中水溶性浸出物的含量(%)。

(2) 热浸法:取供试品 2～4 g,精密称定,置 100～250 mL 的锥形瓶中,精密加水 50～100 mL,密塞,称定重量,静置 1 h 后,连接回流冷凝管,加热至沸腾,并保持微沸 1 h。放冷后,取下锥形瓶,密塞,再称定重量,用水补足减失的重量,摇匀,用干燥滤器滤过,精密量取滤液 25 mL,置已干燥至恒重的蒸发皿中,在水浴上蒸干后,于 105℃干燥 3 h,置干燥器中冷却 30 min,迅速精密称定重量。除另有规定外,以干燥品计算供试品中水溶性浸出物的含量(%)。

水溶性浸出物的含量:

$$X(\%) = \frac{M_1 - M_0}{M_{样}(1 - W_{水})} \times \frac{V_0}{V_1} \times 100\%$$

式中,$X$ 为水溶性浸出物在供试品中含量(%);$M_0$ 为恒重的蒸发皿的重量(g);$M_1$ 为水溶性浸出物和恒重蒸发皿的重量(g);$M_{样}$ 为供试品的重量(g);$W_{水}$ 为供试品的含水量(%);$V_0$ 为供试品中加入水的体积(mL);$V_1$ 为供试品续滤液的体积(mL)。

2. 醇溶性浸出物测定法 照水溶性浸出物测定法测定。除另有规定外,以各品种项下规定浓度的乙醇代替水为溶剂。

醇溶性浸出物的含量:

$$X(\%) = \frac{M_1 - M_0}{M_{样}(1 - W_{水})} \times \frac{V_0}{V_1} \times 100\%$$

式中,$X$ 为醇溶性浸出物在供试品中含量(%);$M_0$ 为恒重的蒸发皿的重量(g);$M_1$ 为醇溶性浸出物和蒸发皿的重量(g);$M_{样}$ 为供试品的重量(g);$W_{水}$ 为供试品的含水量(%);$V_0$ 为供试品中加入醇的体积(mL);$V_1$ 为供试品续滤液的体积(mL)。

3. 挥发性醚浸出物测定法 取供试品(过四号筛)2～5 g,精密称定,置五氧化二磷干燥器中干燥 12 h,置索氏提取器中,加乙醚适量,除另有规定外,加热回流 8 h,取乙醚液,置干燥至恒重的蒸发皿中,放置,挥去乙醚,残渣置五氧化二磷干燥器中干燥 18 h,精密称定,缓缓加热至 105℃,并于 105℃干燥至恒重。其减失重量即为挥发性醚浸出物的重量。

挥发性醚浸出物的含量:

$$X(\%) = \frac{M_1 - M_0}{M_{样}(1 - W_{水})} \times 100\%$$

式中,$X$ 为挥发性醚浸出物在供试品中含量(%);$M_0$ 为 105℃干燥后浸出物及蒸发皿的重量(g);$M_1$ 为 105℃干燥前浸出物和蒸发皿的重量(g);$M_样$ 为供试品的重量(g);$W_水$ 为供试品的含水量(%)。

4. 浸出物测定操作注意事项

(1)蒸发皿应洗干净,并在 105℃干燥 3 h,移至干燥器冷却至室温(约 30 min),迅速精密称定,再于 105℃干燥 30 min,移至干燥器冷却至室温(约 30 min),精密称定,重复上述操作直至恒重。

(2)浸出物测定时,供试品应测定 3 份,3 份的平均相对偏差应小于 5%。

(3)凡以干燥品计算,操作时需同时测定水分含量,并加以扣除。

(4)对于浸出物含量较高的供试品,在水浴上蒸干时应注意,先蒸至近干,然后旋转蒸发皿使浸出物均匀平铺于蒸发皿中,最后再蒸干。

(5)如果水分较多,应及时更换干燥器中的五氧化二磷干燥剂。

(6)计算结果按数字修约规程修约,其数值大于或等于各品种项下规定限度判为符合规定,其数值小于各品种项下规定限度判为不符合规定。

(7)浸出物测定时应选择对有效成分溶解度大,非有效成分或杂质溶解度小的溶剂。

## 第二节　挥发油测定

### 一、中药中挥发油成分

挥发油是存在于植物体中的一类具有挥发性、可随水蒸气蒸馏出来的油状液体的总称。这类成分大多具有香气,常被报道具有止咳、平喘、祛痰、消炎、抗菌、祛风、健胃、解热、镇痛、解痉和杀虫等多种功效,被认为是中药中一类常见而重要的成分。如芸香油、满山红油和小叶枇杷挥发油等在止咳、平喘、祛痰、消炎方面有显著疗效;莪术油具有抗肿瘤活性;小茴香油、豆蔻油、木香油具有祛风健胃功效;柴胡挥发油制备的注射液,有较好的退热效果。因此,挥发油的测定是中药质量控制的关键指标之一,其含量多少可能直接影响中药材、饮片和中成药的药效。

### 二、中药中挥发油的测定方法

中药中挥发油的测定即通过挥发油提取方法,提取药材中挥发油,并计算药材中的含油量。2020 年版《中国药典》收录的挥发油测定中提取方法为水蒸气蒸馏法,根据挥发油能随水蒸气馏出,但不溶或极难溶于水,易溶于有机溶剂中这一特点,利用挥发油测定器来收集并同时可测定挥发油的含量进行定量分析,按照挥发油的相对密度"<1.0,轻油"和">1.0,重油"采用甲法和乙法测定。

（一）挥发油测定步骤

1. 准备供试品　测定用的供试品,除另有规定外,一般须粉碎使能通过二号至三号筛,并混合均匀,便于挥发油测定过程中取样均匀和挥发油更高效率地被提出。

2. **仪器装置**  如图 8 - 2 - 1 所示。A 为 1 000 mL(或 500 mL、2 000 mL)的硬质圆底烧瓶,上接挥发油测定器 B,B 的上端连接回流冷凝管 C。以上各部均用玻璃磨口连接。测定器 B 应具有 0.1 mL 的刻度。全部仪器应充分洗净,并检查接合部分是否严密,以防挥发油逸出。

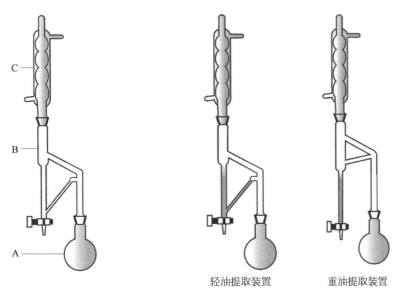

图 8 - 2 - 1  挥发油提取器                图 8 - 2 - 2  轻、重油提取测定装置

挥发油测定装置 B 根据所测挥发油的相对密度不同,分为轻油和重油两种略有不同的装置。其中,轻油的回水管为大三角形,重油的回水管为小三角形(图 8 - 2 - 2)。

3. **挥发油测定**  根据挥发油相对密度的大小不同,挥发油的测定有甲、乙两种方法。甲法为轻油法,乙法为重油法。中药材绝大多数挥发油比水轻,大多采用甲法测定。少数如肉桂、石菖蒲、丁香、柴胡、川芎、藁本、细辛、白术、苍术、木香、香薷挥发油比水重,采用乙法测定。

(1) 甲法(轻油测定法):取供试品适量(相当于含挥发油 0.5～1.0 mL),称定重量(准确至 0.01 g),置烧瓶中,加水 300～500 mL(或适量)与玻璃珠数粒,振摇混合后,连接挥发油测定器与回流冷凝管。自冷凝管上端加水使充满挥发油测定器的刻度部分,并溢流入烧瓶时为止。置电热套中或用其他适宜方法缓缓加热至沸,并保持微沸约 5 h,至测定器中油量不再增加,停止加热,放置片刻,开启测定器下端的活塞,将水缓缓放出,至油层上端到达刻度 0 线上面 5 mm 处为止。放置 1 h 以上,再开启活塞使油层下降至其上端恰与刻度 0 线平齐,读取挥发油量,并计算供试品中挥发油的含量(%)。

计算公式:

$$样品中挥发油的含量(mL/g) = \frac{油层量(mL)}{样品质量(g)} \times 100\%$$

(2) 乙法(重油测定法):取水约 300 mL 与玻璃珠数粒,置烧瓶中,连接挥发油测定器。自测定器上端加水使充满刻度部分,并溢流入烧瓶时为止,再用移液管加入二甲苯 1 mL,然后连接回流冷凝管。将烧瓶内容物加热至沸腾,并继续蒸馏,其速度以保持冷凝管的中部呈冷却状态为度。30 min 后,停止加热,放置 15 min 以上,读取二甲苯的容积。然后照甲法自"取供试品适量"起，依法测定，自油层量中减去二甲苯量，即为挥发油量，再计算供试品中挥发油的含量(%)。

计算公式：

$$样品中挥发油的含量(mL/g) = \frac{油层量(mL) - 二甲苯量(mL)}{样品质量(g)} \times 100\%$$

### (二) 操作注意事项

(1) 采用挥发油含量测定器提取挥发油时，可以初步了解该药材中挥发油的含量，所用的药材量应使蒸出的挥发油量不少于 0.5 mL 为宜。装置中挥发油测定器的支管分岔处应与基准线平行。

(2) 乙法测定的生药中的挥发油相对密度大于 1，沉于水底，无法读数，为了使其浮于水面，故加入相对密度比水小的二甲苯。二甲苯能与挥发油混溶而不与水混合，让挥发油溶于二甲苯，此溶液不溶于水，且相对密度比水小，故可以浮于水面，以便于读数。因加入的二甲苯仅 1 mL，为了保证它与挥发油的混合溶液相对密度小于水，故生药的取量不可太多。

(3) 乙法中加入的二甲苯要先经蒸馏，使水与二甲苯相互饱和，以提高测定的准确度。

## 第三节  练 习 实 例

### 实例  干姜药材中挥发油的含量测定

#### 干姜药材中挥发油的含量测定

【实验目的】

(1) 掌握挥发油测定技术。

(2) 掌握干姜挥发油的测定。

【仪器、材料及试药】

1. 仪器与材料  1 000 mL 的硬质圆底烧瓶、0.1 mL 的挥发油测定器、冷凝管、电热套、蒸馏水。

2. 试药  干姜药材。

【实验步骤】

1. 准备  干姜药材粉碎至能通过 2 或 3 号筛，并混合均匀。

2. 操作

(1) 取干姜粉适量，称定质量(准确至 0.01 g)，置 1 000 mL 的圆底烧瓶中，加入 700 mL 水与玻璃珠数粒，振摇混合后，连接挥发油测定器与冷凝回流管。

(2) 自冷凝管上端加水使其充满挥发油测定器刻度部分，并溢流入烧瓶时为止。

(3) 将圆底烧瓶置于电热套上加热至瓶内内容物沸腾，并保持微沸 5 h，至测定器中的油量不再增加，停止加热，放置片刻。

(4) 开启测定器下端的活塞，将水缓缓放出，至油层上端到达刻度 0 线或上面 5 mm 处为止。放置 1 h 以上,再开启活塞使油层下降至上端恰与刻度 0 线齐平,读取挥发油量,即为挥发油量,再计算样品中含挥发油的百分数。

3. 计算 根据挥发油量,计算供试品中挥发油的含量%(mL/g)。

【思考题】

干姜挥发油测定时,采用哪种测定器?

# 第九章
# 中药含量测定技术

中药的含量测定系指用化学、物理学或生物学的方法对供试品中含有的有关成分的多少进行检测。中药中生物活性成分的含量与其质量优劣、有效性、安全性有直接关系。随着现代分析方法与技术的发展和应用,中药定量分析在系统性、科学性和先进性较以前有大幅度提高。目前用于中药含量测定的方法主要有化学分析法、光谱法、色谱法及联用技术等。本章节对含量测定常用的光谱、色谱仪器的使用进行介绍。

## 第一节　紫外-可见分光光度法

紫外-可见分光光度法是通过被测物质在紫外光区或可见光区的特定波长处或一定波长范围内光的吸收度,对该物质进行定性和定量分析的方法。在中药行业中紫外-可见分光光度法主要用于药品的鉴别、杂质检查和含量测定。

物质对紫外辐射的吸收是由于分子中原子的外层电子跃迁所产生的,因此,紫外吸收主要取决于分子的电子结构,故紫外光谱又称电子光谱。有机化合物分子结构中如含有共轭体系、芳香环等发色基团,均可在近紫外区(200～400 nm)或可见光区(400～850 nm)产生吸收(图 9 - 1 - 1)。

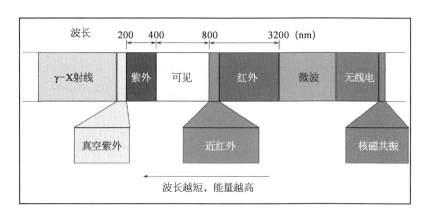

图 9 - 1 - 1　电磁波谱简图

当光穿过被测物质溶液时,物质对光的吸收程度随光的波长不同而变化。通过测定物质在不同波长处的吸光度,并绘制其吸光度与波长的关系图即得被测物质的吸收光谱。从吸收光谱中,可以确定最大吸收波长 $\lambda_{max}$ 和最小吸收波长 $\lambda_{min}$。物质的吸收光谱具有与其结构相关的特征性。因此,可以通过特定波长范围内样品的光谱与对照光谱或对照品光谱的比较,或通过最大吸收波长,或通过测量两个特定波长处的吸收比值而鉴别物质。用于定量时,在最大吸收波长处测量一定浓度样品溶液的吸光度,并与一定浓度的对照溶液的吸光度进行比较或采用吸收系数法求算出样品溶液的浓度。

比色法:如果供试品本身在紫外-可见光区没有强吸收,或在紫外光区虽有吸收但为了避免干扰或提高灵敏度,加入适当的显色剂,使反应产物的最大吸收移至可见光区。此种方法为比色法。用比色法测定时,由于显色时影响显色深浅的因素较多,应取供试品与对照品或标准品同时操作。除另有规定外,比色法所用的空白系指用同体积的溶剂代替对照品或供试品溶液,然后依次加入等量的相应试剂,并用同样方法处理。

## 一、紫外分光光度计

### (一) 紫外分光光度计的组成

紫外-可见分光光度计主要由光源、单色器、样品室、检测器、记录仪、显示系统和数据处理系统等部分组成(图9-1-2)。单色器通常由进光狭缝、出光狭缝、平行光装置、色散元件、聚焦透镜或反射镜等组成。色散元件有棱镜和光栅2种,棱镜多用天然石英或熔融硅石制成,对200～400 nm 波长光的散射能力很强,对 600 nm 以上波长的光色散能力较差,棱镜色散所得的光谱为非均排光谱。光栅是将反射或透射光经衍射而达到色散的作用,故称为衍射光栅;光栅光谱是按波长作线性排列,故称为均排光谱,双光束仪器多用光栅作为色散射元件。检测器有光电管和光电倍增管2种。

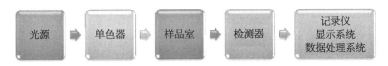

图 9-1-2 紫外-可见分光光度计的基本工作流程

### (二) 紫外分光光度计的原理

通常使用的紫外-可见分光光度计的工作波长范围为190～900 nm。紫外吸收光谱为物质对紫外区辐射的能量吸收图。朗伯-比尔(Lambert-Beer)定律为光的吸收定律,它是紫外分光光度法定量分析的依据,是吸光光度法、比色分析法和光电比色法的定量基础。其数学表达式为:

朗伯-比尔定律:

$$A = \lg \frac{1}{T} = ECL$$

式中,$A$ 为吸光度;$T$ 为透光率;$C$ 为溶液浓度;$E$ 为吸收系数;$L$ 为光路长度。

## 二、紫外-可见分光光度计的操作

因紫外-可见分光光度计仪器之间的差异,在使用前应熟悉所使用仪器的操作流程。

### (一) 光源和吸收池的选择

1. 光源　分光光度计中常用的光源有热辐射光源和气体放电光源两类。热辐射光源用于可见光区,如钨丝灯和卤钨灯;气体放电光源用于紫外光区,如氢灯和氘灯。仪器常用两种光源,即氘灯和碘钨灯,前者用于紫外区,后者用于可见光区。

2. 吸收池

(1) 吸收池:又称比色皿或比色杯,用于盛放分析试样,一般有石英和玻璃两种材料。石英比色皿适用于可见光区及紫外光区,玻璃比色皿只能用于可见光区(360 nm 以上)。为减少光的损失,吸收池的光学面必须完全垂直于光束方向,另外石英吸收池在放入样品室时应注意每次放入方向相同。

(2) 吸收池配对:当吸收池中装入同一溶剂时,在规定波长测定吸收池的透光率,如透光率相差在 0.3% 以下者可配对使用,否则必须加以校正。因为吸收池材料的本身吸光特征以及吸收池的光程长度的精度等对分析结果都有影响。

### (二) 吸收池的洗涤

(1) 取吸收池时,手指拿毛玻璃面的两侧。装盛样品溶液的体积以池体积的 4/5 为度,使用挥发性溶液时应加盖,透光面要用擦镜纸由上而下擦拭干净,检视应无残留溶剂,为防止溶剂挥发后溶质残留在池子的透光面,可先用蘸有空白溶剂的擦镜纸擦拭,然后再用干擦镜纸拭净。

(2) 使用后用溶剂及水冲洗干净,晾干,防尘保存,吸收池如污染不易洗净时可用硫酸∶硝酸(3∶1 V/V)混合液稍加浸泡后,洗净备用。如用铬酸钾清洁液清洗时,吸收池不宜在清洁液中长时间浸泡,否则清洁液中的铬酸钾结晶会损坏吸收池的光学表面,并应充分用水冲洗,以防铬酸钾吸附于吸收池表面。

### (三) 仪器使用一般操作流程

因紫外-可见分光光度计仪器之间的差异,在使用前应熟悉所使用仪器的操作流程,一般情况下包括以下几个步骤。

1. 开机前准备　开机前确认样品室内是否有物品挡住光路;样品架定位是否正确。

2. 开机　使仪器预热 20 min,仪器自检完毕,即可进行测试。

3. 设定参数　根据需要选择测试方式,透过率($T$)、吸光度($A$)、浓度($C$)及分析的波长或波长范围。

(1) 测试方式的设定:分光光度计有多种测试方式,实验时根据实验方法选择正确的测量方式。最常用的测试方式是吸光度($A$)。

(2) 吸收波长设定

1) 实验方法已知检测波长的可直接按实验方法设置。

2）未知检测波长的,一般采用对供试品纯品(对照品)进行全波长扫描(全波长扫描时应注意控制供试品浓度,使供试品最大吸光度在 1.0 以下),绘制吸收曲线,找出曲线最高峰即吸光度最大处的吸收波长。同时检测样品溶剂在此波长处对检测是否有干扰,若有干扰可选择其他(吸收曲线次高峰)波长或将溶剂干扰(背景)扣除。

紫外-可见分光光度法检测中药中成分的含量时,因中药成分复杂,紫外-可见分光光度计并无对供试品中成分进行分离的作用,分光光度法对中药进行含量测定时所测得的一般是一个具有某功能团或相似结构的一类化合物,例如在 250 nm 波长下检测葛根总黄酮。

（3）供试品及参比溶液的准备:完成一个紫外检测实验,需要准备供试品溶液及参比(空白)溶液。

供试品:溶解供试品的溶剂应对标准物和待测物有良好的溶解性,溶剂在测定的波长处应无光的吸收,稳定性良好。样品应澄清,溶液中有杂质对实验结果有干扰。具有合适的浓度,一般在检测时,要求样品吸光度值的范围在 0.3～0.7,若用标准曲线法测定时,吸光度值应落在线性范围内。必要时需对供试品进行稀释。

参比溶液:参比溶液又称空白溶液,测量时用作比较的、不含被测物质但其基体尽可能与试样溶液相似的溶液。分光光度法测量时,参比溶液通常是供试品溶液中的溶剂。

4. 测定　将参比样品溶液、被测样品溶液分别倒入比色皿中,打开样品室盖,将盛有溶液的比色皿分别插入比色皿槽中,盖上样品室盖。

将参比样品推(拉)入光路中,进行调零,直至显示“100％T”或者“0.000A”为止。

当仪器显示出“100％T”或者“0.000A”后,将被测样品推(拉)入光路,这时,便可以从显示器上得到被测样品的测试参数。根据已设置的方式,可得到样品的透射比(T)或吸光度(A)参数。

5. 数据处理　按检验的具体项目要求进行数据处理。

## 三、样品测定方法

《中国药典》中紫外-可见分光光度法常用于以下各项。

### (一) 性状项

按各品种项下规定的方法配制供试品溶液,在规定的波长处测定其吸收度,并计算吸收系数,应符合规定范围。

### (二) 鉴别及检查项

按各品种项下规定的方法,测定供试品溶液在有关波长处的最大及最小吸收,有的须测定其在最大吸收波长与最小吸收波长处的吸光度比值,均应符合规定。

### (三) 含量测定项

1. 对照品比较法　按各品种项下规定的方法,分别配制供试品溶液和对照品溶液,对照品溶液中所含被测成分的量应为供试品溶液中被测成分标示量的(100±10)％以内,用同一溶剂,在规定的波长处测定供试品溶液和对照品溶液的吸光度。根据供试品溶液及对照品溶液的吸收度与对照品溶液的浓度,以正比法算出供试品溶液的浓度,再计算含量。

$$C_X = (A_X / A_R) C_R$$

式中,$C_X$ 为供试品溶液的浓度;$A_X$ 为供试品溶液的吸光度;$C_R$ 为对照品溶液的浓度;$A_R$ 为对照品溶液的吸光度。

2. 吸收系数法

(1) 按各品种项下规定的方法配制供试品溶液,在规定的波长处测定其吸光度,再以该品种在规定条件下的吸收系数计算含量。用本法测定时,吸收系数通常应大于 100,并注意仪器的校正和检定。按《中国药典》规定的吸收系数,系指 $E_{1\,cm}^{1\%}$,即在指定波长时,光路长度为 1 cm,试样浓度换算为 1%(1 g/mL)时的吸收度值,故应先求出被测样品的 $E_{1\,cm(样品)}^{1\%}$ 值,再与规定的 $E_{1\,cm}^{1\%}$ 值比较,可计算出供试样品的含量。

$$E_{1\,cm(样品)}^{1\%} = A/CL$$

式中,$A$ 为供试品溶液测得的吸收度值;$C$ 为供试品溶液的百分浓度,即 100 mL 中所含溶质的克数(g/mL);$L$ 为吸收池的光路长度(cm)。

$$供试品样品的含量 = \frac{E_{1\,cm(样品)}^{1\%}}{E_{1\,cm(标准)}^{1\%}} \times 100\%$$

式中,$E_{1\,cm(样品)}^{1\%}$ 为根据前式计算出的供试品的百分吸收系数;$E_{1\,cm(标准)}^{1\%}$ 为《中国药典》或药品标准中规定的百分吸收系数。

(2) 如测定新品种的吸收系数,需按"吸收系数测定法"的规定进行。

方法:取样品精密称取一定量,使样品溶液配成吸光度在 0.6~0.8,置 1 cm 吸收池中,在规定波长处(注:测定时除另有规定者外,应在规定的吸收峰±2 nm 处,再测几点的吸收度,以核对供试品的吸收峰位置是否正确,并以吸收度最大的波长作为测定波长,除另有规定外吸收度最大波长应在该品种项下规定的波长±1 nm 以内,否则应考虑试样的同一性、纯度以及仪器波长的准确度)测出吸光度读数,然后再用同批溶剂将溶液稀释 1 倍,使吸光度在 0.3~0.4 之间,再按上述方法测定。样品应同时测定 2 份,同一台仪器测定的 2 份结果,对平均值的偏差应不超过±0.3%,否则应重新测定。测定时,先按仪器正常灵敏度测试,然后再减小狭缝测定,直到减少狭缝吸光值不增加为止,取吸光度不改变的数据。再用 4 台不同型号的仪器复测。

吸收系数可根据朗伯-比尔定律求算,以下例说明。

例:已知某化合物的分子量为 287,用乙醇配成浓度为 0.003 0% 的溶液,在波长 297 nm 处,用 1 cm 石英池,测得吸光度为 0.613 9,求 $E_{1\,cm}^{1\%}$ 值及摩尔吸收系数 ε 值。

$$E_{1\,cm\,297\,nm}^{1\%} = \frac{A}{CL} = \frac{0.614}{0.003\,0 \times 1} = 205$$

$$\varepsilon_{297} = \frac{A}{CL} = \frac{0.614}{\dfrac{0.003\,0 \times \dfrac{1\,000}{100}}{287}} = 5\,874$$

3. 标准曲线法

（1）此法适用于单色光不纯的仪器，因为在这种情况下，虽然测得的吸光度值可以随所用仪器的不同而有相当的变化，但若是认定一台仪器，固定其工作状态和测定条件，则浓度与吸光度之间的关系仍可以是线性关系或是近线性关系。即，$A = KC$，这里的 $K$ 仅是一个比例常数，不能用作测定性的依据，也不能互相通用。

（2）测定时，将一系列浓度不同的标准溶液（对照品溶液），在同一条件下分别测定吸光度，考察浓度与吸光度成直线关系的范围，然后以吸光度为纵坐标，浓度为横坐标，绘制 $A - C$ 关系曲线，或叫工作曲线。如符合朗伯-比尔定律，将得到一条通过原点的直线。也可用直线回归的方法，求出回归的直线方程，再根据样品溶液所测得的吸光度，从标准曲线中或从回归方程求得样品溶液的浓度。

4. 计算分光光度法　按《中国药典》规定，计算分光光度法一般不宜用于含量测定，对于少数采用计算分光光度法的品种，应严格按各品种项下规定的方法进行。用本法时应注意：有一些吸光度是在待测成分吸收曲线的上升或下降陡坡处测定的，影响精度的因素较多，故应仔细操作，尽量使供试品和对照品的测定条件一致。若该品种不能用对照品，如维生素 A 测定法（见《中国药典》附录），则应在测定前对仪器做较仔细的校正和检定。

## 四、操作注意事项

### （一）溶剂的选择

含有杂原子的有机溶剂，通常均具有很强的末端吸收。因此当作溶剂使用时，它们的使用范围均不能小于截止使用波长。例如：甲醇、乙醇的截止使用波长为 205 nm。另外当溶剂不纯时，也可能增加干扰吸收。因此，在检查所用的溶剂在供试品所用的波长附近是否符合要求，即将溶剂置 1 cm 石英池中，以空气为空白（即空白光路中不置任何物质）测定其吸光度，溶剂和吸收池的吸光度应符合表 9-1-1 规定。

表 9-1-1　以空气为空白测定溶剂在不同波长处的吸光度的规定

| 波长范围(nm) | 220～240 | 241～250 | 251～300 | 300 以上 |
|---|---|---|---|---|
| 吸光度 | ≤0.40 | ≤0.20 | ≤0.10 | ≤0.05 |

每次测定时应采用同一厂牌批号，混合均匀的同批溶剂。

### （二）待测溶液的要求

（1）称量应按《中国药典》规定要求。配制测定溶液时稀释转移次数应尽可能少，转移稀释时所取容积一般应不少于 5 mL。含量测定供试品应称取 2 份，如为对照品比较法，对照品一般也应称取 2 份。吸收系数检查也应称取 2 份，平行操作，每份结果对平均值的偏差应在 ±0.5% 以内。做鉴别或检查可取样品 1 份。

（2）供试品溶液的浓度，除各品种项下已有注明者外，供试品溶液的吸收度以在 0.3～0.7 之间为宜，吸光度读数在此范围误差较小，并应结合所用仪器吸光度线性范围，配制合适的读数浓度。

（3）用于制剂含量测定时,应注意供试液与对照液的 pH 值是否一致,如 pH 值对吸收有影响,则应调溶液的 pH 值一致后再测定吸光度。

### （三）狭缝宽度的选择

选用仪器的狭缝谱带宽度应小于供试品吸收带半高宽度的 10%,否则测得的吸收度值会偏低,或以减小狭缝宽度时供试品溶液的吸光度不再增加为准,对于《中国药典》紫外分光光度法测定的大部分品种,可以使用 2 nm 缝宽,但当吸收带的半高宽小于 20 nm 时,则使应使用较窄的狭缝,如青霉素钾及钠的吸光度检查,则需 1 nm 缝宽或更窄,否则其 264 nm 的吸收会偏低。

### （四）测定波长的选择

测定时除另有规定外,应在规定的吸收峰±2 nm 处,再测几点的吸光度,以核对供试品的吸收峰位置是否正确,并以吸光度最大的波长作为测定波长。除另有规定外,吸光度最大波长应在该品种项下规定的波长±2 nm 以内,否则应考虑试样的同一性、纯度以及仪器波长的准确度。

## 附

# T6 新世纪紫外可见分光光度计仪器简介

## 一、仪器简介

下面以 T6 新世纪紫外可见分光光度计使用为例介绍仪器使用,仪器构造见图 9-1-3~图 9-1-5。

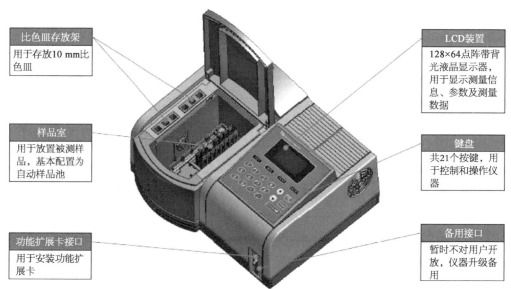

比色皿存放架
用于存放10 mm比色皿

样品室
用于放置被测样品，基本配置为自动样品池

功能扩展卡接口
用于安装功能扩展卡

LCD装置
128×64点阵带背光液晶显示器，用于显示测量信息、参数及测量数据

键盘
共21个按键，用于控制和操作仪器

备用接口
暂时不对用户开放，仪器升级备用

图 9-1-3　T6 新世纪紫外可见分光光度计

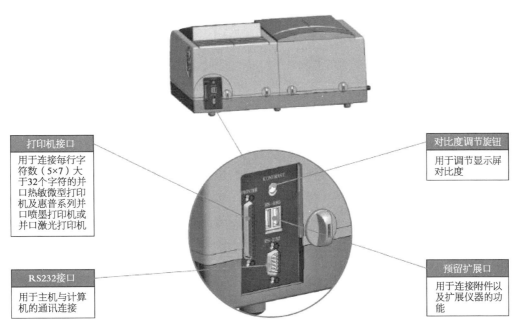

图 9-1-4 T6 新世纪紫外可见分光光度计主机后面图

打印机接口
用于连接每行字符数（5×7）大于32个字符的并口热敏微型打印机及惠普系列并口喷墨打印机或并口激光打印机

对比度调节旋钮
用于调节显示屏对比度

RS232接口
用于主机与计算机的通讯连接

预留扩展口
用于连接附件以及扩展仪器的功能

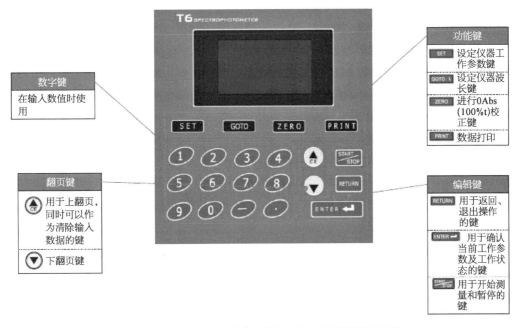

图 9-1-5 T6 新世纪紫外可见分光光度计显示器和键盘图

数字键
在输入数值时使用

功能键
SET 设定仪器工作参数键
GOTO λ 设定仪器波长键
ZERO 进行0Abs（100%t)校正键
PRINT 数据打印

翻页键
▲CE 用于上翻页，同时可以作为清除输入数据的键
▼ 下翻页键

编辑键
RETURN 用于返回、退出操作的键
ENTER 用于确认当前工作参数及工作状态的键
START STOP 用于开始测量和暂停的键

## 二、键盘功能简介

ENTER ⏎ ——确认键

功能：按此键为确认一切参数设置有效，若不按此键，则设置无效。

`GOTO` ——设定仪器波长键

功能：按此键输入测量的波长,例如需要在 460 nm 测量,输入 460 后按"ENTER"键确认,仪器自动调整波长。

`ZERO` ——进行 0Abs(100％校正键)

功能：在光度测量主界面下,按此键可对当前工作波长进行吸光度零校正(或透过率 100％校正),在校正前应先放入空白样品,然后进行校正操作。

——翻页键

功能：(1) 向上键用于上翻页,同时可以作为清除数据的键。向下键为下翻页键。

　　　(2)上下键使光标移动到相应的功能界面上,按"ENTER"键即可进入所选的相应的功能。按"RETURN"键退出,返回到上一级界面。

　　　(3) 在光度测量设定菜单下用翻页键选择〈数学计算〉,按下"ENTER"键进入数学计算界面。

　　　(4) 在光度测量设定菜单下用翻页键选择〈试样池〉,按下"ENTER"键进入试样设定界面。

`RETURN` ——取消参数设定键

功能：若仪器在非实时状态下按此键便返还到实时状态,仪器在设置参数状态下,按此键便返回到非设置参数状态。

`START/STOP` ——用于开始测量和暂停的键

功能：在光度测量主界面下,按此键进入测量界面,再按此键可对当前工作波长进行自动池或固定池测量,根据测试的样品个数显示对应的行数。每一屏只可显示 5 行数据,其余数据可通过上下翻页键进行翻页显示。

`SET` ——设定键

功能：按此键设置参数。

---

在光度测量主界面状态下,按下此键进入参数设定界面

　　测光方式：按"ENTER"键可切换测光方式,连续按"ENTER"键测光方式在"Abs(吸光度)""T％(透过率)""R％(反射率)""Es(样品能量)"和"Er(参比能量)"五种测光方式下循环选择。

　　选择好需要的测光方式后可以进行其他设置,之后在此界面按"ENTER"键退出设置,则所选择的测光方式被应用。

## 三、操作规程

开机前准备：（1）开机前确认样品室内是否有物品挡住光路。

（2）样品架定位是否正确。

（3）自检过程中不要打开样品室盖门。

↓

开机：依次打开打印机、仪器主机电源，仪器开始初始化；约 3 min 初始化完成。初始化完成后，仪器进入主菜单界面。

↓

进入光度测量状态：按 ENTER 进入光度测量界面。

↓

按 SET 键进入参数设定界面，按 ▲▼ 键使光标移动到"试样设定"。按 ENTER 键确认，进入设定界面。按 ▲▼ 键使光标移动到"使用样池数"，按 ENTER 键循环选择需要使用的样品池个数。设定测定波长，按 GOTO 键输入测量的波长，按 ENTER 键确认，仪器将自动调整波长。

↓

按 RETURN 键返回到参数设定界面，再按此键返回到光度测量界面，将参比样品溶液与被测样品溶液分别倒入比色皿中，打开样品室盖，在1号样品池内放入空白溶液，2号池内放入待测样品，关闭好样品池盖后按 ZERO 键进行空白校正，再按 START/STOP 键进行样品测量。

注：（1）波长在 200～360 nm 必须用石英比色皿。

（2）一般情况下，参比样品放在第一个槽位。仪器所附的比色皿，其透过率是经配对测试的，未经配对处理的比色皿不能直接应用。

（3）比色皿透光部分不能有指印、溶液痕迹等污染。

（4）被测溶液中不能有气泡、悬浮物。

↓

如果需要测量下一个样品，取出比色皿，更换为下一个测量的样品按 START/STOP 键即可读数。如果需要更换波长，可以直接按 GOTO 键，调整波长。注意：更换波长后必须重新按 ZERO 键进行空白校正。如果每次使用的比色皿数量是固定个数，下一次使用仪器时可以跳过第五、第六步骤直接进入样品测量。

## 第二节　高效液相色谱技术

### 一、高效液相色谱法简介

#### （一）高效液相色谱法定义

高效液相色谱法是采用高压输液泵将流动相泵入装有填充剂的色谱柱，对供试品进行分离测定的色谱方法。注入的供试品，由流动相带入色谱柱内，各组分在色谱柱内被分离，并依次进入检测器，由积分仪或数据处理系统记录和处理色谱信号（图9-2-1）。该方法已成为化学、医学、工业、农学、商检和法检等学科领域中重要的分离分析技术。

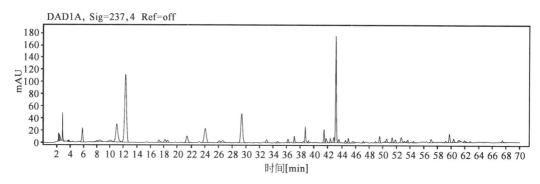

图9-2-1　液相色谱图

#### （二）高效液相色谱仪

高效液相色谱仪（图9-2-2），由流动相储液瓶、输液泵、进样器、色谱柱、检测器和色谱数据处理系统组成，仪器应定期检定并符合有关规定。

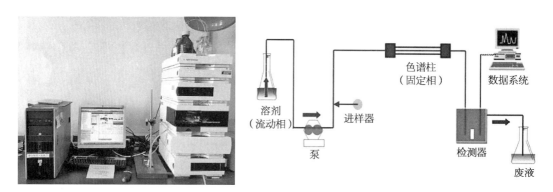

图9-2-2　安捷伦1200系列高效液相色谱仪

1. 色谱柱　最常用的色谱柱填充剂为化学键合硅胶。反向色谱系统使用非极性填充剂，以十八烷基硅烷键合硅胶最为常用。正相色谱系统使用极性填充剂，常用的填充剂有硅胶等。

离子交换色谱系统使用离子交换填充剂;分子排阻色谱系统使用凝胶或高分子多孔微球等填充剂;对映异构体的分离通常使用手性填充剂,色谱柱见图9-2-3。

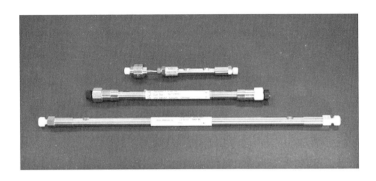

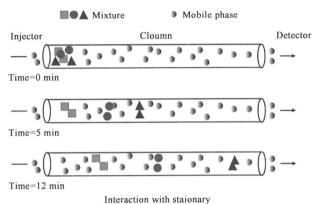

图9-2-3　液相色谱柱

以硅胶为载体的键合固定相的使用温度通常不超过40℃,为改善分离效果可适当提高色谱柱的使用温度,但不宜超过60℃。

流动相的pH值应控制在2~8。当pH值大于8时,可使载体硅胶溶解;当pH值小于2时,与硅胶相连的化学键合相易水解脱落。当色谱系统中需使用pH值大于8的流动相时,应选用耐碱的填充剂;当需使用pH值小于2的流动相时,应选用耐酸的填充剂。色谱柱使用前请阅读说明书查阅pH使用范围。

2. 检测器　最常用的检测器为紫外检测器,包括二极管阵列检测器,其他常见的检测器有荧光检测器、蒸发光散射检测器、示差折光检测器、电化学检测器和质谱检测器等。

紫外、荧光、电化学检测器为选择性检测器,其响应值不仅与供试品溶液的浓度有关,还与化合物的结构有关;蒸发光散射检测器和示差折光检测器为通用型检测器,对所有的化合物均有响应;二极管阵列检测器可以同时记录待测物的吸收光谱,故可用于待测物的光谱鉴定和色谱峰的纯度检查。

不同的检测器对流动相的要求不同。如采用紫外检测器,所用流动相应符合紫外-可见分光光度法(《中国药典》2020年版四部0401)项下对溶剂的要求,并选用色谱级有机溶剂。蒸发光散射检测器和质谱检测器通常不允许使用含不挥发性盐组分的流动相。

3. 流动相　反相色谱系统的流动相首选甲醇-水系统(采用紫外末端波长检测时,首选乙腈-水系统),如经试用不适合时,再选用其他溶剂系统。应尽可能少用含有缓冲液的流动相,必须使用时,应尽可能选用含较低浓度缓冲液的流动相。由于 $C_{18}$ 链在水相环境中不易保持伸展状态,故对于十八烷基硅烷键合硅胶为固定相的反相色谱系统,流动相中有机溶剂的比例通常应不低于 5%,否则 $C_{18}$ 链的随机卷曲将导致组分保留值变化,造成色谱系统不稳定。流动相与样品不产生化学反应,且对样品具有一定的溶解能力,保证样品组方不会沉淀在柱中。

### (三) 高效液相色谱相关术语

色谱系统的适用性试验通常包括理论板数、分离度、重复性和拖尾因子 4 个参数。其中,分离度和重复性尤为重要。

1. 色谱柱的理论板数($n$)　用于评价色谱柱的效能。在规定的色谱条件下,注入供试品溶液或各品种项下规定的内标物质溶液,记录色谱图,量出供试品主成分峰或内标物质峰的保留时间 $t_R$(以分钟或长度计,下同,但应取相同单位)和峰宽($W$)或半高峰宽($W_{h/2}$),按 $n=16(t_R/W)^2$ 或 $n=5.54(t_R/W)^2$ 计算色谱柱的理论板数。

2. 分离度($R$)　用于评价待测组分与相邻共存物或难分离物质之间的分离程度,是衡量色谱系统效能的关键指标。无论是定性鉴别还是定量分析,均要求待测物色谱峰与内标物质色谱峰或特定的杂质对照色谱峰及其他色谱峰之间有较好的分离度。除另有规定外,待测组分与相邻共存物之间的分离度应大于 1.5。分离度的计算公式为:

$$R = 2(t_{R2} - t_{R1})/(W_1 + W_2)$$

$$或 R = 2(t_{R2} - t_{R1})/1.70(W_{1.h/2} + W_{2.h/2})$$

式中,$t_{R2}$ 为相邻两峰中后一峰的保留时间;$t_{R1}$ 为相邻两峰中前一峰的保留时间;$W_1$、$W_2$ 及 $W_{1.h/2}$、$W_{2.h/2}$ 分别为此相邻两峰的峰宽及半高峰宽(图 9-2-4)。

当分离度不达标时,可以试着调整流动相比例、流速、柱温等因素。

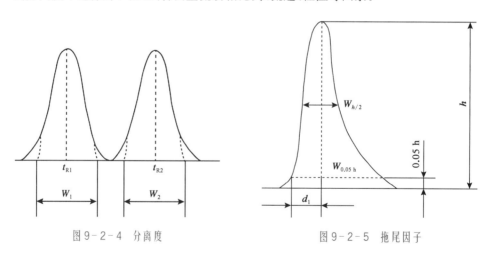

图 9-2-4　分离度　　　　　　　　图 9-2-5　拖尾因子

3. 拖尾因子($T$)　用于评价色谱峰的对称性,也称为对称因子(symmetry factor)或不对称因子(asymmetry factor)。为保证分离效果和测量精度,应检查待测峰的拖尾因子是否符合各品种项下的规定。拖尾因子计算公式为:

$$T = W_{0.05h}/2d_1$$

式中，$W_{0.05h}$为5％峰高处的峰宽；$d_1$为5％峰高出峰顶点至峰前沿之间的距离(图9-2-5)。除另有规定外，峰高法定量时 T 应在0.95～1.05。

现代高效液相系统可利用软件直接给出以上数值，具体方法见"高效液相色谱仪的使用中数据分析"。

## 二、高效液相色谱仪的使用

### (一) 实验前的准备工作(图9-2-6)

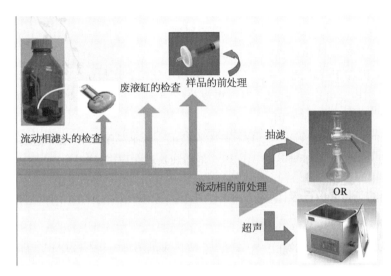

图9-2-6　实验前准备工作

1. 供试品(或样品)溶液的配制与保存　除另有规定外，采用规定溶剂配制对照品溶液和供试品溶液。定量测定时，对照品溶液和供试品溶液均应分别至少配制2份。供试品溶液在注入液相色谱仪前，一般应经适宜的$0.45\ \mu m$(或$0.22\ \mu m$)滤膜滤过，以减少对色谱系统产生污染或影响色谱分离，注意：一定要使用所对应的有机滤膜和水膜。方法如下：用一次性注射器取适当样品，拔下针头，插上微孔滤膜过滤器，最初几滴滤液废弃，取续滤液，过滤好的样品可以进入高效液相色谱仪中进行测定。应根据试验要求和供试品的稳定性，设置待测溶液的贮存条件(如温度、避光等)。

2. 流动相制备与保存　用色谱纯的甲醇、乙腈配制流动相，水应为新鲜制备的高纯水，可用超纯水器制得或用重蒸馏水。凡规定 pH 值的流动相，应使用精密 pH 计进行调节，除另有规定外，偏差一般不超过±0.2 pH 单位。配制好的流动相应通过适宜的$0.45\ \mu m$(或$0.22\ \mu m$)滤膜滤过(注意：过滤有机相和水相的时候，一定要使用所对应的有机滤膜和水膜)，以除去杂质微粒。流动相用前必须脱气，否则容易在系统内逸出气泡，影响输液泵的工作、色谱柱的分离效率、检测器的灵敏度以及基线稳定性等。具体方法如下：首先对甲醇或乙腈、高纯水过滤操作，选取$0.45\ \mu m$有机相或水相滤膜，采用真空泵和抽滤装置过滤，再使用超声清洗器进行脱气操作，一般超声脱气15 min，脱气时注意盖子不需盖紧，保证气泡顺利排出。

流动相制备步骤：

（1）准备滤膜、过滤装置和真空泵。

（2）将滤膜置于滤器上（注意光面朝上）。

（3）用固定夹固定过滤杯。

（4）用乳胶管连接真空泵。

（5）将待过滤溶液加入滤器内。

（6）打开真空泵抽气，开始过滤。

（7）待过滤结束后，先将滤器与真空泵分离。

（8）再关闭真空泵。

（9）将流动相转移到溶剂瓶中。

（10）盖上瓶盖，盖子不需盖紧，保证气泡顺利排出。

（11）放入超声清洗器超声脱气 15 min，即可。

流动相一般贮存于玻璃、聚四氟乙烯等容器内，不能贮存在塑料容器中。贮存容器一定要盖严，以防止溶剂挥发引起组分变化，对分离或分析结果带来误差。磷酸盐、醋酸盐缓冲液容易发霉变质，应尽量新鲜配制使用。

注释：目前所用的高效液相色谱仪都带有在线混合溶剂系统，无须提前进行溶剂混合。如果需要提前混合溶剂时，只需要按照比例将有机相和水相在超声排气操作前完成混合操作。

（二）仪器的工作参数设置（以 Agilent LC1200 为例）

1. 打开计算机　进入 Windows 系统。

2. 打开 1200LC 各模块电源（图 9 - 2 - 7）　双击桌面图标"仪器 1 联机"。高效液相色谱工作站界面显示见图 9 - 2 - 8。

3. 把所需流动相放入储液瓶中（图 9 - 2 - 9）　其中 A、C 为水相，B、D 为有机相。

4. 安装所需用的色谱柱（图 9 - 2 - 10）

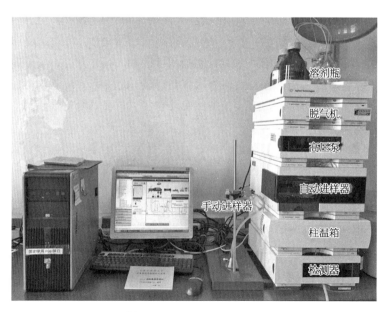

图 9 - 2 - 7　Agilent 1200LC

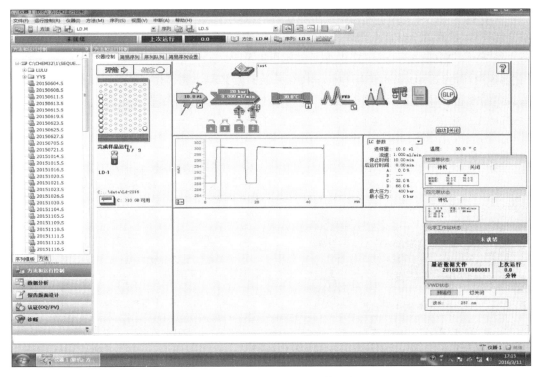

图 9-2-8 Agilent1200LC 在线工作站

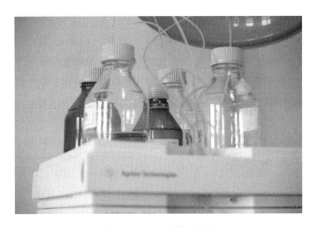

图 9-2-9 液相溶剂瓶

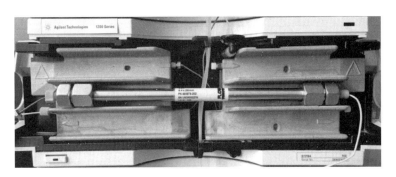

图 9-2-10 安装色谱柱

5. 开启模块 单击每个模块右下角的按钮,可以单独启动模块,或者单击"启动"按钮,启动全部模块,检测器灯也将点亮。

将"Purge"阀(图9-2-11)打开,鼠标左键单击泵图标 ，选择"设置泵"(图9-2-12),将"流速"设置为3 mL/min或者5 mL/min。系统开始Purge,利用高流速将残留在液相系统和管线内的残留气泡排除,直到管线内(由溶剂瓶到泵入口)无气泡为止,停止Purge,关闭"Purge"阀。注意一定不要在未打开"Purge"阀时,将流速设定为1.00 mL/min以上。

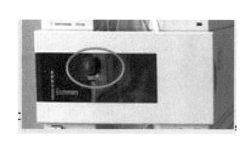

图9-2-11 purge阀

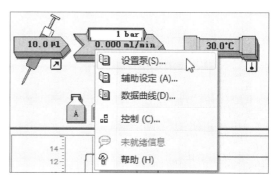

图9-2-12 设置泵

6. 设置流动相洗脱程序 系统排气泡结束后,可以用流动相平衡柱子,设定所需流速,20～30 min后柱子处于平衡状态(柱压不在波动,信号线平稳),在"停止时间"中设定所需运行的时间,在"后运行时间"设定所需后运行时间(指每一针样品运行结束后所需要继续运行的时间);选择"溶剂"项,设定各通道比例,单击"确定"。同时可以通过溶剂对话框设置A、B、C、D流动相的比例,同时通过时间表设置梯度洗脱的程序。例如,槐米中芦丁的含量测定实验中,流动相为甲醇-1%冰醋酸溶液(32:68),那么此时流动设定见图9-2-13。如果某个流动相条件为甲醇-1%冰醋酸溶液(0～10 min,5%甲醇-95%甲醇;10～11 min,95%甲醇-5%甲醇;11～15 min,5%甲醇-5%甲醇),设定如图9-2-14。

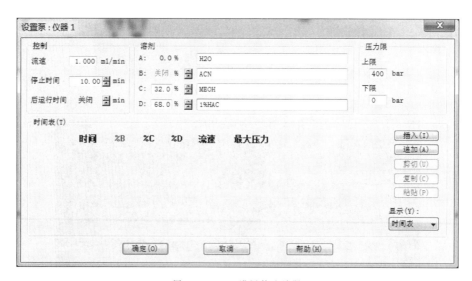

图9-2-13 设置等度洗脱

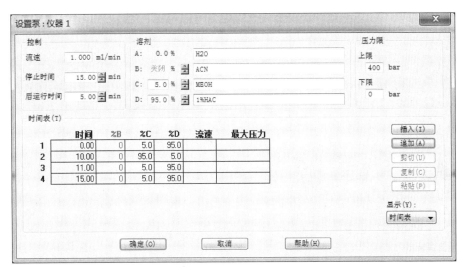

图 9-2-14 设置梯度洗脱

7. 设置柱温 在系统视图中，单击柱温箱图标 ，并从菜单中选择"设置柱温箱"
（图 9-2-15），设置"温度"选项，单击"确定"（图 9-2-16）。

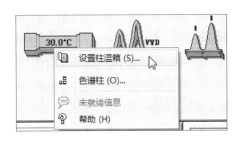

图 9-2-15 设置柱温箱

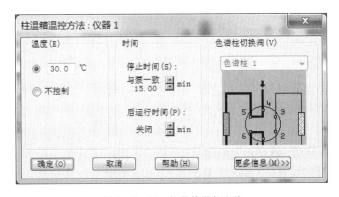

图 9-2-16 柱温箱温控方法

8. 设定检测波长 在系统视图中，鼠标左键单击检测器图标 ，并从菜单中选择"设
置 VWD 信号"（图 9-2-17），在"信号"组，进行检测波长设定（图 9-2-18），在"峰宽（响应时
间）"组中，单击下拉列表并选择"＞0.1 min(2 s)"，单击"确定"。

9. 方法保存 相关参数设置完毕后可在主界面"方法"菜单下选择"方法另存为"保存方法
（图 9-2-19），以后使用时可选择"调用方法"。

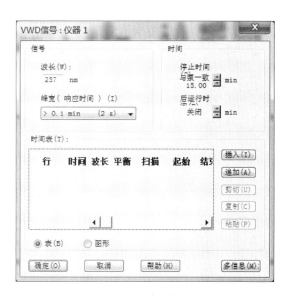

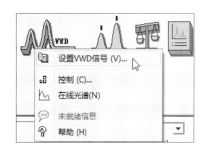

图9-2-17 设置 VWD 信号

图9-2-18 检测波长设定

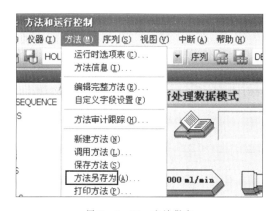

图9-2-19 方法保存

### (三) 进样检测

液相色谱仪器通常有两种进样方式,一种手动进样,通过微量注射器将供试品注入液相色谱仪进行检测,一种为自动进样。

1. 手动进样

(1) 进样针吸取样品:进样针吸取样品(图9-2-20):首先用甲醇清洗进样针,吸取一定体积清洗3~6次,再用待测样品润洗进样针3~6次,取样时,针头应插入样品中部,轻轻拉动推杆吸取样品至所需体积刻度线以上,将进样针倒置,小气泡会自动上升,然后轻推推杆,直至推杆上端和所需体积下沿相切,溢出针尖的样品可用滤纸轻轻擦去,注意针尖不能受到震动,防止吸取体积不精确。样品取好后可以进样。

(2) 手动进样针进样:手动进样器的使用(图9-2-21):首先将手动进样器扳手逆时针旋转至"LOAD"位置,再将进样针插入针孔,打入样品,迅速顺时针旋转扳手至"INJECT"位置,注意旋转过程中不可停顿,否则将损伤高压恒流泵。此时工作站开始记录数据,色谱峰将逐渐出现在色谱图上。出峰完毕后,点击"运行控制"-"停止运行",结束数据采集。

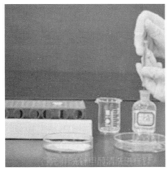

(a) 吸取甲醇清洗进样针

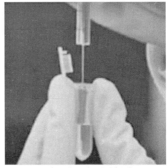

(b) 待测样品润洗进样针

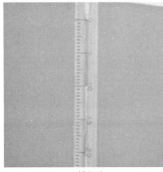

(c) 排气泡

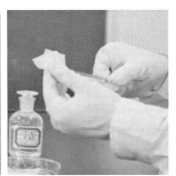

(d) 擦拭

图 9-2-20 进样针吸取样品

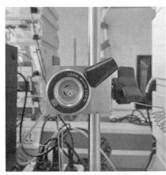

(a) 将手动进样器扳手
逆时针旋转至"LOAD"位置

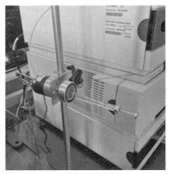

(b) 将进样针插入针孔

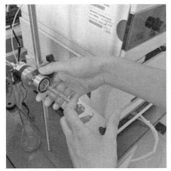

(c) 打入样品，迅速顺时针
旋转扳手至"INJECT"位置

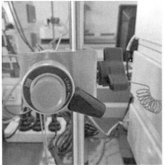

(d) 整个实验结束，封上进样口

图 9-2-21 手动进样器的使用

2. 自动进样

（1）进样器参数设置：在系统视图中，单击自动进样器图标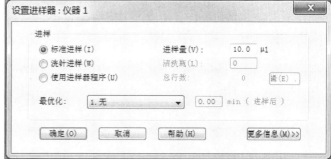，从菜单"设置进样器"（图 9-2-22）或者点击"仪器"的下拉菜单"设置进样器"后进入进样器的参数设置菜单（图9-2-23）。

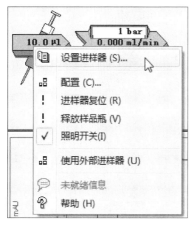

图9-2-22 设置进样器　　　　　图9-2-23 进样器参数设置菜单

（2）进样序列参数编辑：单击主工具栏上的 ，切换至"序列"面板（图9-2-24）。单击选择"序列参数"出现如下对话框（图9-2-25）：

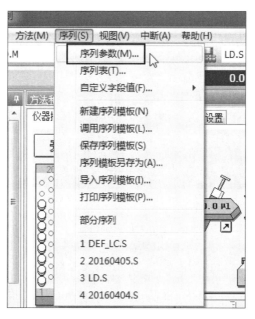

图9-2-24 序列参数

填写"操作者姓名"；"数据文件"选择"自动"；"运行部分方法"选择"依据运行时选项表"；如该序列要走过夜，在"关闭"选择"序列运行后命令/宏"，如果所用的仪器为单元泵，选择"LAMPALL OFF"，如果所用的仪器为四元泵，选择"macro SHUTDOWN MAC, go"，单击"确定"。

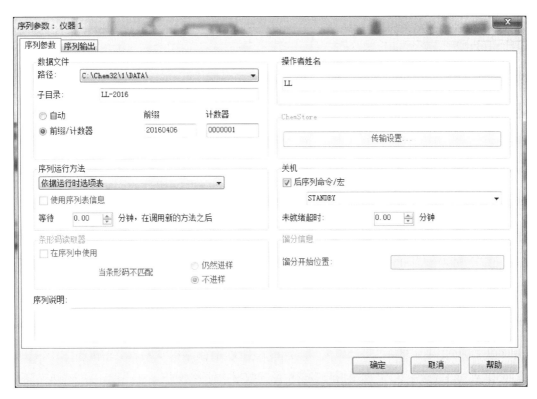

图 9-2-25 设置序列参数

（3）编辑序列表：单击"序列"面板，出现如下对话框（图 9-2-26），设定序列表。

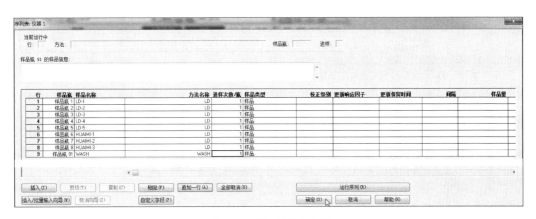

图 9-2-26 设置序列表

在"样品瓶"中输入样品瓶位置"1~99"；在样品名称中输入相应样品名；选择方法名称；输入"进样次数/瓶"；使用"插入""追加一行"和"剪切"按钮编辑序列行数，单击"确定"。

（4）保存：单击主界面上的"序列"，选择"保存序列"，保存所设置的序列。

**(四) 样品分析**

方法设置完毕后，调节流动相流速为 1 mL/min，平衡系统，待基线走平稳后，在序列"仪器控制"主界面点击"开始"进样（图 9-2-27）。

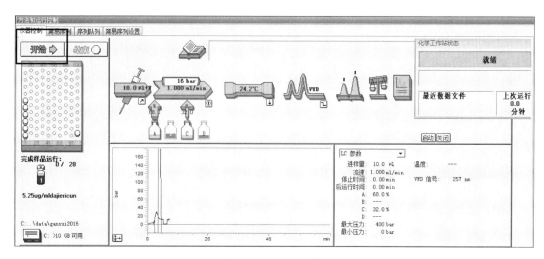

图 9 - 2 - 27　主界面

**（五）数据分析**

（1）双击"仪器 1 脱机"。从"视图"菜单中，点击"数据分析"进入数据分析画面。

（2）从"文件"菜单选择"调用信号"，选中您的数据文件名，见图 9 - 2 - 28。点击"确定"，则数据被调出，设置积分参数，优化图谱后，打印报告。

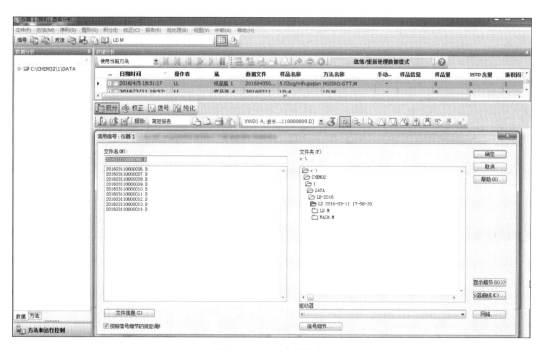

图 9 - 2 - 28　调用信号

（3）点击图 9 - 2 - 28 中 ，设置积分参数（图 9 - 2 - 29），优化图谱后，打印报告。当报告格式选择"性能报告"时，可查看理论塔板数、分离度、拖尾因子等信息（图 9 - 2 - 30）。

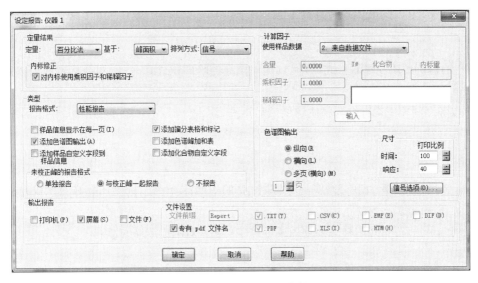

图 9-2-29　设置积分参数

| 保留时间<br>[min] | k' | 峰面积<br>mAU　*s | 峰高<br>[mAU　] | 对称<br>因子 | 峰宽<br>[min] | 塔板数 | 分离度 | 选择性 |
|-------|------|------------|-----------|------|--------|------|------|------|
| 2.503 | 0.67 | 18.79292 | 2.12822 | 1.65 | 0.1546 | 1454 | - | - |
| 5.726 | 2.83 | 1239.25452 | 102.32885 | 0.85 | 0.1842 | 5357 | 11.18 | 4.20 |
| 8.359 | 4.59 | 73.27722 | 4.34175 | 0.94 | 0.2645 | 5531 | 6.89 | 1.62 |

图 9-2-30　报告

### (六) 关机

1. 冲洗系统　样品分析结束后须清洗仪器。一般来讲,对于反相系统,如果没有用缓冲液或含盐溶液作为流动相,可用甲醇-水溶液(90%：10%)冲洗系统和反相色谱柱;如果使用缓冲液或含盐溶液作为流动相,在试验结束后,应用 10 倍柱体积的低浓度的甲醇-水溶液(5%：95%)冲洗,将色谱柱中的水溶性完全洗脱出来,再用较高浓度的甲醇-水溶液(50%：50%)冲洗,最后用高浓度甲醇-水溶液(95%：5%)冲洗,使色谱柱中的强吸附物质冲洗出来。冲洗结束后,将泵流速逐步降至 0.00 mL/min。

2. 关闭电脑　退出色谱工作站及其他窗口,关闭计算机。

3. 关闭模块　关闭各模块电源开关。

4. 做好记录　使用人按规定做好使用记录。

## 三、高效液相色谱样品测定方法

高效液相色谱常用的样品检测方法有内标法、外标法、面积归一化法。

### (一) 内标法

按各品种项下的规定,精密称(量)取对照品和内标物质,分别配成溶液,精密量取各适量,混合配成校正因子测定用的对照溶液。取一定量注入仪器,记录色谱图。测量对照品和内标

物质的峰面积或峰高,按下式计算校正因子:

$$f = (A_S/C_S)/(A_R/C_R)$$

式中,$A_S$ 为内标物质的峰面积或峰高;$A_R$ 为对照品的峰面积或峰高;$C_S$ 为内标物质的浓度;$C_R$ 为对照品的浓度。

再取各品种项下含有内标物质的供试品溶液,注入仪器,记录色谱图,测量供试品中待测成分和内标物质的峰面积或峰高,按下式计算含量:

$$C_X = f \cdot A_X/(A's/C's)$$

式中,$A_X$ 为供试品的峰面积或峰高;$C_X$ 为供试品的浓度;$A's$ 为内标物质的峰面积或峰高;$C's$ 为内标物质的浓度;$f$ 为校正因子。

采用内标法,可避免因样品前处理或进样体积误差对测定结果的影响。

### (二)外标法

按各品种项下的规定,精密称(量)取对照品和供试品,配制成溶液,分别精密取一定量,注入仪器,记录色谱图。测量对照品溶液和供试品溶液中待测成分的峰面积或峰高,按下式计算含量

$$C_X = (A_X/A_R)C_R$$

式中,$C_X$ 为供试品溶液的浓度;$A_X$ 为供试品溶液的吸光度;$C_R$ 为对照品溶液的浓度;$A_R$ 为对照品溶液的吸光度。

### (三)面积归一化法

按各品种项下的规定,配制供试品溶液,取一定量注入仪器,记录色谱图。测量各峰的面积和色谱图上除溶剂峰以外的总色谱峰面积,计算各峰面积占总峰面积的百分率。

用于杂质检查时,由于峰面积归一化法测定误差大,因此,本法通常只能用于粗略考察供试品中的杂质含量。除另有规定外,一般不宜用于微量杂质的检查。

## 四、高效液相色谱操作注意事项

### (一)波长选择

首先在紫外-可见全波长扫描仪上测量样品液的吸收光谱,以选择合适的测量波长,如最灵敏的测量波长或最大吸收波长并避开其他物质的干扰。

### (二)流动相比例调整

由于我国药品标准中没有规定柱的长度及填料的粒度,因此每次新开检新品种时几乎都须调整流动相,所以建议第一次检验时请少配流动相,以免浪费。

### (三)记录时间

第一次测定时,应先将空白溶剂、对照品溶液及供试品溶液各进一针,并尽量收集较长时

间的图谱(如30 min 以上),以便确定样品中被分析组分峰的位置、分离度、理论板数及是否还有杂质峰在较长时间内才洗脱出来,确定是否会影响主峰的测定。

### (四) 进样量

药品标准中常标明注入10 μL,而目前多数 HPLC 系统采用定量环(图9-2-31,10 μL、20 μL和50 μL),因此应注意进样量是否一致。

### (五) 色谱柱的使用与保存

根据实验要求和流动相的 pH 值范围,参照色谱柱说明书,选用适宜的色谱柱。安装色谱柱时应使流动相流路方向与色谱柱标签上箭头所示方向一致。除另有规定外,不宜反向使用,否则会导致色谱柱柱效降低,无法恢复。进样前,色谱柱应用流动相充分冲洗平衡。经色谱系统适用性试验测试,应符合要求。

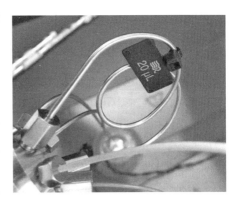

图9-2-31　定量环

色谱柱在使用过程中,应避免压力和温度的急剧变化及任何机械震动。实验结束后,应按色谱柱的使用说明书,对色谱柱进行冲洗和保存。如色谱柱需长期保存,反相柱可以贮存于甲醇或乙腈中,正相柱可以贮存于经脱水处理后的正己烷中,并将色谱柱两端密封,以免干燥,室温保存。

### (六) 梯度洗脱

梯度洗脱所用的溶剂纯度要求更高,以保证良好的重现性。要注意溶剂的互溶性,不相混溶的溶剂不能用作梯度洗脱的流动相。当有机溶剂和缓冲液混合时,还可能析出盐的晶体,尤其使用磷酸盐时须特别小心。

混合溶剂的黏度常随组成而变化,因而在梯度洗脱时常出现压力的变化,注意防止梯度洗脱过程中压力超过输液泵或色谱柱能承受的最大压力。

样品分析前必须进行空白梯度洗脱,以辨认溶剂杂质峰,如洗脱过程中基线漂移较大,亦可对色谱图进行空白扣除处理。

### (七) 手动进样

手动进样前用样品溶液润洗进样器至少3次,并赶走可能存在的气泡,以免影响进样分析结果。

### (八) 氘灯

打开氘灯后需预热,不要频繁地开关氘灯,否则影响寿命。

### (九) 意外情况

在突然停电、停水或出现其他意外时,按规定顺序关机,并及时向仪器管理员报告。

## 五、高效液相色谱法方法学研究

新药含量测定研究时，可以引用《中国药典》或文献收载的类似测定方法和条件，但若品种不同或出现方法调整，均要进行方法学考察研究。

### (一) 准确度

准确度系指用该方法测定的结果与真实值或参考值接近的程度，一般用回收率(%)表示。准确度应在规定的范围内测试。用于定量测定的分析方法均需做准确度验证。

准确度可用已知纯度的对照品做加样回收测定，即于已知被测成分含量的供试品中再精密加入一定量的已知纯度的被测成分对照品，依法测定。用实测值与供试品中含有量之差，除以加入对照品量，计算回收率。

在加样回收试验中须注意对照品的加入量与供试品中被测成分含有量之和必须在标准曲线线性范围之内；加入的对照品的量要适当，过小则引起较大的相对误差，过大则干扰成分相对减少，真实性差。一般加入量与所取样品含量之比控制在 1：1 左右(80%～120%)。

计算公式：$(C-A)/B \times 100\%=$ 回收率

式中，$A$ 为样品所含被测成分量；$B$ 为加入对照品量；$C$ 为实测量。

回收率试验至少需要进行 6 次试验($n=6$)，或 3 组平行试验($n=9$)，在同一批样品中加入相同或不同对照品量，后者可进一步验证测定方法中取样量多少更为合适。回收率一般要求在 95%～105%，如某些方法操作步骤繁复，要求略低，但一般应至少不小于 90%。

### (二) 精密度

精密度系指在规定的测试条件下，同一个均匀供试品，经多次取样测定所得结果之间的接近程度。精密度一般用偏差、标准偏差、相对标准偏差表示。

精密度包含重复性、中间精密度和重现性。

在相同操作条件中，由同一个分析人员在较短的间隔时间内测定所得结果的精密度称为重复性；在同一个实验室，不同时间由不同分析人员用不同设备测定结果之间的精密度称为中间精密度；在不同实验室由不同分析人员测定结果之间的精密度称为重现性。用于定量测定的分析方法均应考察方法的精密度。

1. 重复性　在规定范围内，取同一浓度的供试品，用 6 个测定结果进行评价，或设计 3 个不同浓度，每个浓度各分别制备 3 份供试品溶液进行测定，用 9 个测定结果进行评价。计算相对标准偏差(RSD)，一般要求低于 3%。

2. 中间精密度　为考察随机变动因素对精密度的影响，应进行中间精密度试验。变动因素为不同日期、不同分析人员、不同设备等。计算相对标准偏差(RSD)，一般要求低于 3%。

3. 重现性　当分析方法将被法定标准采用时，应进行重现性试验。例如，建立药典分析方法时通过不同实验室的复核检验得出重现性结果。复核检测的目的、过程和重现性结果均应记载在起草说明中，应注意重现性试验用的样品本身的质量均匀性和贮存运输中的环境影响因素，以免影响重现性结果。计算相对标准偏差(RSD)，一般要求低于 3%。

通常方法验证中，已有重复性验证，不需验证中间精密度。重现性只有在该分析方法将被法定标准采用时才做。

### (三) 专属性

专属性系指在其他成分可能存在的情况下,采用的方法能正确测定出被测成分的特性。鉴别试验、限量检查、含量测定等方法均应考察其专属性。

1. 鉴别试验　应能与可能共存的物质或结构相似的化合物区分。不含被测成分的供试品,以及结构相似或组分中的有关化合物,均不得干扰测定。显微鉴别、色谱及光谱鉴别等应附相应的代表性图像或图谱。

2. 限量检查和含量测定　以不含被测成分的供试品(除去含待测成分药材或不含待测成分的复方阴性样品)试验说明方法的专属性。色谱法、光谱法等应附代表性图谱,并标明相关成分在图中的位置,色谱法中的分离度应符合要求。必要时可采用二极管阵列检测和质谱检测,进行峰纯度检查。

### (四) 检测限

检测限系指供试品中被测物能检测出的最低量。确定检测限常用的方法如下：把已知低浓度供试品测出的信号与空白样品测出的信号进行比较,算出能被可靠检测出的最低浓度或量。一般以信噪比为 3∶1 或 2∶1 时相应浓度或注入仪器的量确定检测限(信噪比在液相日常分析中,可以用系统适用性报告检查分析系统的性能)。

### (五) 定量限

定量限系指供试品中被测成分能被定量测定的最低量,其检测结果应具一定准确性和精密度。用于限量检查的定量测定的分析方法应确定定量限。

常用信噪比法确定定量限。一般以信噪比为 10∶1 时相应浓度或注入仪器的量进行确定。

信噪比查看方法：双击"仪器 1 脱机",选择"报告"—"系统适应性"—"编辑噪声范围"命令进入噪声编辑对话框,在此对话框内可以编辑 7 组噪声检测区间(图 9 - 2 - 32)。噪声检测区间不要选有色谱峰出现的区域,一般设定在被检测色谱峰前后附近。

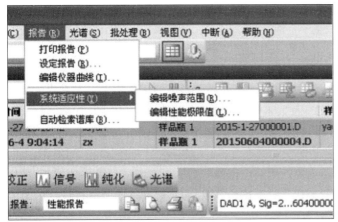
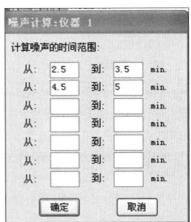

图 9 - 2 - 32　设置噪声检测区间

在"设定报告"中选择报告格式为"性能报告＋噪声报告"(图 9-2-33)，噪声检测报告(图 9-2-34)会单独给出。

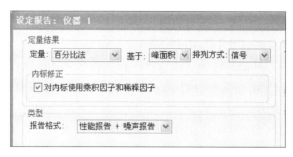

图 9-2-33　设定报告格式

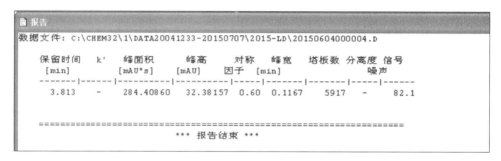

图 9-2-34　噪声检测报告

### (六) 线性

线性系指在设计的范围内，测试结果与供试品中被测物浓度直接呈正比关系的程度。

应在规定的范围内测定线性关系。可用一贮备液经精密稀释，或分别精密称样，制备一系列供试品的方法进行测定，至少制备 5 个浓度的供试品。以测得的响应信号作为被测物浓度的函数作图，观察是否呈线性，再用最小二乘法进行线性回归。必要时，响应信号可经数学转换，再进行线性回归计算。高效液相色谱法建立的标准曲线相关系数 r 值应在 0.999 5 以上，薄层扫描法线性可在 0.995 以上。

### (七) 耐用性

耐用性系指在测定条件有小幅度变动时，测定结果不受影响的承受程度。如果测试条件要求苛刻，则应在方法中写明。典型的变动因素有被测溶液的稳定性，样品提取次数、时间等。液相色谱法中典型的变动因素有流动相的组成比例或 pH，不同厂牌或不同批号的同类型色谱柱、柱温、流速及检测波长等。气相色谱法变动因素有不同厂牌或批号的色谱柱、固定相，不同类型的担体、柱温、进样品和检测器温度等。薄层色谱的变动因素有不同厂牌的薄层板，点样方式及薄层展开时温度及相对湿度的变化等。经试验，应说明小幅变动能否通过设计的系统适用性试验，以确保方法有效。

## 第三节　气相色谱技术

### 一、气相色谱简介

气相色谱定义及特点

气相色谱法是以气体为流动相的色谱分析法,利用试样中各组分在色谱柱中的气相和固定相间的分配系数不同,使得各组分在色谱柱中的运行速度就不同,经过一定的柱长后,便彼此分离。气相色谱在中药行业中的主要作用是对药材或制剂中挥发性成分进行含量测定及药材农药残留进行测定(图 9 - 3 - 1)。

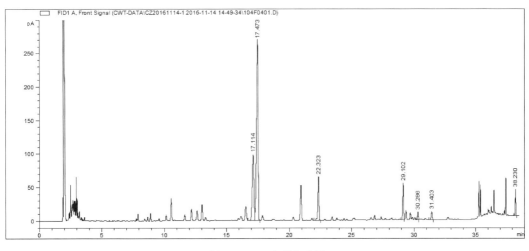

图 9 - 3 - 1　气相色谱图

气相色谱的优点:① 分离效能高,能分离、分析很复杂的混合物,或性质极近似的物质。② 灵敏度高,利用高灵敏度的检测器,可以检测出 $5^{-11}\sim5^{-13}$ g 的物质。在环境监测中可直接用来分析痕量组分。③ 快速,一般在几分钟或几十分钟内,可完成一个组成较复杂或很复杂试样的分析。④ 分析对象可以是在柱温条件下能气化的有机试样或无机试样。

气相色谱的缺点:① 适用面较液相色谱窄,气相色谱法适合分离、分析可挥发、热稳定的、沸点一般不超过 500℃ 的化合物。在目前已知的化合物中,15%～20% 可用气相色谱法直接分析,该方法不适合分析沸点太高、相对分子质量太大或热不稳定的物质。② 类似液相色谱,气相色谱在对组分直接进行定性分析时,必须用已知物或已知数据与相应的色谱峰进行对比,或与其他方法(如质谱、光谱)联用,才能获得直接肯定的结果。在定量分析时,常需要用已知物纯品对照。

### 二、气相色谱仪

气相色谱仪一般由气路系统、进样系统、分离系统、温控系统和检测记录系统组成(图 9 - 3 - 2)。

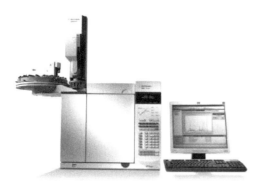

图 9-3-2 安捷伦 7890 气相色谱仪

## (一) 气路系统

气相色谱仪的气路体系,由气源系统、净化系统、压力流量控制系统和仪器气路组成,是一个载气接连运转且管路密闭的体系。气路体系的气密性,载气流速的稳定性,以及流量丈量的准确性都对色谱试验成果有影响,需注意操控。常用的载气有:氢气、氮气、氦气和氩气。

1. 气源系统　气源的作用是提供足够压力的气源。例如:钢瓶、空气泵、气体发生器。气源分载气和辅助气两种,载气是用于携带分析试样通过色谱柱,并提供试样在柱内运行的动力;辅助气是用于检测器燃烧或吹扫使用。目前常用的载气为氮气、氦气,燃气有氢气,助燃气为空气。氢气、氮气含量为 99.99%,氦气含量为 99.999%。因载气既要与固定相充分接触又要直接进入检测器,故载气的性质、纯度、流速和压力对柱效率、分析时间和检测器灵敏度都有很大影响。不同的检测器所使用的载气也不尽相同。实验室常用气源装置包括两类:钢瓶气和气体发生器。

(1) 钢瓶气:一般而言,钢瓶气的质量稳定性可以得到有效的保证,需要注意的是,钢瓶气并不意味着纯度高,如果需要高纯度的气体,以氮气/氢气为例,需要购买高纯氮气/氢气,并指明纯度为 99.999%。另外,使用钢瓶气时,需要配备合乎使用规范的减压器。

(2) 气体发生器(图 9-3-3):出于安全考虑,不少的实验室目前使用气体发生器进行供气。使用气体发生器的优点是安全,同时气体发生器可以放在仪器旁边,避免了布置气路管道等问题。

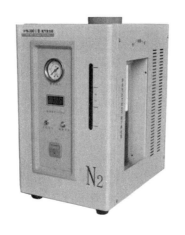
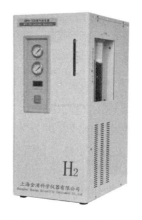
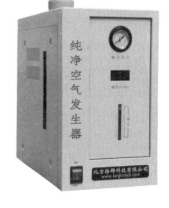

图 9-3-3 气体发生器

2. 净化系统　气体在进入气相色谱仪前必须对所有气体进行严格的净化,其目的是为了去除各种气体中可能包含的水分、灰分和有机气体成分。某些气相色谱仪配有净化器,并装有 5A 分子筛、活性炭和硅胶,基本可以满足要求。一般来说,痕量分析或毛细管色谱法对载气的净化程度要高于常规分析方法。特别是对于电子捕获和热导池探测器,载气的纯度直接影响色谱仪的灵敏度和稳定性,因此必须严格纯化(表 9-3-1)。

表9-3-1　常用吸附剂再生方法

| 吸附剂 | 活化处理方式 |
| --- | --- |
| 活性炭 | 160℃烘烤2 h后冷却至室温装净化器 |
| 硅　胶 | 160℃烘烤至全部变成天蓝色后冷却至室温装净化器 |
| 分子筛 | (1) 500℃烘烤3 h,冷却至200℃左右放入干燥器内冷却至室温后快速装净化器;<br>(2) 350℃通无水的氮气2 h,冷却至室温后快速装净化器 |

3. 压力流量控制系统　气相色谱仪器内部涉及气体控制的描述,都是以流量的数值和描述来表示;涉及压力的描述,常见的就是柱头压(又称之为柱前压)。柱头压指的是气相色谱进样口处的压力,在色谱柱和温度条件固定的情况下,一定的柱头压对应的色谱柱的流量值是固定的。

对于目前市面上常见的气相色谱仪,其流量/压力控制采用的控制装置一般分为两类:即手动调节流量/压力的机械阀控制系统和可以自动调节流量/压力的电子流量控制系统。

(1) 机械阀控制系统:使用机械阀进行流量/压力控制的气相色谱仪器,其使用的控制阀的类型主要是稳流阀、稳压阀、背压阀和针型阀等。以进样口的流量/压力控制而言,具有稳流阀-背压阀、稳流阀-针型阀、稳压阀-背压阀和稳压阀-针型阀等多种类型(图9-3-4)。

气相色谱仪器从诞生到现在的几十年时间中,使用机械阀进行流量/压力控制具有强大的生命力,一直未曾中断。其特点是性价比高、控制稳定;但是流量/压力调节较为烦琐,受到外部环境(如温度)的影响较大。

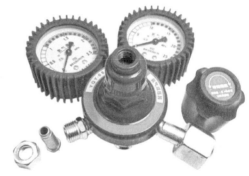

图9-3-4　钢瓶气常用稳压阀

(2) 电子流量控制系统:目前来说,国内外厂家都可以提供使用电子流量控制装置进行流量/压力控制的气相色谱仪器。相对而言,国外厂家起步较早,发展更为成熟一些。

使用电子流量控制装置进行流量/压力控制的装置和技术,岛津称作AFC和APC,安捷伦称作做EPC,瓦里安称作EFC,PE则称之为PPC。一言概括,就是可以对气相色谱中的载气进行自动化的流量设定和压力设定,避免了重复性的、简单烦琐的使用皂膜流量计手动测定流量。

采用电子流量控制,既可以在仪器或者工作站上快速实现流量、压力的设定;又可以实现分流进样、不分流进样和完全不分流进样、大体积进样等多种进样模式,同时可以实现恒定压力、恒定流量,程序压力、程序流量等控制模式。

4. 仪器气路　气相色谱的分离作用是通过目标物在载气与固定相两相之间的反复分配平衡而实现的,是一个动态平衡过程,而推动这一过程的动力正是载气的不断流动。因此,气流的控制是气相色谱分析中需要解决的关键问题,气路控制系统也是气相色谱仪的核心技术之一。通常,气相色谱的气路系统有单柱单气路系统与双柱双气路系统两种。

## （二）进样系统

气相色谱的进样系统经常被称作进样口，一般由固定部分以及可拆解清洗维护部分组成，前者主要包括各气体的入口以及出口、加热块等组成；后者主要有导针器、进样隔垫、衬管、O形圈密封、分流平板以及石墨或聚合物套管等。另外，毛细管柱色谱的进样系统除了进样口、汽化室之外，还有分流器。分流器包括分流比阀、针形阀和电磁阀等控制部件，用以完成不同进样方式的样品分流（图9-3-5）。

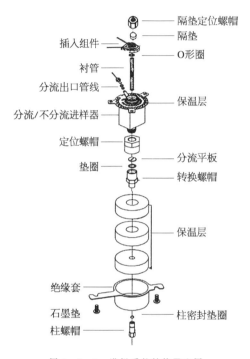

图9-3-5　进样系统结构示意图

1. 进样系统主要组成部分介绍

（1）进样器：常规气相色谱仪一般有填充柱和毛细管柱两个进样口。对于气体样品，可以用医用注射器进样，其容积一般为 $100\ \mu L \sim 5\ mL$，但误差偏大；对于液体样品，通常用微量注射器进样，进样量为微升级；对于固体样品应选择适当溶剂溶解，然后用微量注射器进样。注意气相使用的气相进样针针尖为尖头，区别于液相进样针的平头。

（2）隔垫：进样口隔垫由隔垫螺母固定密封，其要求耐用度高、重复封闭性能以及低流失性，以此来保证设备的优化状态，可消除粘连并减少碎屑（图9-3-6）。在选择隔垫时，需要考虑以下因素如：进样口温度设置、样品本身特点、进样针形状等。无论选择哪种类型的进样隔垫，均需要定期检查并择需更换。

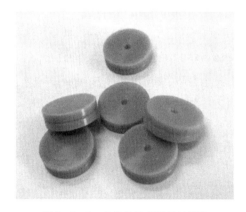

图9-3-6　气相色谱仪进样口隔垫

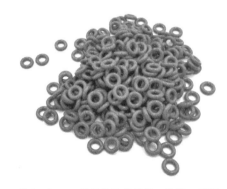

图9-3-7　气相色谱仪进样口衬管O形圈

（3）O形圈：衬管采用O形圈或石墨密封圈密封在进样口中，O形圈密封的作用主要是将整个进样腔体隔开（图9-3-7）。在安装O形圈的时候，使其距离衬管上端 $3 \sim 5\ mm$，距离下端底座 $1 \sim 2\ mm$。进样口温度不超 $300℃$ 的时候，可以使用橡胶材质，超过 $300℃$ 的时候，需要使用石墨材质。同样，O形圈亦是易耗品，需要定期检查并根据需要进行更换。

（4）汽化室：进样口内的衬管为汽化室，是样品进样瞬间发生汽化的装置，能起到保护色谱柱的作用（图9-3-7）。现在有多种型号的衬管可供选择，多为玻璃或石英材料制成。衬管中部的温度最高而两端的温度较低，进样时用注射器针头刺穿密封垫，针尖的位置应位于衬管的中部，然后将样品迅速注入汽化室，形成浓度集中的"样品塞"，汽化后的样品立即被载气带入色谱柱内。汽化室温度一般比柱温高10～50℃。

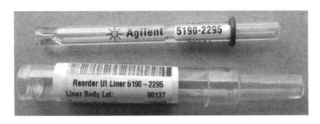

图9-3-7 气相色谱仪进样口衬管

根据不同的进样方式，推荐的衬管不同。一般地，分流进样可使用直通衬管、鹅颈衬管、鹅颈且底部楔形结构的衬管；不分流进样可使用底部楔形衬管（图9-3-8）、两端均楔形衬管，此外还有一些专用衬管如聚焦衬管等。

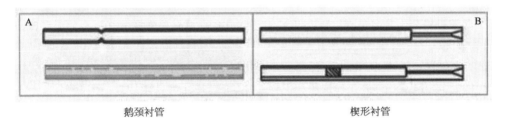

鹅颈衬管　　　　　　　　楔形衬管

图9-3-8 衬管结构简图

衬管在使用的时候，一般在其内部填充一段5～10 mm长的去活石英棉（分流进样时8～10 mm，不分流进样时5 mm左右为宜），起到加速样品气化并消除针尖歧视的作用。衬管的鹅颈结构起到一定的样品聚焦作用，而其两端的楔形结构则可在不分流进样的时候起到防止样品反冲出衬管以及将样品全部引入色谱柱的作用；当样品中含有宽沸程组分的时候，底部的楔形结构对于分流进样来说，具有减小甚至消除衬管内壁歧视的作用。

衬管使用时需注意以下事项：

1）在分流/不分流进样时，不挥发的样品组分会滞留在衬管内而不进入色谱柱，如果这些污染物在衬管内积存一定量后，就会对分析产生直接影响，例如，它会吸附极性样品组分而造成峰拖尾，甚至引起色谱峰分裂，还会出现鬼峰。因此，一定要保持衬管干净，注意及时清洗和更换。

2）衬管内表面的活性点可能导致样品被吸附或分解，故要进行脱活处理。常用的方法是硅烷化，但在高温下工作时，硅烷化的有效期只有几日。因此在分析极性样品时，要注意及时更换衬管或重新硅烷化。

3）衬管容积是影响分析测定的重要参数。基本要求是衬管容积至少要等于样品中溶剂汽化后的体积。常用溶剂汽化后体积要膨胀150～1 000倍。如果衬管容积太小，会引起气化样品的"倒灌"，以及柱前压突变，影响分析测定。反之，如果容积太大，又会带来不必要的柱外效应，使样品初始谱带展宽。故在实际测定中要注意衬管容积与样品进样体积的匹配性。

4) 衬管中是否应填充填料依具体情况而定。在衬管内装填少量硅烷化处理的石英玻璃棉可加速样品的气化,还可起到拦截样品中可能存在的颗粒物或进样口隔垫可能产生的碎屑的作用。

(5) 分流平板:分流平板的作用主要是支撑衬管并引导载气分流,其表面平滑且经过镀金处理,可将化学反应性降到最低,并能与进样口底部和色谱柱密封垫圈形成无泄漏密封,可最大程度减少样品污染和样品损失。一般而言,分流平板有 3 种类型:表面平滑型、其上一字凹槽型、其上十字凹槽型(图 9 - 3 - 9)。

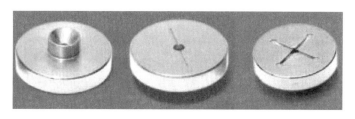

图 9 - 3 - 9　分流平板

若分析的样品比较脏的情况下,色谱图中有鬼峰出现的时候,可检查分流平板是否老化或者被污染,选择清洗或更换操作。

2. 分流进样与不分流进样　气相色谱的进样方式有填充柱进样、分流/不分流进样、顶空进样、裂解进样、冷柱上进样、程序升温气化进样、大体积进样、阀进样等。

填充柱进样口简单、易于操作,样品被注入进样口后被瞬间气化,所有被气化的样品组分被载气带入色谱柱进行分离。与填充柱进样相比,毛细管柱进样比较复杂,其中分流/不分流是毛细管柱气相色谱最常用的进样口和进样方式,分流模式主要用于样品中高含量组分的 GC 分析;不分流模式用于痕量组分的 GC 分析。

对于分流/不分流进样口,使用中需注意:① 定期更换进样垫;② 使用最低可用温度;③ 使用隔垫吹扫;④ 使用干净的衬管;⑤ 用溶剂清洗分流平板;⑥ 使用干净的进样针等。

不分流进样与分流进样采用同一个进样口。不分流进样是在进样过程中将分流放空阀关闭,让样品全部进入色谱柱。不分流进样在实际应用中不如分流进样普遍,只是在分流进样不能满足分析要求时(主要是灵敏度要求),才考虑使用不分流进样。

分流进样是解决空心柱进样问题的一种常见方式。分流进样特别适合于浓度较高的液体样品,但是由于绝大多数样品被分流掉,因此分流进样方式不适用于痕量分析。但分流进样由于混合物中各组分的挥发性不同,因此进入色谱柱的比例可能与原液体样品中的比例不同,这将导致气相色谱分析结果失真。

分流程度的大小以分流比来表示。分流比是指进入色谱柱的混合气体体积与放空载气体积之比。

不分流进样是把全部样品注入色谱柱中,灵敏度大大提高,特别适于痕量组分分析,不分流进样可使痕量组分的绝对进样量明显增加,峰形尖锐,检测灵敏度可高出 1~3 个数量级,常用于天然产物、食品、香料、药品、环境等样品中痕量或超痕量组分的分析测定,但易产生因样品引起的峰展宽。

不分流进样时需注意:① 柱初始温度尽可能低一些,最好低于溶剂沸点的 5~20℃,溶要与固定相匹配;② 衬管尺寸尽量小(0.25～1 mL),使样品在衬管内尽量少稀释;③ 最好使用直通式衬管,对于比较脏的样品,要加经硅烷化处理的玻璃毛并注意经常更换;④ 根据溶剂沸点、样品待测组分沸点和浓度等,优化开启分流阀的时间,一般为 30～80 s,可以保证 95% 以上的样品进入色谱柱。

分流比计算公式:

$$分流比 = \frac{柱流量 + 分流出口流量}{柱流量}$$

例如,进入色谱柱的柱流量 1 mL/min,分流出口流量为 100 mL/min,按照公式,可以计算出其分流比为 101∶1。

分流进样时需注意以下 4 点:① 尽量减少分流歧视(即针尖内的溶剂和低沸点组分先气化),分流比越大,越有可能造成分流歧视;② 保证样品快速气化(适当添加经硅烷化处理的玻璃毛);③ 分流进样时,柱的初始温度尽可能高一些;④柱安装时注意色谱柱与衬管同轴。

3. 顶空进样　顶空分析是另一种能够避免水和其他非挥发性物质进入气相色谱系统的技术。顶空分析法的原理为:将待测样品置于一密闭的容器中,通过加热升温使待测样品中挥发性成分从样品基体中挥发出来,在气液(或气固)两项中达到平衡,直接抽取上部气体进行色谱分析,检测样品中可挥发性组分的成分和含量。顶空分析法常用来检测水中的挥发性有机物(VOC)。

根据采样与进样方式的不同,顶空分析可分为静态顶空分析、动态顶空分析(吹扫捕集)和顶空固相微萃取三类。在静态顶空分析中样品放置在一个密闭的容器中,在一定温度下经过一段时间,分析物在气液两相达到平衡,随后收集一份样品蒸气并将其注入气相色谱中。动态顶空分析与静态顶空分析不同,并不是分析平衡状态下的顶空样品,而是使用惰性气体吹扫样品中的挥发性物质,然后利用冷阱或固体吸附剂收集或浓缩这些组分。虽然动态顶空分析比静态顶空分析要求更多的时间与工作量,但是其重复性更好,并且对挥发性不高的化合物分析效果也很好。固相微萃取是在抽提气体样本的时候采用涂有固定相的熔融石英纤维进行吸附、富集,然后再解吸进样,主要用于样品中气味物质、香味物质的检测。

### (三) 分离系统

分离系统由色谱柱组成。色谱柱是色谱仪的核心,由柱管和其中的固定相组成,进入的样品在此处完成组分的分离。

根据固定相状态的不同(固态、液态),气相色谱分为气-固色谱和气-液色谱,两者的比较参见表 9 - 3 - 2。

表 9 - 3 - 2　气-液和气-固色谱比较表

| 气-液色谱 | 气-固色谱 |
| --- | --- |
| 分配系数小,保留时间短 | 吸附系数大,保留时间长 |
| 吸附等温线的直线部分范围大,色谱峰对称 | 吸附等温线的直线部分范围很小,色谱峰常常不对称 |
| 重复性好,固定液批与批之间差异小,保留值重复性好 | 吸附剂批与批之间差异大,保留值及分离性能的重复性较差 |

| 气-液色谱 | 气-固色谱 |
| --- | --- |
| 固定液一般无催化活性 | 高温下一般吸附剂有催化活性 |
| 可用于高沸点化合物的分离 | 一般情况下不适于高沸点化合物的分离,适合于永久气体和低沸点化合物的分离 |
| 品种多,选择余地大 | 品种少,选择余地不大 |
| 高温下易流失 | 在较高的柱温下不易流失 |

气-固色谱的固定相为多孔性的固态吸附剂,其分离主要基于吸附剂对样品中各组分吸附力的不同,经反复吸附与解吸过程实现分离。其特点是吸附容量大、热稳定性好、价格便宜,但是柱效低、吸附活性中心易中毒,因此使用前要进行活化处理,然后方可装柱。固体固定相主要用于惰性气体、$H_2$、$O_2$、$N_2$、CO、$CO_2$ 和 $CH_4$ 等一般气体和低沸点有机物的分析。

气-液色谱的固定相由载体和固定液所组成,其分离主要基于固定液对样品中各组分的溶解能力的不同(分配系数的不同),组分在气-液两相间经反复多次分配实现分离。气-液色谱分离样品组分的过程为:当样品由载气携带进入色谱柱与固定液接触时,根据固定液与各组分间的作用力的不同,使得各组分在固定液中的停留时间不同。经过一定时间后不同组分彼此分离,并按先后顺序离开色谱柱进入检测器。

1. 色谱柱　载体又称担体,它是用来承担固定液的化学惰性的多孔性固体颗粒,固定液薄而均匀地涂渍在它的表面,构成固定相。

根据所使用的载体类型不同,气相色谱柱可分为两类:填充柱和空心柱(毛细管柱)。

(1)填充柱:填充柱中充满了一些细小的填料颗粒,这些填料颗粒可用作吸附剂或支撑固定相的惰性载体。用于气相色谱法的填充柱常为内径为几毫米、长 1~2 m 的金属管或玻璃管。由于填充柱内载体材料的表面积比较大,所携带的固定相量也相应较大,因此采用填充柱分离样品时可以使用较高的进样量。但是与空心柱相比,填充柱的柱效较低,因此,在样品组成不复杂的情况下才可以使用填充柱。

(2)毛细管柱:空心柱(或毛细管柱)是一种内表面附着或覆盖着固定相的毛细管,在气相色谱法中,空心柱的柱长度一般为 5~100 m,直径在 0.1~0.75 mm。与填充柱相比,空心柱具有更好的分离效率和分离度(理论塔板数可达 $10^6$)、更低的检测限以及更快的分离速度,这使得空心柱成为大多数气相色谱分析应用的首选色谱柱;但毛细管柱容量低,要求检测器的灵敏度高。

(3)气相色谱固定液:气相色谱固定液是气相色谱的核心,固定液为涂布在担体上或毛细管壁上的一层液体,在色谱中起分离作用。区别于液相色谱,欲获得良好分离度的色谱图,液相色谱主要通过选择不同的流动相和流动相比例,对于气相色谱而言,主要是通过选择不同气相色谱固定液的色谱柱来达到良好的分离。

气相色谱固定液主要是由高沸点有机物组成,在操作温度下呈液态,有特定的最高使用温度。固定液选择一般是首先根据样品沸点范围,选择合适温度适用范围的固定液。其次根据结构相似和相似相溶的原则(表 9-3-3)。

表9-3-3 固定液的选择原则

| 被测物 | 固定液 | 先流出色谱柱 | 后流出色谱柱 |
|---|---|---|---|
| 非极性 | 非极性 | 沸点低 | 沸点高 |
| 极性 | 极性 | 极性小 | 极性大 |
| 极性＋非极性 | 极性 | 非极性 | 极性 |
| 氢键 | 极性或氢键 | 不易形成氢键 | 易形成氢键 |

对固定液有以下几点要求：

1）蒸气压低，不流失。

2）热稳定性好，在操作柱温下呈液态，不分解，不聚合，通常固定液的最高适用温度决定了色谱柱的最高使用温度。

3）化学稳定性好，不与待测组分起化学反应。

4）黏度低，对载体有好的浸渍能力，能形成均匀的膜，且有利于降低被测组分在其中的传质阻力。

5）选择性好，对两个沸点相同或相近但属于不同类型的组分有尽可能高的分离能力。

2. 色谱柱的老化 色谱柱初次使用前或已长久不用，在使用时需要进行老化。老化的目的是除去固定相残余溶剂和挥发性杂质，并促进固定液在载体表面分布均匀。在高温和载气流作用下也可使柱内填料分布更趋均匀，有助于提高柱效。老化的步骤如下：

（1）载气流速5～10 mL/min，不接检测器，放空以免污染检测器。

（2）高于操作温度10～20℃。

（3）低于固定液最高使用温度20～30℃。

（4）老化2～24 h。

（5）老化后，将色谱柱与检测器连接上，待基线平直后就可进样分析。

### (四) 温控系统

温度是气相色谱分析中最重要最敏感的工作条件之一，要求对进样系统的气化室、检测器和色谱柱分别进行严格的温度控制，控温精度均在±0.1℃。仪器上有3套独立的自动温度控制电路及其辅助设备，分别使汽化室、检测器恒定在适当温度，使柱温恒定或按程序升温。

气化室温度一般在250～300℃。在保证样品组分能瞬间气化的前提下，应尽量降低气化室温度，以延长隔垫等的使用寿命。

色谱柱箱的温度控制(恒温、程序升温)通过工作站完成。柱温的设定要低于色谱柱的最高使用温度。商品色谱柱一般标明有两个最高使用温度，一个是用于恒温分离，一个是用于程序升温。采用程序升温时色谱柱的最高使用温度一般略高于恒温的最高使用温度。在保证组分分离的前提下，应尽可能降低色谱柱的使用温度，以减少高温可能带来的固定相的流失和柱效下降。

检测器温度的设定要保证被分离组分到达检测器时不被冷凝。例如，FID检测器在使用过程中因燃烧会不断地产生水蒸气，因而其温度应保持在150℃以上。在进行色谱分析时，

FID 的温度应高于气化室温度 20～30℃。

### (五) 检测记录系统

1. 检测系统　样品组分经色谱柱分离后依次进入检测器,按组分浓度或质量随时间的变化,转变成相应的电信号,经放大后记录并给出色谱图及相关数据。

(1) 检测器的分类

1) 按响应值与时间关系分类:① 累积式(积分型),连续检测柱后流出物总量,色谱图为一台阶形曲线。② 差分式(微分型),检测柱后流出组分及其浓度的瞬间变化,色谱图为峰形。

2) 按不同类型化合物响应大小分类:① 通用型,各类化合物的灵敏度比小于 10,为通用型检测器,如热导池检测器。② 选择型,对一类化合物的灵敏度比另一类的大 10 倍以上,为选择型检测器,如电子捕获检测器和火焰光度检测器。

3) 按响应值与浓度或与质量有关分类:① 浓度型检测器,测量的是载气中某组分浓度的瞬间变化,即检测器的响应值和组分的浓度成正比。例如热导池检测器和电子捕获检测器等。非破坏性检测器,均是浓度型检测器。它的相应值与载气流量的关系是当进样量一定时,峰面积随流量增加而减小,峰高基本不变而半峰宽随流量增大而变小。因为改变载气流量时,只是改变了组分通过检测器的速度,并未改变其浓度。② 质量型检测器,测量的是载气中某组分进入检测器的速度变化,即检测器的响应值和单位时间进入检测器的某组分的量成正比。例如氢火焰离子化检测器和火焰光度检测器等。它的相应值与载气流量的关系是当进样量一定时,峰高随流量增加而增大,峰面积基本不变。因为改变载气流量时,只是改变了单位时间进入检测器的组分质量,但组分总质量未变。

(2) 典型的气相色谱检测器:气相色谱分析中常用的检测器有热导检测器(TCD)、氢火焰离子化检测器(FID)、电子捕获检测器(ECD)、氮磷检测器(NPD)、火焰光度检测器(FPD)、质谱检测器(MSD)等。

1) 热导池检测器(TCD):热导是指热量从高温物体向低温物体传导的过程。热导检测器通过测量样品气流导热性能的变化,检测流出组分。TCD 检测器的结构简单,由热导池和检测电路组成,是一种通用浓度型检测器,可以测定多种类型的组分,特别是可以测定 FID 不能直接测定的无机气体。

TCD 检测是基于不同组分的气体具有不同的热导系数。进样前,钨丝通电,加热与散热达到平衡后,两臂电阻值相等,此时无电压信号输出,色谱图为一条直线(基线)。进样后,载气携带样品组分通过测量臂,使测量臂的温度改变,引起电阻的变化,此时因测量臂与参考臂的电阻值不等而产生电阻差。这使得电桥失去平衡,a、b 两端存在着电位差,有电压信号输出,记录组分浓度随时间变化的曲线(色谱峰)。

TCD 进样量一定时,色谱峰面积与载气流速成反比,因而用峰面积定量时要保持载气流速恒定。它也是非破坏型的检测器,可以在检测器后收集组分或再与其他仪器联用分析。使用时,为保护热丝,在 TCD 通电前,先开载气;关机时一定要先关电源,后关载气(否则会损害检测器)。载气中含氧气时会影响热丝的寿命。因而所用载气必须去除氧气,而且不要使用聚四氟乙烯作载气输送管(会渗透氧气)。

2) 氢火焰离子化检测器(FID):FID 简称氢焰检测器,是目前应用最广泛的检测器之一,属质量型检测器。对于有机化合物,氢焰检测器有很高的灵敏度,属选择性检测器;信号值大小取决于碳原子数目,适宜于痕量有机物的分析。组分进入 FID 后经燃烧破坏,为破坏型检测器,检测后的样品不能收集利用,不能检测永久性气体,如 $H_2$、$N_2$、$CS_2$、$CO_2$、$NO_2$、$H_2O$、$H_2S$、$SiF_4$、$HCOOH$ 等。

氢焰检测器由离子室和离子头组成,离子室为一不锈钢圆筒,它包括空气入口、载气和燃气入口、气体出口等,筒顶有不锈钢罩,它可以防止外界气流扰动火焰,避免灰尘进入离子头内,并可屏蔽外部电磁场的干扰。离子头是 FID 的核心部件,它由用石英玻璃或不锈钢制成的喷嘴、用铂丝制成的圆环状的发射极(极化极)、用不锈钢制成圆筒状的收集极以及点火器组成。收集极位于发射极之上,在喷嘴附近有点火器,有时也用发射极兼作点火器。为保证检测器的灵敏度,3 种气体之间应保持一定的比例,一般情况下,载气∶氢气∶空气的比例为 1∶1∶10。增大空气流速、提高检测器的温度可以有效去除组分燃烧时产生的水蒸气。

含碳有机物进入 FID 检测器后,在氢火焰(约 2 100℃)中发生电离产生碎片离子,并在电场作用下产生微弱的离子流。根据离子流产生的电信号强度检测组分。在收集极(+)与发射极(−)间加有一定的直流电压(100～300 V),形成一个静电场,电离产生的离子在电场作用下形成离子流,带电粒子(离子)被收集极吸引和捕获,通过高电阻产生信号,经放大被记录下来。

FID 的结构简单,稳定性好,响应迅速,线性范围可达 7 个数量级。检测器温度应大于 150℃,以防止水凝结在检测器上。此外,检测器温度应比柱温箱设定的最高温度高 30℃。

3) 电子捕获检测器(ECD):电子捕获检测器是一种有选择性的非破坏性的浓度型检测器。是目前分析含电负性元素有机物最常用、灵敏的检测器。其所使用的载气纯度要求用高纯氮气(含氧量<10 ppm);氧气具电负性,可使基流降低。

电子捕获检测器的电压在 50 V 以内,太大电子不易被捕获。正极和负极用不锈钢制成。在检测器池体内有一圆筒状 β 放射源(63 Ni)作为负极,一个不锈钢棒作正极。在正、负极上施加直流或脉冲电压。当载气(通常采用高纯氮气)进入检测器时,在放射源的 β 射线作用下发生电离,生成的正离子和慢速低能量的电子在恒定电场作用下向极性相反的电极运动,形成恒定的基流。当具有高电负性的组分进入检测器时,它捕获了检测器中的电子而产生带负电荷的分子离子并放出能量,因负离子的质量比电子的质量大几个数量级,在电场作用下其运动速度比电子慢得多,它与正离子的复合速率是电子与正离子复合速率的 $10^5$～$10^8$ 倍,因此,带负电荷的分子离子和载气电离产生的正离子很容易复合形成中性化合物。由于被测组分捕获电子,导致基流降低,产生负信号而形成倒峰。组分浓度越大,倒峰越高。

由于电子捕获检测器的灵敏度高,选择性好,故其应用范围日益扩大。它常被用于痕量具有特殊官能团组分的测定,如食品、农副产品中农药残留量的测定,大气、水中痕量污染物的测定等。

ECD 只对电负性大的物质,如含有卤素、硫、磷、氮和氧的物质有响应,且电负性越强,灵敏度越高;对胺类、醇类及碳氢化合物等灵敏度不高。ECD 中具有放射性 Nj63 源,非专业人员不得拆卸或处理相关部件。

4) 火焰光度检测器(FPD):火焰光度检测器是一种对含磷、含硫化合物有高度选择性的质量型检测器。它适用于含磷、含硫的农药及含微量磷、硫的其他有机物的测定,是一种质量型选择性检测器。

火焰光度检测器主要由火焰喷嘴、滤光片、光电倍增管三部分组成。火焰光度检测器实际是一台简单的发射光谱仪。其工作原理是根据含硫、磷化合物在富氢火焰中燃烧时生成化学发光物质,并能发射出特征波长的光,通过记录这些特征光谱检测硫和磷。FPD检测器适于二氧化硫、硫化氢、石油精馏物的含硫量,有机硫、有机磷的农药残留物等的分析测定。也可用于其他含杂原子有机物和有机金属化合物的检测。

2. 记录系统　记录系统包括放大器、记录仪或数据处理装置等。采用负载电阻转换电路将电流信号转变为电压信号记录下来,用运算放大器进行电流—电压转换并放大信号,再由记录仪记录下代表各组分的色谱图,供定性定量分析用。目前常用色谱数据处理系统实现数据的记录和处理。

### 三、Agilent 7890(FID)检测器气相色谱仪使用

(一) 实验前准备工作

安捷伦7890气相色谱仪管路及消耗品附件的更换及安装如下。

1. 气路连接及检漏　气相色谱仪在首次使用时,需要用铜管将气源和色谱仪器连接,注意不可使用塑料管作为连接管路,只能使用铜管或不锈钢管。使用前管子应用溶剂如甲醇冲洗,并使用载气干燥。过滤器或净化管应该定期更换。周围的温度改变和震动可导致接头泄漏,因此应该定期进行所有外加接头的检漏。

检漏:先将载气出口处用螺母及橡胶堵住,再将钢瓶输出压力调到0.4~0.6 MPa,然后打开载气稳压阀,使柱前压力达到0.3~0.4 MPa,并查看载气的流量计。如果流量计无读数,则表示气密性良好;若发现流量计有读数,则表示有漏气现象,可用十二烷基硫酸钠水溶液探漏(切忌用强碱性皂水,以免管道受损),找出漏气处,并加以处理。

2. 毛细管色谱柱安装及更换

(1) 检查气体过滤器、载气、进样垫和衬管等,保证辅助气和检测器的用气畅通有效。如果以前做过较脏样品或活性较高的化合物,需要更换进样口的衬管。

(2) 将螺母和密封垫装在色谱柱上,注意色谱柱两端要小心切平。

(3) 将色谱柱连接于进样口上,色谱柱在进样口中插入深度根据所使用的GC仪器不同而定。正确合适的插入能最大可能地保证试验结果的重现性。通常来说,色谱柱的入口应保持在进样口的中下部,当进样针穿过隔垫完全插入进样口后如果针尖与色谱柱入口相差1~2 cm,这就是较为理想的状态,避免用力弯曲挤压毛细管柱,并小心不要让标记牌等有锋利边缘的物品与毛细柱接触摩擦,以防柱身断裂受损。将色谱柱正确插入进样口后,用手把连接螺母拧上,拧紧后,用扳手再多拧1/4~1/2圈,保证安装的密封程度。

(4) 将色谱柱连接于检测器上,其安装和所需注意的事项与色谱柱和进样口连接大致相同。如果在应用中系统所使用的是ECD或NPD等,那么在老化色谱柱时,应该将柱子与检测器断开,这样检测器可能会更快达到稳定。

(5) 确定载气流量,再对色谱柱的安装进行检查注意:如果不通入载气就对色谱柱进行加热,会快速且永久性地损坏色谱柱。

(6) 色谱柱的老化:更换长时间不用的色谱柱需要对色谱柱进行老化,老化步骤详见本章节"二、气相色谱仪"项下"(三) 分离系统"中"2. 色谱柱的老化"。

(7) 色谱柱的保存:用进样垫将拆下或更换的色谱柱的两端封住,并放回原包装。在安装时要将色谱柱的两端截去一部分,保证没有进样垫的碎屑残留于柱中。

（二）仪器的开机点火及系统平衡

（1）打开计算机，进入 Windows 系统。

（2）打开气源（如：空气发生器、氢气发生器和钢瓶气开关），打开安捷伦7890气相色谱仪开关。

（3）双击 Windows 桌面图标"7890 GC online"，选择所需方法后，色谱仪开始联机工作，仪器升温到一定温度后自动进行点火，仪器点火时会听见"啪"的一声，基线会迅速上升并下降至比点火前基线略高，等基线平稳后可继续操作。若点火失败，仪器将自动重新点火。若仍无法成功点火，需排除故障（常见为氢气流量未就绪或喷头堵塞）。气相色谱工作站界面显示见图 9-3-10。

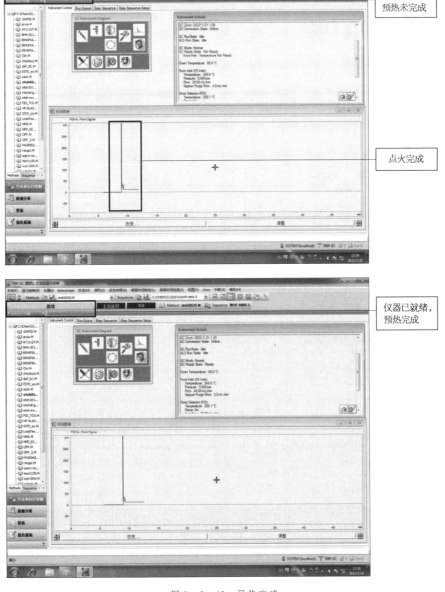

图 9-3-10　预热完成

### (三) 方法设定

1. 建立新的方法与运行控制　点击"方法(M)",选择"编辑完整方法(E)…",弹出对话框,根据提示输入内容(图9-3-11)。

2. 进样选择　编辑进样方式,可选择手动或者GC进样器;手动进样模式下,可选择进样位置,然后点击"确定"(图9-3-12)。

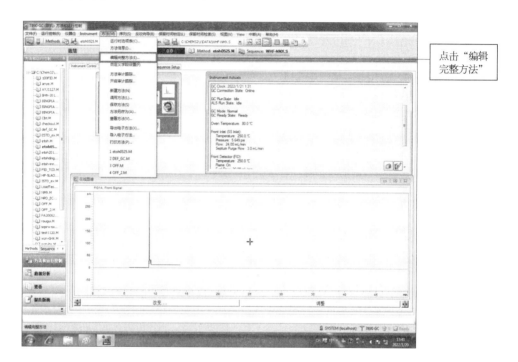

点击"编辑完整方法"

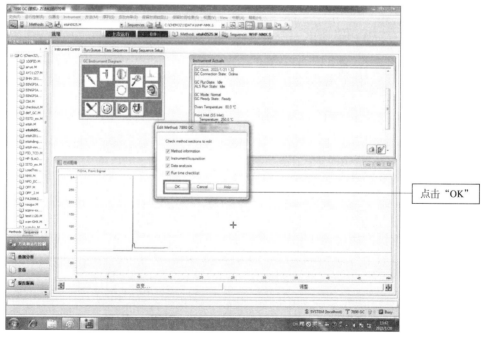

点击"OK"

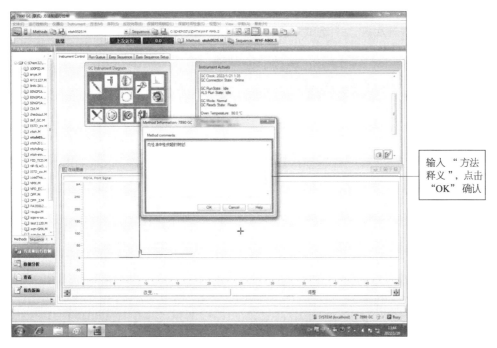

输入"方法
释义",点击
"OK"确认

图 9-3-11　编辑完整方法

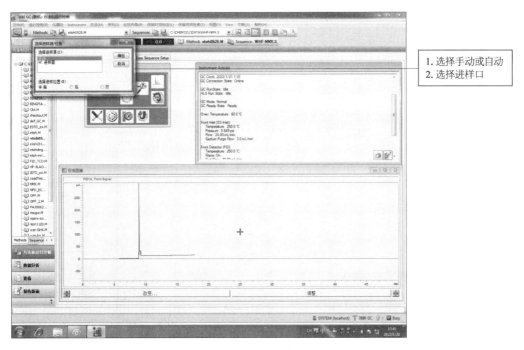

1. 选择手动或自动
2. 选择进样口

图 9-3-12　进样选择

3. 设置仪器参数　点击仪器各部件图标设置方法参数。一般设置进样口温度(高于样品的沸点,一般高于柱温 30～50℃)、检测器温度(检测温度一般高于柱温,并不得低于 100℃,以免水汽凝结)、柱温、顶空瓶的平衡温度、载气流速等。

（1）液体进样器 ALS(automatic liquid sampler)：主要设置内容为进样量（injection volume）的设置，也可设置洗针次数、洗针方式、进样方式等，参数设置界面见图 9 - 3 - 13。

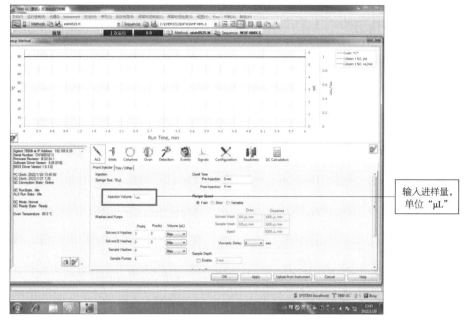

图 9 - 3 - 13　ALS 参数设置

（2）进样口 Inlets：主要设置进样口温度（heater）、柱头压（pressure）、总流量（total flow）和隔垫吹扫的流量（septum purge flow），以及分流不分流模式的选择、分流比（split ratio）、分流量（split flow）的设定，参数设置界面见图 9 - 3 - 14。

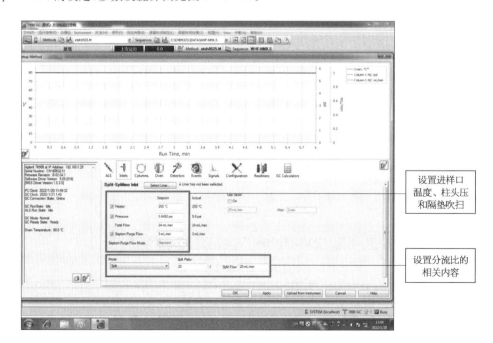

图 9 - 3 - 14　进样口参数设置

（3）柱子 Columns：包括柱子型号的选择和设置柱子控制模式，参数设置界面见图 9-3-15。

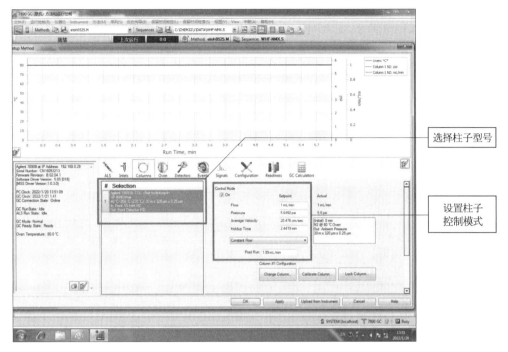

图 9-3-15　柱子选择

（4）柱温 Oven：主要设置柱子起始温度，若需要程序升温，则在右侧编辑框中进行设置，参数设置界面见图 9-3-16。

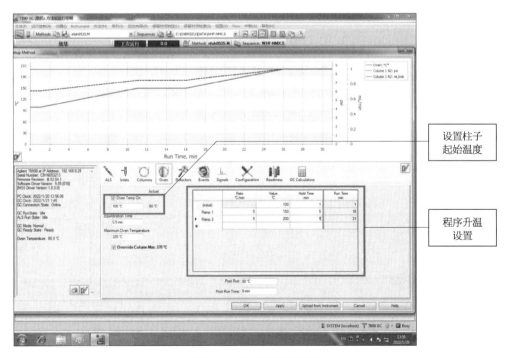

图 9-3-16　柱温参数设置

（5）检测器 Detectors：以 FID 检测器为例，主要包含检测器温度（heater）、空气流量（air flow）、氢气流量（H₂ fuel flow）、尾吹气流量（makeup flow）、载气流速校正（carrier gas flow correction）和 FID 信号的设置；同时，该界面可查看 FID 检测器点火是否成功，参数设置界面见图 9 - 3 - 17。

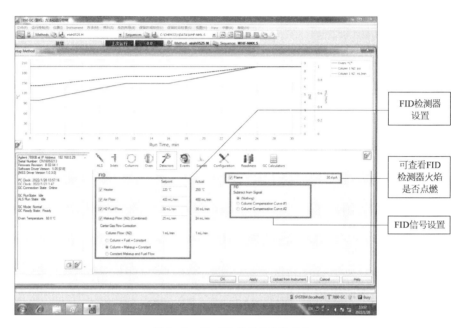

图 9 - 3 - 17 FID 检测器参数设置

（6）保存方法从"方法"菜单中选择"方法另存为"，输入方法名，单击"确定"，保存方法，参数设置界面见图 9 - 3 - 18。

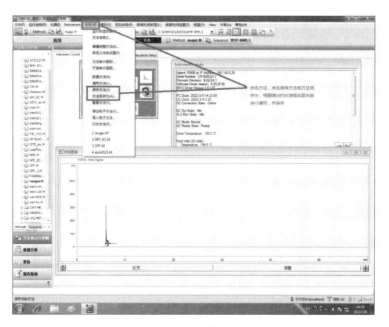

图 9 - 3 - 18 保存方法

（7）设置好所有相关参数，保存该方法，仪器开始自动运行新的方法，为了保持基线平稳，仪器一般需预热至少 20 min，参数设置完毕，气相色谱正常运行界面见图 9 - 3 - 19。

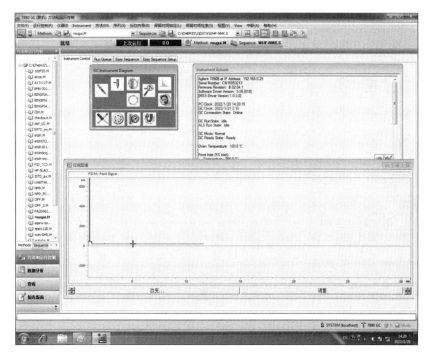

图 9 - 3 - 19　安捷伦 7890 气相色谱仪运行图

（8）样品信息的设置：点击"运行控制（R）"，选择"样品信息（I）..."，弹出对话框，根据实际需求进行编辑，然后点击"OK"确认，参数设置界面见图 9 - 3 - 20。

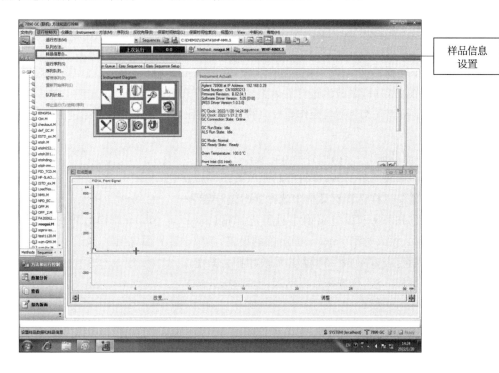

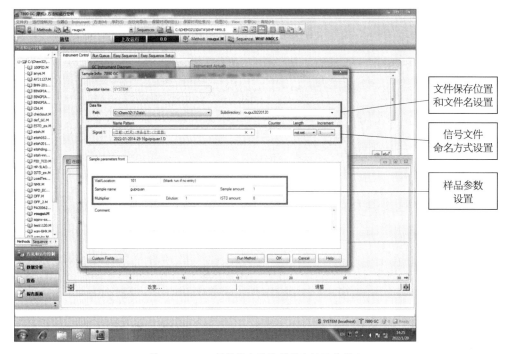

图 9 - 3 - 20 样品信息及数据保存地址的设定

**（四）进样操作**

1. 手动进样　先在化学工作站"ALS"中设置"手动进样"，然后按照以下步骤操作。

（1）清洗：为了避免污染样品，可以过吸入和排出溶剂的方法清洗进样器，至少清洗 3 次。

（2）润洗：以同样的方法用供试品待测液润洗进样器，至少清洗 3 次。

（3）取样：将针尖浸入供试品待测液，吸入超过一个进样体积容量的液体（至少超过预期刻度 4 mm），排除多余液体后，用纸巾擦净。

（4）进样：按下气相色谱仪操作面板上的"Pre Run"按钮后，将进样针竖直地插入进样口，快速注入供试品待测液，并即刻拔出进样器。整个进样操作在 1 s 之内完成。

（5）启动检测：按下气相色谱仪操作面板上的"Start"按钮后，气相色谱仪开始进行样品分析。

2. 自动进样

（1）安装好样品盘和液体自动进样器。

（2）将供试品溶液装入样品瓶，再将样品瓶放置在样品盘中。

（3）在化学工作站进样选择对话框中选择"GC 进样器"。

（4）在化学工作站"ALS"设置页面中进行进样量（injection volume）、样品润洗和样品泵（washes and pumps）、注入类型（injection type）的设置，参数设置界面见图 9 - 3 - 21。

（5）编辑序列运行表，序列表编辑方法见液相相关操作。

（6）保存及调用该方法，仪器开始自动运行，取样，进样。

**（五）样品分析**

完成进样操作后，气相色谱仪开始按照预定程序进行样品分析，信号窗口同步显示图谱，

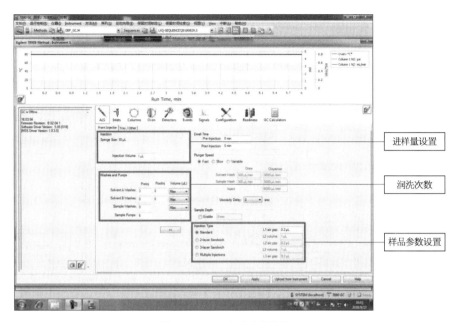

图 9-3-21　自动进样的设置

样品分析过程结束后,若设定过停止时间,工作站自动结束运行并弹出完整色谱图窗口。若需手动停止,点击"运行控制(R)",选择"停止运行(T)/进样/序列",结束运行。

(六) 数据处理

(1) 双击"7890 GC Offline"。从"视图"菜单中,点击"数据分析"进入数据分析画面。

(2) 从"文件"菜单选择"调用信号",选中您的数据文件名,点击"确定",则数据被调出,设置积分参数,优化图谱后,打印报告数据调用系统界面见图 9-3-22~图 9-3-24。

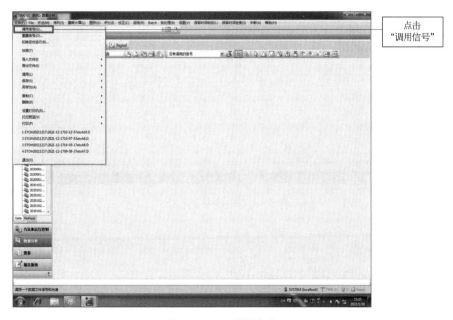

图 9-3-22　调用信号-1

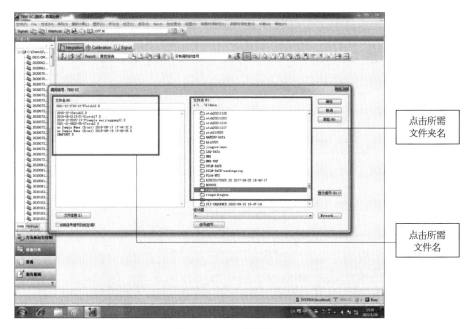

点击所需
文件夹名

点击所需
文件名

图 9-3-23  调用信号-2

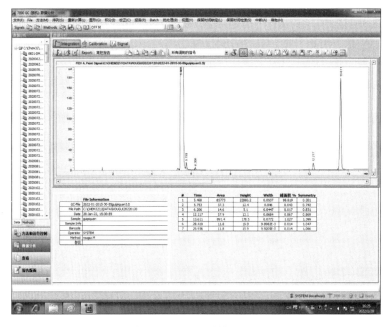

图 9-3-24  调用信号-3

**(七) 关机**

(1) 关闭 FID 气体($H_2$,空气),关闭 FID 检测器,降温各热源。

(2) 关闭电脑:待温度降下来后(低于 50℃),退出色谱工作站及其他窗口,关闭计算机。

(3) 关闭气相色谱仪电源,关载气。

（4）使用人按规定做好使用记录。

（八）气相色谱仪的使用注意事项

（1）要求必须打开载气并使其通入色谱柱后才能打开仪器电源开关，同理，必须关闭仪器电源开关与加热开关之后才能关载气钢瓶与减压阀。

（2）载气一定要净化，若用不纯净的气体作载气，可导致柱失效，样品变化，基流噪声增大等。

（3）仪器初次安装时要对气路检漏。更换管路接头、更改气路、更换柱子后要对该部位检漏。使用检漏液时，为避免潜在电击危险，应关闭气相色谱仪电源，并关闭总电源。注意不要把检漏液滴在电气线路上。检漏后要擦干检漏液。

## 第四节　液相色谱-质谱联用技术

### 一、液相色谱-质谱联用技术简介

20 世纪初以来，色谱技术不断发展，从早期的经典液相色谱法（LC）发展到 20 世纪 60 年代后期的高效液相色谱法（HPLC）和超高效液相色谱法（UPLC）。尽管其具有较强的分离能力，但是不能直接获得分离组分的化学结构信息，且对于复杂混合未知物，单纯使用色谱技术也很难分析出其结构。而质谱检测可以为未知组分的分析提供非常丰富的结构信息，常常作为有效的定性分析手段之一。20 世纪 70 年代起，液-质联用（LC‑MS）技术迅速发展，各种商品化仪器相继问世，而且应用日益广泛，它集液相色谱的高分离效能与质谱的强鉴定能力于一体，对研究对象不仅有足够的灵敏度、选择性，同时还能够给出一定的结构信息，分析快速而且方便，具有其他分析方法不能比拟的优点，现在已广泛应用于药物、化工、食品、临床医学和生命科学等领域的分离分析。

### 二、液相色谱-质谱联用技术在中医药研究中的应用

中医药作为中华民族的瑰宝，为中华民族的繁衍生息贡献了不可磨灭的作用。随着中医药走向国际化，其价值也备受世界瞩目。但中药成分复杂，发挥药效的有效组分尚不明确，直接影响其质量控制、药物代谢、活性成分筛选等方面的研究，阻碍了中药走向现代化国际化的进程。因此，在中医药"传承精华，守正创新"的大背景下，将传统中药特色与现代科学技术相结合，能更好地阐明其作用机制。近年来，LC‑MS 在中药现代化的发展中有着越来越广泛的应用。

#### （一）中药化学成分分析

中药化学成分研究是阐明中药药效物质、作用机制以及临床疗效的先决条件，但中药化学成分复杂，传统的薄层色谱和液相对定性和结构分析相对较弱，无法进行未知成分的结构鉴

定,而 LC-MS 可避免烦琐的样品前处理过程,同时能够得到化合物保留时间、分子量及其特征二级结构碎片等丰富的信息,不仅可以用于药材中几十种成分的分析鉴定,还可以用于研究中药炮制前后的差异性成分,为炮制的机制研究提供科学依据。对于不同产地、不同生长年限的中药材,也可利用 LC-MS 分析其差异性化学成分,为贵重药材生长年限和产地判断提供科学依据。

### (二) 中药质量控制

中药多成分、多靶点和多途径的特性,给中药质量控制的研究带来很大困难,不利于中药走向现代化。液-质联用技术作为中药质量控制中最为突出的检测手段之一,具有选择性强、灵敏度高等优点,能对中药已知成分进行定性定量分析,对未知成分能够给出大量的结构信息,可为中药药效物质基础研究和质量控制提供准确可靠的分析方法,成为建立中药指纹图谱的有力手段。亦可对单味中药、中药复方制剂的主要成分或特征性成分进行鉴别与含量测定;同时为中药配伍禁忌的机制研究、中成药和保健品等中非法添加成分的检测鉴定以及中药农药残留的检测提供有力支撑。

### (三) 体内药物代谢和药代动力学

中药药代动力学是研究中药方剂中活性成分体内吸收、分布、代谢和排泄的动力学过程,对阐明中药药效物质基础及药理作用机制具有重要意义。中药活性成分进入体内后除了部分以原型吸收外,往往还会发生氧化、还原、水解等反应,被代谢为次生代谢产物,且含量通常较低,一般的分析方法难以检测,液-质联用技术因有着较高的检测灵敏度和专属性,被广泛应用于中药体内药物代谢和药代动力学研究中。

## 三、仪器结构及工作原理

液相色谱-质谱联用仪由高效液相色谱、质谱检测器及接口组成,其主要构成模块如图 9-4-1 所示。高效液相色谱与一般的液相色谱相同,其作用是将混合样品分离。液相色谱-质谱联用的关键是 LC 与 MS 之间的接口装置,接口装置的作用是去除溶剂并使样品离子化。

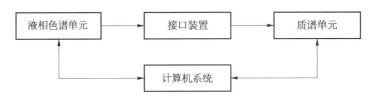

图 9-4-1 液相色谱-质谱联用仪结构单元示意图

### (一) 液相色谱单元

液相色谱单元用于对待测试样品中的各组分进行有效分离。现在通常采用高效液相色谱技术,它是将现代高压技术与传统的液相色谱方法相结合,加上高效柱填充物和高灵敏检测器所发展起来的新型分离分析技术。该技术只要求样品能制成溶液,而不需要气化,因此不受样品挥发性的约束。对于挥发性低、热稳定性差、分子量大的高分子化合物以及离子型化合物尤为有利。所以 HPLC 具有适用范围广、分离效率高、速度快、流动相可选择范围宽、灵敏度高、色谱柱可反复使用、流出组分容易收集等优点。

HPLC 分离的原理是流动相液体将被分离混合物带入色谱柱中,根据各组分在固定相及流动相中吸附能力、分配系数、离子交换作用或分子大小的差异进行分离。按分离机制的不同可分为液固吸附色谱法、液液分配色谱法(正相与反相)、离子交换色谱法、离子对色谱法及分子排阻色谱法。

### (二) 接口装置

接口装置是 LC - MS 联用仪的关键部件,其主要作用是去除溶剂并使样品离子化。早期使用的接口装置如直接液体导入接口、传送带接口、热喷雾接口、粒子束接口等都存在一定的缺点,因而这些接口技术未得到广泛的应用。20 世纪 80 年代起,LC - MS 联用仪大多使用大气压电离源作为接口装置和离子源。常见的电离源包括电喷雾电离(electrospray ionization,ESI)和大气压化学电离(atmospheric pressure chemical ionization,APCI),这两种类型的离子源现在几乎是 LC - MS 应用的标准配置。

1. 电喷雾电离　目前应用最为广泛的离子源。ESI - MS 装置如图 9 - 4 - 2 所示。

接口主要由大气压离子化室和离子聚焦透镜组件构成。喷口(nebulizing needle)一般由双层同心管组成,外层通入氮气作为喷雾气体,内层输送流动相及样品溶液。某些接口还增加了"鞘气"(sheath gas)设计,其主要作为改善喷雾条件以提高离子化效率。

离子化室和聚焦单元之间由一根内径为 0.5 mm 的带惰性金属(金或铂)包头的玻

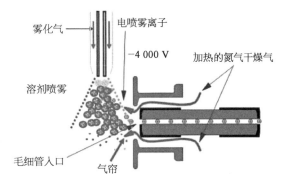

图 9 - 4 - 2　ESI - MS 装置

璃毛细管相通(也有采用金属毛细管的)。它的主要作用为形成离子化室和聚焦单元的真空差,造成聚焦单元对离子化室的负压,传输由离子化室形成的离子进入聚焦单元并隔离加载毛细管入口处的 3~8 kV 的高压电。此高压电的极性可通过化学工作站方便地切换以造成不同的离子化模式,适应不同的需要。离子聚集部分一般由 2 个锥形分离器(skimmer)和静电透镜(electrostatic lens)组成,并可以施加不同的调谐电压。

较新的接口设计采用六极杆或八极杆作为离子导向器(ion guide)或离子聚焦手段。取代或部分取代了原先的锥形分离器和静电透镜组件。六极杆或八极杆被供给大约 5 MHz 的射频电压以有效地提高离子传输效率(>90%),灵敏度有了较大幅度的提高。

ESI 接口在不同的设计中一般都有 2~3 个不同的真空区,由附加的机械泵抽气形成。第一个真空度为 200~400 Pa,第二个为 20~40 Pa,这两个区域与喷雾室的常压及质谱离子源的真空(前级 $10^{-4}$ Pa;后级 $10^{-6}$ Pa)形成真空梯度并保证稳定的离子传输。接口中设有两路氮气,一路为不加热的喷雾气,另一路为加热的干燥气,有时也因不同的输气方式被称为气帘(curtain gas)或浴气(bath gas)。其作用是使液滴进一步分散以加速溶剂的蒸发;形成气帘阻挡中性分子进入玻璃毛细管,有利于被分析物离子与溶剂的分离;减少由于溶剂快速蒸发和气溶胶快速扩散所促进的分子-离子聚合作用。

样品溶液及流动相以一定的流速进入喷口,经喷雾作用被分散成直径为 $1\sim3~\mu m$ 的细小液滴。在喷口和毛细管入口之间设置的几千伏特高压电的作用下,这些液滴由于表面电荷的不均匀分布和静电引力而被破碎成为更小的液滴。在加热的干燥氮气作用下,液滴中的溶剂被快速蒸发,直至表面电荷增大到库仑排斥力大于表面张力而爆裂,产生带电的子液滴。子液滴中的溶剂继续蒸发引起再次爆裂。此过程循环往复直至液滴表面形成很强的电场,而将离子由液滴表面排入气相中。至此,离子化过程宣告完成(图9-4-3)。

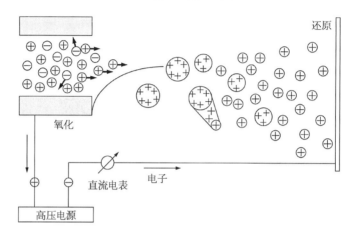

图 9-4-3 ESI 主要过程

进入气相的离子在高电场和真空梯度的作用下进入玻璃毛细管,经聚焦单元聚焦,被送入质量分析器进行质谱分析。

在没有干燥气体设置的接口中,如上离子化过程也可进行,但流量必须限制在数 $\mu L/min$,以保证足够的离子化效率。如接口具备干燥气体设置,则此流量可大到数百 $\mu L/min$ 乃至上千 $\mu L/min$,这样的流量可满足常规液相色谱柱良好的分离要求,实现与质谱的在线联机操作。

ESI 的特点:① 可以生成高度带电的离子而不发生碎裂,可将质荷比降低到各种不同类型的质量分析器都能检测的程度,通过检测带电状态可计算离子的真实分子量,同时,解析分子离子的同位素峰也可确定带电数和分子量;② 与其他分离技术连接方便,如 LC、CE 等,可方便地纯化样品用于质谱分析。因此 ESI 在药物代谢、蛋白质分析、分子生物学研究等诸多方面得到广泛的应用。主要优点有:离子化效率高;离子化模式多,正负离子模式均可以分析;对蛋白质的分析分子量测定范围广;对热不稳定化合物能够产生高丰度的分子离子峰;能与大流量的液相联机使用;通过调节离子源电压可以控制离子的断裂,给出结构信息。

ESI 属于浓度敏感型离子化技术,样品浓度越高,灵敏度越高,适合分析中等级性到极性的小分子。由于其可以产生多电荷离子的特性和相对较低的离子化温度,因此也适合分析生物大分子,如蛋白质和多肽的分析。

2. 大气压化学电离 大气压化学离子化(APCI)质谱仪(图9-4-4)与 ESI 质谱仪结构类似,样品的离子化是在处于大气压下的离子化室内完成。其区别在于,APCI 增加了一根电晕放电针,放电针所产生的自由电子首先轰击空气中的 $N_2$、$O_2$、$H_2O$,产生如 $O_2^+$、$N_2^+$、$NO^+$、$H_2O^+$ 等初级离子(primary ion),再由这些初级离子与样品分子或电子交换而使其离子化并进入气相。

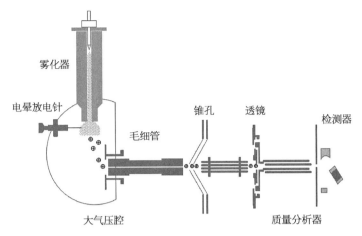

图 9-4-4 大气压离子化质谱仪

APCI 的优点：检测限低，易于与 GC 或 LC 连接；离子化效率高，几乎达到 100%；热平衡时间短，APCI 的离子-分子或电子-分子反应在大气压下进行，样品分子与实际离子可得到充分有效的碰撞，在短时间内即达到热平衡。此外，APCI 适用于中等级性和极性较低的化合物，如醇和醚类，它们的质子亲和力低，不易在溶液中形成质子化的离子或去质子生成阴离子，因此也易于与正相色谱连接。APCI 属于质量-流量敏感型离子化技术，样品分子量越大，性能越高，在相对较高的流速下灵敏度更高。

### (三) 质谱单元

质谱单元将从接口装置中接收的离子聚焦于质量分析器中，根据不同的质荷比经质量分析器分离后检测，质谱单元成为高效液相色谱的检测器，计算机系统交互式地控制液相色谱单元和质谱单元，进行数据采集和处理，离子信号被转变为电信号，电信号被放大后再传输至计算机系统，并同时给出色谱和质谱数（色谱图和质谱图）。

作为液相色谱-质谱联用仪器的质量分析器种类很多，最常用的四级杆质量分析器(Q)，其次是离子阱(trap)分析器和飞行时间分析器(TOF)。由于 LC-MS 主要提供分子量信息，为了增加结构信息，LC-MS 大多采用具有串联质谱同能的质量分析器，串联的方式有很多，例如三重四级杆质谱仪(QQQ)、四级杆-飞行时间串联质谱仪(Q-TOF)等。三重四级杆质谱仪最常用于生物分析，也可用于中药体内代谢物的鉴定与定量。Q-TOF 是一种可以同时定性定量的质谱，以其高灵敏度、高选择性、高精密度、高信息采集速度、能够产生多级质谱、获得化合物的元素组成和结构信息等优点，在中药化学成分定性方面有很大的优势。

## 四、液相色谱-三重四级杆质谱联用仪的使用

本书主要介绍高效液相色谱-三重四级杆质谱联用仪(HPLC-MS/MS，安捷伦，液相色谱为 1290 系列，质谱型号为 G6460)及其在中药分析中的应用。

### (一) 仪器介绍

1. 仪器结构　HPLC-MS/MS 主要有以下几部分组成(图 9-4-5)。

（1）离子源：产生离子化，并将产生的离子在电场的作用下送入毛细管。

（2）毛细管：离子导入通道，将离子源产生的离子传输进入质谱。同时，隔离外部的常压与质谱内部的高真空。

（3）离子光学组件：包括 Skimmer 1、八极杆以及 Lens 1 和 Lens 2。进一步除去溶剂和中性分子，高效的离子传输组件，并聚焦随机运动的离子进入四极杆。

（4）四极杆 1（MS1）和四极杆 2（MS2）：质量过滤器，双曲线的四极杆优化离子传输和质谱分辨率。可以选择让某些质荷比的离子依次通过或者所有的离子全通过。

（5）碰撞池（CC）：线性加速的高压碰撞池。优化质谱/质谱分裂，从而在一个短的驻留时间仍可消除交叉干扰。六极杆设计有助于捕获碎片离子。

（6）检测器：包括高能打拿极和电子倍增器。高增益，寿命长，线性范围宽。

（7）三重四极杆质谱的真空系统由一个前级真空泵（机械油泵）和一个或两个分子涡轮泵组成。

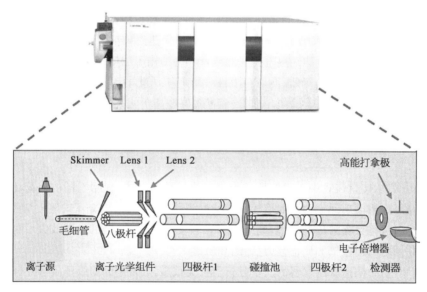

图 9 - 4 - 5　HPLC - MS/MS 示意图

2. 四级杆质量分析器的基本原理　四极杆分析器由四根棒状电极组成，它们距离相等而且互相平行，这四个棒状电极形成一个四极电场。四极杆处于对角位置的两根杆被连接在一起，其中一对杆之间施加电压（$V_{dc} + V_{rf}$），同时在另外一对杆上施加大小相同、极性相反的直流电压和相位相反、振幅/频率相同的射频电压（$V_{dc} + V_{rf}$）。$V_{dc}$ 为直流电压，$V_{rf}$ 为射频电压。直流电压与射频电压叠加在一起，且两对电极的极性不停进行快速切换，使得带电离子震荡通过四极杆（图 9 - 4 - 6）。

离子在四极杆内的运动轨迹可以用马修方程来描述。马修稳定图是一张射频磁控溅射（RF）和直流磁控溅射（DC）电压结合图（图 9 - 4 - 7）。这张图可以预测给定的离子在四级杆场中是否稳定。对于特定的 RF 和 DC 电压，包含这个曲线之上的稳定区域内的离子将会通过四级杆进入检测器。这条扫描线由调谐文件中设置的宽度增益和宽度补偿决定。如果降低宽度补偿，扫描线将会下降，峰宽度将会加宽。如果扫描线被提高，峰宽度将会变窄。

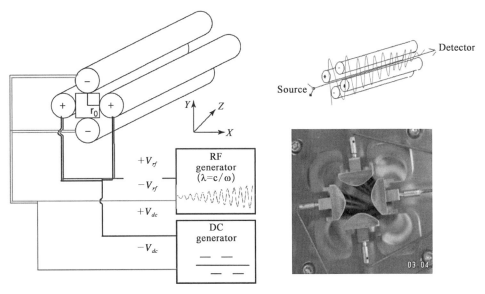

图 9-4-6 四极杆分析器示意图

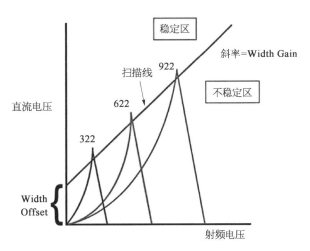

图 9-4-7 马修稳定图

3. 三重四极杆的工作方式 每个四极杆质量分析器有 3 种工作方式:离子全通过(true total ion,TTI)、扫描(SCAN)和选择离子监测(selected ion monitoring,SIM)。

离子全通过是指四极杆不施加直流电压,这样就不过滤离子,所有的带电离子全都通过;扫描是指在给定的质荷比范围内,依次采集每个质量数的信号;而选择离子监测模式只是采集指定的某个或某几个质荷比的离子信号。

两个四极杆在空间上串联起来,就可以有多种工作方式。三重四极杆主要有如下几种操作方式:全扫描(SCAN)、选择离子监测(SIM)、子离子扫描(product ion scan)、母离子扫描(precursor ion scan)、中性丢失扫描(neutral loss scan)、中性获得扫描(neutral gain scan)、多重反应监测(multiple reaction monitoring,MRM)。

(1)扫描(MS2 Scan):MS1 工作在离子全通过(TTI)状态下,不过滤离子,所有的带电离子全都通过;碰撞池不施加碰撞能量,不会把离子撞碎;而 MS2 工作在扫描模式,可以得到待分析物质的一级质谱图。在这种工作模式下,其功能与单级四极杆类似(图 9-4-8)。

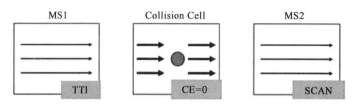

图 9-4-8  扫描模式示意图

(2) 选择离子监测(SIM):MS1 工作在离子全通过(TTI)状态下,不过滤离子,所有的带电离子全都通过;碰撞池不施加碰撞能量,不会把离子撞碎;而 MS2 工作在 SIM 模式,可以得到选定的离子的一级质谱图。在这种工作模式下,其功能与单级四极杆类似(图 9-4-9)。

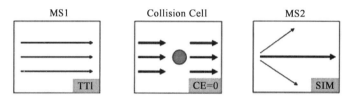

图 9-4-9  选择离子监测示意图

(3) 子离子扫描(product ion scan):MS1 使用 SIM 方式选择某一个或多个特定质荷比的母离子通过四极杆 1,在碰撞池施加碰撞能量产生碎片离子,然后在 MS2 中进行扫描分析。此过程可以产生典型的质谱/质谱碎片谱图(图 9-4-10)。

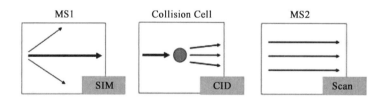

图 9-4-10  子离子扫描示意图

(4) 多重反应监测(MRM):MS1 采用 SIM 方式选择某个或多质荷比的母离子,在碰撞池产生碎片离子。MS2 同样采用 SIM 方式来监测由母离子产生的一个或几个特定子离子。这就是多重反应监测(MRM)。这种方式可以极大提高检测灵敏度和定量准确性,是三重四极杆仪器最主要的使用方式(图 9-4-11)。

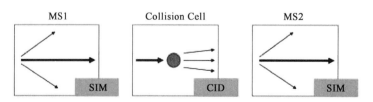

图 9-4-11  多重反应监测示意图

## （二）实验准备

1. 样品预处理 同任何其他分析方法一样，样品的制备或前处理在 LC-MS 分析中同样是必要的。对所用样品、无论是中药提取物、生物样本如血样、尿样还是其他种类的样品，一般要求为：

（1）样品要力求干净，不含显著量的杂质，尤其是与分析无关的蛋白质和肽类（这两类化合物在 ESI 上有很强的响应）。

（2）不含有高浓度的难挥发酸（磷酸、硫酸等）及其盐，难挥发酸及其盐的侵入会引起很强的噪声，严重时会造成仪器喷口处放电。

（3）样品黏度不能过大，防止堵塞柱子、喷口以及毛细管入口。

LC-MS 分析中样品常用的分离方法有：蛋白沉降法、液液萃取法（LLE）、固相萃取法（SPE）、限进性介质法、灌注固相萃取法、凝胶过滤色谱法、免疫亲和萃取法、超滤法等。

蛋白沉降法主要是通过在生物样本中加入 3～4 倍体积的有机溶剂如甲醇、乙腈等使蛋白质变性而将其沉降，该方法操作简单、经济实用，是最常用的前处理方法之一，但其缺点也很明显，难以将基质中的盐和脂类物质去除，会对目标化合物的测定造成干扰，导致结果重现性和准确性差。

液液萃取法主要是通过在两种互不相溶或微溶的两相溶剂中，利用待测物质在不同溶剂中的溶解度不同将其分离提取出来，也是常用的前处理方法之一，其缺点是在相分离过程中，易发生乳化现象，导致结果的准确性差。

固相萃取的原理和液相色谱法类似，即利用装有活化填料的填充柱对上样的待测物质进行选择性吸附，再用洗脱溶剂进行洗脱，将干扰物质和待测物质分离开来，其优点是可降低样品基质干扰，提高检测灵敏度，实现样品分离、纯化和富集的目的，缺点是商用的固相萃取小柱相对蛋白沉淀和液液萃取法来说成本较高，对操作的要求也较高，且容易引入误差，导致结果的重现性和回收率不稳定。

2. 分析条件的选择与优化

（1）离子源选择：ESI 和 APCI 在实际应用各有优势，如表 9-4-1 所示。

表 9-4-1 ESI 和 APCI 在应用中优势比较

| 内　容 | ESI | APCI |
|---|---|---|
| 可分析样品 | 挥发性和非挥发性样品，离子型/极性化合物，如蛋白质、肽类、低聚核苷酸、儿茶酚胺、季铵盐等 | 非极性/中等极性样品，如脂肪酸、邻苯二甲酸等 |
| 不能分析样品 | 极端非极性样品 | 非挥发性及热不稳定样品 |
| 基质和流动相的影响 | 对样品的基质和流动相组成更敏感；对挥发性强的缓冲液要求使用较低的浓度；出现 $Na^+$、$K^+$、$Cl^-$、$CF_3COO^-$ 等离子的加成 | 对样品的基质和流动相组成较不敏感；可以使用稍高浓度的挥发性强的缓冲液；有机溶剂的种类和溶剂分子的加成影响离子化效率和产物 |
| 溶剂 | 溶剂的 pH 值的调整能加强溶液中非离子化样品的离子化效率 | 溶剂的 pH 值对离子化效率有一定的影响 |

| 内　容 | ESI | APCI |
|---|---|---|
| 流动相速度 | 适合低流速（<600 μL/min） | 适合高流速（>750 μL/min） |
| 碎片的产生 | 对大部分的极性和中等级性样品可产生显著的碎片 | 比 ESI 更有效并常有脱水峰出现 |

（2）正、负离子模式的选择：一般性选择原则为碱性样品选择正离子模式，如含有赖氨酸、精氨酸和组氨酸的肽类；酸性样品选择负离子模式，如含有谷氨酸和天冬氨酸的肽类；含有仲氨基或叔氨基的样品优先选择正离子模式；含有较多强负电性基团的样品优先选择负离子模式。

（3）流动相和流量的选择：常用的流动相为甲醇、乙腈、水和它们不同比例的混合物，以及一些易挥发盐的缓冲液，应尽量避免磷酸缓冲液和三氟乙酸等试剂。流量的大小需要从采用的色谱柱的内径、柱分离效果、流动相组成等不同角度加以考虑。一般来说，0.3 mm 内径的液相柱，流量通常为 10 μL/min，1.0 mm 内径为 30～60 μL/min，2.1 mm 内径为 200～500 μL/min，4.6 mm 内径为 >700 μL/min。

（4）温度的选择：温度的选择和优化主要考虑接口的干燥气体。一般情况下选择干燥气体的温度高于分析物沸点的 20℃ 左右即可。但对于热不稳定化合物，应选用更低温度以避免显著地分解。此外，对于有机溶剂比例高的流动相，也可采用适当低温。

（5）系统背景的消除：与气相色谱-质谱联用技术相比，LC-MS 的系统噪声要大很多，它产生于大量溶剂及样品直接导入离子化室造成的化学噪声及在高电场中的化合物复杂行为所产生的电噪声。这些噪声通常会淹没信号，以至于有时在总离子流（TIC）图上无法看到峰出现。消除系统噪声一般从以下几方面入手。

1）有机溶剂和水：市售溶剂如甲醇、乙腈等以色谱纯度的为最好，但他们在生产中所控制的主要指标为 200 nm 附近的紫外吸收。对一些在 ESI 条件下可产生很强信号的杂质并没有加以控制，例如，无论是国产还是进口试剂中，经常发现很强的增塑剂（邻苯二甲酸酯）信号 $m/z149$、$m/z315$、$m/z391$ 等，造成很高的背景。由于目前尚无"电喷雾纯"的溶剂上市，需要根据实际情况加以控制。

2）样品的纯化：血样、尿样、动物组织样品中含有大量的生物学基质，它们对噪声的贡献在所有分析方法中都是同样存在的。因此 LC-MS 分析中大工作量的工作仍是样品的前处理。不建议采用样品溶液直接进样进行 LC-MS 测定。简单的固相萃取或液液萃取即可将样品溶液中的大部分杂质除掉，既保护了分离柱又降低了背景。

3）系统清洗：大多数的"脏"样品对输液管路、喷口、毛细管入口及入口金属环等部件的污染是很严重的，尤其是蛋白质。控制进样量和经常清洗这些部件是十分必要的。色谱柱的冲洗比在 HPLC 分析中要更认真和烦琐。输液管路最好用聚四氟乙烯管或无色聚醚醚酮管。不锈钢毛细管会吸附样品并造成碱金属离子污染问题（过度加成）。

4）氮气纯度：市售的钢瓶装普通氮气（99.9%）及氮气发生器产生的氮气都要通过分子筛和活性炭净化管再使其进入接口。有条件的话可用顶空液氮罐为氮气源。

（三）仪器使用（以安捷伦 6470A 为例）

1. 开机准备　如果使用液氮罐，打开液氮罐自增压阀门，调节液氮罐分压表的输出压力为约 0.7 MPa(～110 psi),并确认前级泵的镇气阀处于关闭状态。

如果使用氮气发生器,打开氮气发生器的电源,待压力输出稳定后,调节输出压力为约 0.7 MPa(～110 psi),并确认前级泵的镇气阀处于关闭状态。

打开高纯氮主阀门,调节高纯氮气钢瓶次级减压表输出压力至 0.15 MPa(最大不要超过 0.2 MPa,或 30 psi)。

(1) 打开计算机、网络交换机(LAN Switch)电源。

(2) 打开液相各个模块电源。

(3) 打开质谱电源开关,这时可以听到质谱里面溶剂切换阀切换的声音。同时机械泵开始工作,仪器开始自检。等待大约 2 min,听到第二声溶剂阀切换的声音(表明质谱自检完成)后,表示仪器自检完成,可以联机。

(4) 在计算机桌面上双击 Mass Hunter 采集软件图标"Data Acquisition",进入 Mass Hunter 工作站。

质谱一接通电源,机械泵就开始工作,同时分子涡轮泵会开始抽真空,前级真空规会监视前级真空值,等达到真空要求后,检查真空值参数、源温度等是否达到目标值。

2. 质谱调谐　调谐包括 3 种方式:自动调谐(autotune)、检验调谐(checktune)和手动调谐(manual tune),自动调谐是一个自动过程,它在整个质量范围调节三重四极杆质谱的各种参数,使其获得最优性能;检验调谐并不改变质谱的参数,而是调用当前调谐文件的参数来采集数据,评价和确认仪器是否有偏移;手动调谐可手动更改影响质谱性能的各个参数,一般较少使用,调谐系统界面见图 9-4-12。

调谐后,被优化、校正过的质谱参数记录在调谐文件中,被保存下来。

自动调谐:自动调谐在 3 种分辨率模式下调节 2 个四极杆的参数:Unit(半峰宽 0.7 amu),Wide(半峰宽 1.2 amu)和 Widest(半峰宽 2.5 amu)。调谐步骤如下。

(1) 在数据采集软件中将 MS QQQ 打开(状态为"On")。

(2) 将数据采集"Acquisition"模式切换为"Tune"界面。

(3) 在质谱调谐窗口选择要使用的离子模式,如 ESI,等待三重四极杆的图标变绿,则可进行调谐。

(4) 点击 Autotune 的页面,可以选择对正极性、负极性分别做调谐或者选择正负极性同时调谐。一般情况下,不必选"Both",只要调谐需要的极性。

(5) 点击 Autotune 按钮,调谐液会自动进入质谱,自动调谐过程开始。

调谐过程中,底部会显示调谐进程及正在进行的调谐操作。根据软件版本和仪器型号的不同,每种极性的调谐可能需要 15～40 min。

(6) 自动调谐结束后,底部显示调谐完成,并自动弹出调谐报告。

调谐结束后,调谐液会自动关闭。调谐文件自动会保存为 atunes.Tune.xmL。同时,每次调谐还会自动生成一个备份的调谐文件。这样,以后可以方便地调用任何一次调谐的参数。通过 Context 菜单选择 Acquisition 返回到数据采集界面。

四级杆仪器一般非常稳定,不需要经常调谐。自动调谐周期一般 2～3 个月即可,或者在 Checktune 不能通过时进行。

检验调谐:检验调谐并不改变质谱的参数,而是调用当前调谐文件的参数来采集数据,评价和确认仪器是否有偏移。Checktune 扫描在不同分辨率下各个质量数的轮廓图与目标值的峰宽

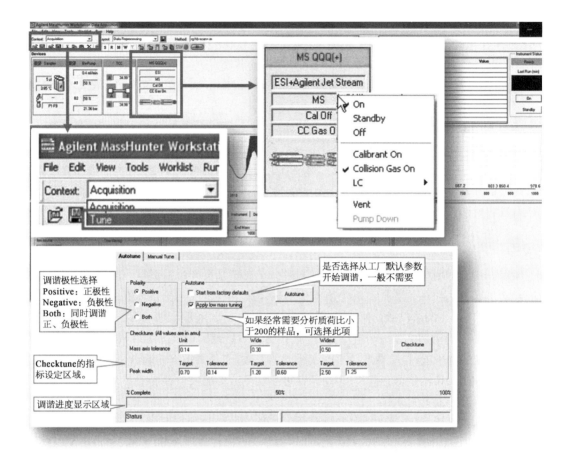

图 9-4-12　质谱调谐界面

和质量轴进行比较,看是否在设定的运行偏差范围内。它提供了一个不执行完整的 Autotune 而快速确定调谐文件是否合适的方法。

如果 Checktune 超出范围,且有偏差的离子在常用的检测范围内,可进行 Autotune 或 Manual Tune 来调整。如果有偏差的离子完全与分析检测范围无关,可以忽略,此时完全不会影响分析的结果。比如 Checktune 报告显示 1822 离子的峰宽或质量轴的偏差超出允许范围,但是分析中只需要分析质荷比小于 1 000 的样品,那这种情况下不必做任何的调整。

注意:在检验调谐结果超出允许范围不大的情况下,如果需要校正回来,除了重新进行自动调谐外,还可使用手动调谐部分 Adjust Gain & Offset 功能,可以节省很多时间。

点击 Autotune 界面下的 Checktune,软件会自动完成检验调谐过程。Checktune 完成后,与 Autotune 一样,会自动生成调谐报告,并提示 Checktune 已完成。切换回采集界面时,也会提示是否要保存调谐结果。请根据需要选择是否保存。

3. 数据采集方法编辑　在桌面上双击数据采集软件图标 Data Acquisition,打开 MassHunter 采集软件,在左上角的 Context 下拉菜单确认在 Acquisition 界面,在这个界面中完成所有 HPLC 和三重四极杆质谱的方法参数设置。

(1) 新建方法:通过菜单 File>New>Method 创建一个新的方法。或者通过菜单 File> Open>Method 来打开 D:\MassHunter\Methods\目录下的默认方法 Default.m。在这个方法的基础上创建新的方法。

这时要注意离子源的选择与匹配,检查 MS QQQ 项下离子源(ESI 或 APCI)与仪器安装的离子源是否匹配,设定正确的离子源。

(2) 自动进样器的参数设置:点击自动进样页面,设置自动进样器的参数,参数设置界面见图 9-4-13。Agilent 的自动进样器有 3 种不同的进样方式:① 标准进样(standard injection),是指进样器吸取样品后直接进样分析。② 洗针进样(injection with needle wash),是指进样器吸取样品后,会自动清洗进样针的外壁,然后再进样分析。一般多使用这种方式,可以显著减少样品交叉污染和进样残留。③ 程序进样(use injection program),是指手动设置自动进样器的每一步动作,这种模式很少用到。

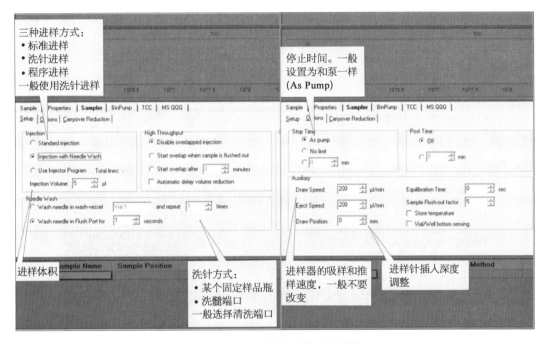

图 9-4-13　进样器参数设置界面

在 Setup 界面可以设置进样方式,进样体积等。为了减少交叉污染和进样残留,进样方式一般选择洗针进样。洗针方式可以使用某个固定位置的样品瓶(wash needle in wash-vessel),也可以使用清洗端口洗针(wash needle in flush port)。相对来说使用清洗端口可以取得更好的洗针效果,一般都选择这种模式,清洗时间 5～10 s 就足够了。

取样位置可以调整进样针的插入位置,默认为零。使用标准样品瓶时针尖距离瓶底的距离约为 5 mm。当样品量比较多并且担心有沉淀的时候,可以选择把针的位置抬高多(比默认位置抬高 5 mm)。当样品量很少时,也可以考虑把进样针的位置降低。

(3) 泵的参数设置:在泵的 Setup 界面可以设置泵的流量、流动相比例、数据停止采集时间等。图 9-4-14 是一个带有溶剂选择阀的二元泵设置界面,它有 2 个 A 通道和 2 个 B 通道。可以选择使用 A1-B1、A1-B2、A2-B1 以及 A2-B2 四种溶剂组合方式,但是,不能同时使用 A1-A2 或者 B1-B2。

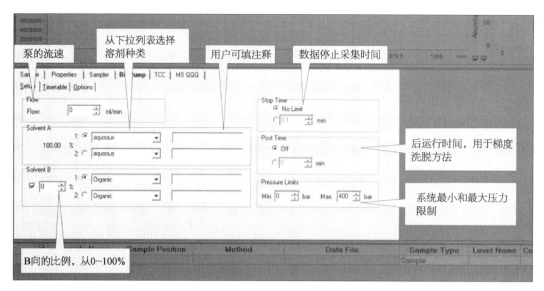

图 9-4-14 泵的参数设置界面

（4）柱温箱的参数设置：在柱温箱编辑界面输入柱温箱温度。大部分应用情况下，左右加热的温度设置成相同值。Time Table 和 Options 内的参数一般不需更改，使用默认值，参数设置界面见图 9-4-15。

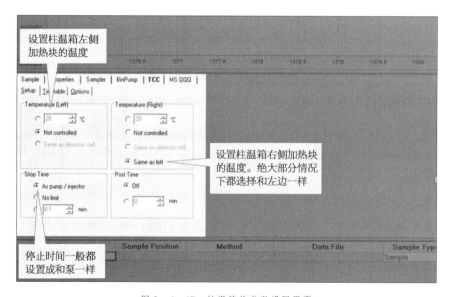

图 9-4-15 柱温箱的参数设置界面

4. 单针样品和序列样品运行

（1）单针进样：打开样品栏，输入样品名字、瓶号、数据文件名以及数据保存路径等。

数据文件的命名默认自动递增，如果不勾选"自动递增"，则每个文件需手动命名，否则重复的数据文件会被覆盖。

使用工具栏的 ▣▣ 快捷按钮，或者通过 Run 菜单选择 Interactive Sample 开始运行样品，设置界面见图 9-4-16。

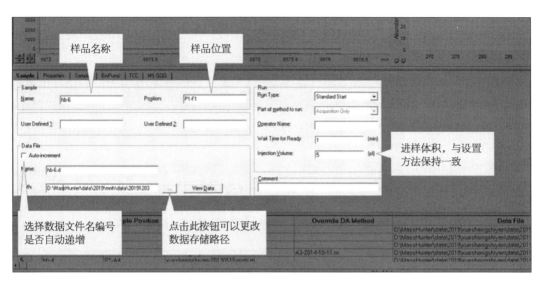

图 9-4-16 单针进样参数设置界面

（2）序列样品进样：在实际工作中更多采用工作列表（Worklist）序列进样，可对多个样品实现自动进样分析。

序列的创建与编辑：通过 File 菜单选择 New＞Worklist 创建新工作列表。添加样品、编辑样品信息可以通过在工作列表面板点击右键完成，或者从 Worklist 菜单中选择 Add Sample，然后在工作列表表格输入以下样品信息：样品名称，样品位置，方法，数据文件名称，样品类型，进样体积，注释和级别名称等，参数设置界面见图 9-4-17。

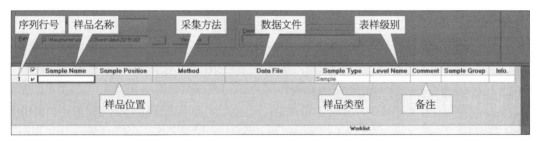

图 9-4-17 序列编辑界面

序列的信息与保存：从 Worklist 菜单选择"Worklist Run Parameters …"，设定工作列表的运行信息、方法路径以及数据文件储存路径等。使用工具栏的快捷按钮进行序列保存或通过 File 菜单选择 Save＞Worklist 菜单保存工作列表，也可以通过 File 菜单选择 Save as＞Worklist 将工作列表另存为其他的名字。需要注意的是，一般在序列的最后往往添加 SCP_Instrument Standby，这个 Script 的功能是使得 Worklist 在运行完毕后仪器自动切换到 Standby。

序列运行：使用工具栏上的 快捷按钮，或者通过 Run 菜单中选择 Worklist，开始运行工作列表。

在工作列表运行过程中，可以继续编辑和增加样品，也可以删除样品，或者通过样品前的复选框决定是否取消某个样品的运行。

在工作列表运行过程中,可以点击 STOP 按钮停止工作列表的运行。也可以点击 ⬤⬤ 按钮,暂停工作列表的运行。

5. 目标化合物质谱采集参数的获取

(1) ESI 源的参数设置:ESI 源需要设置干燥气的温度、流量,雾化器的压力,以及毛细管电压,其中干燥气的温度、流量、雾化器的压力与流动相的比例、流速以及待分析的物质有关。毛细管电压一般正离子默认设置为 4 000 V,负离子默认设置为 3 500 V,可以根据需要进一步优化,设置界面见图 9 - 4 - 18。

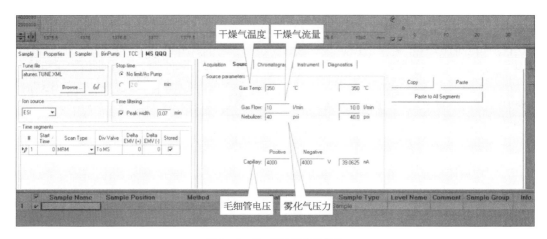

图 9 - 4 - 18 ESI 源参数设置

(2) 扫描(MS2 Scan)采集模式确认待分析化合物的分子离子峰:进入 MassHunter 采集软件,在左上角的 Context 下拉菜单下确认 Acquisition 界面完成方法学参数设置,设置界面见图 9 - 4 - 19。

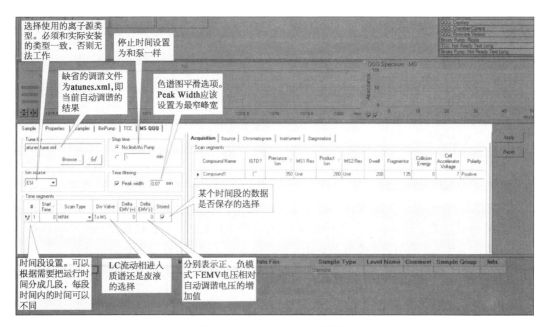

图 9 - 4 - 19 MS QQQ 编辑界面

新建 Scan 方法：通过菜单 File\New\Method 创建一个新的方法。或通过 File\Open\Method 打开 D:\MassHunter\Methods\目录下的默认方法 Default.m,创建新的方法。方法编辑系统一般采用模块化编辑,只要按照次序依次设置实验参数即可。

如图 9-4-20、图 9-4-21 所示,在 MS QQQ 编辑界面的扫描类型下拉列表选择 MS2 Scan,右键点击时间段区域可以增加或删除时间段,每个时间段内最多可以设置 4 个扫描段。在右侧 Acquisition 项下输入扫描段名称,扫描的质量范围(Start Mass、End Mass),扫描时间、Fragmentor 电压,选择离子模式。

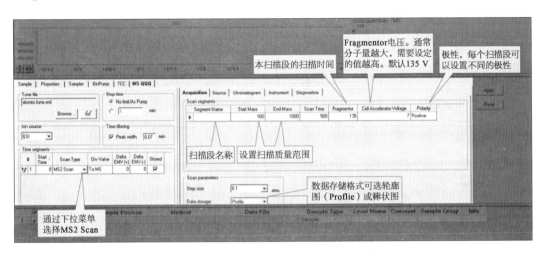

图 9-4-20 MS2 Scan 采集模式参数设置

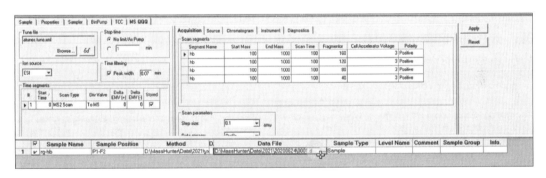

图 9-4-21 MS2 Scan 采集模式示例

保存方法,在菜单栏下选择 save as,输入方法名,将方法存至指定文件夹下的 method 文件夹中。

在 worklist 编辑界面输入化合物名称、样品盘信息,在方法栏选择刚刚保存好的方法,选择序列文件夹,输入样品序号(通常以日期命名文件夹,从 001 开始编样品序号)。单击序列进样按钮进样,系统开始采集信息进行分析。

样品运行结束后,双击打开桌面上的三重四级杆质谱定性分析软件图标,运行。通过在菜单栏上点击 File\Open Data Files 打开刚刚运行的数据,得到化合物的 TIC 图谱,图谱示例见图 9-4-22。

单击鼠标左键不放,拖选 TIC 扫描图。双击鼠标左键提取 Spectrum,得到分子离子峰。

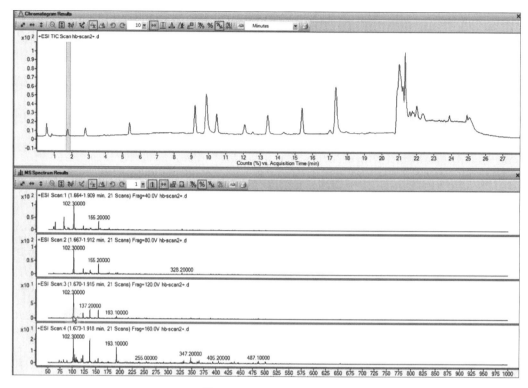

图 9-4-22 TIC 图谱示例

（3）使用 SIM 模式优化 Fragmentor 电压：在 MS QQQ 模块，选择 MS2 SIM 模式，可以得到选定的离子的一级质谱图。输入化合物名称，选择是否作为内标，输入选择检测的离子的质荷比，选择离子模式。单击鼠标右键，添加多行信息，分别修改 Dwell 时间、Fragmentor 电压、Cell Accelerator Voltage 池加速电压（图 9-4-23）。

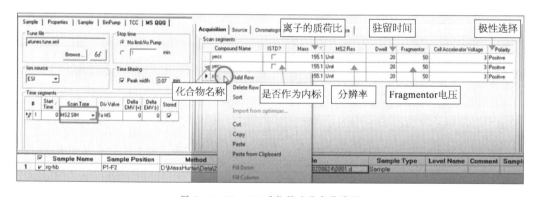

图 9-4-23 SIM 采集模式的参数设置

选择另存为方法，修改命名，保存至特定目录下。

在 worklist 模块添加样品信息，选择保存好的 SIM 方法，修改序列参数。勾选样品，点击运行序列。进行信息采集。

得到数据后，打开定性软件，打开数据，单击鼠标左键不放拖选质谱峰，双击鼠标左键，得到准分子离子峰（图 9-4-24）。

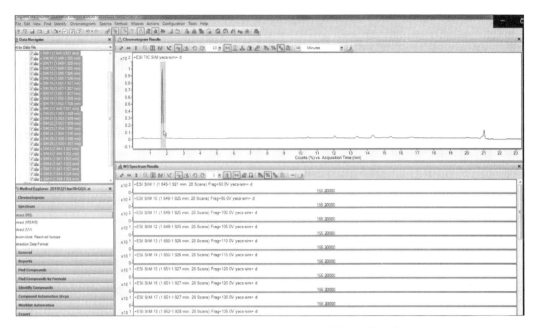

图 9-4-24 不同 Fragmentor 电压下的准分子离子峰

单击峰叠加图标,使不同电压下的母离子图谱重合。

在空白处单击鼠标右键,选择 assign random colors,使每个峰显示不同的颜色。

单击 cycle to previous plot 图标,看哪个电压下化合物的响应更好。如看不清晰,可以用鼠标右键在质谱峰上拉取一定范围进行放大(图 9-4-25)。

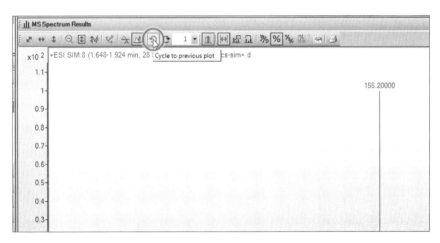

图 9-4-25 准分子离子峰的 Fragmentor 电压优化结果

(4) Product Ion Scan 模式进行二级质谱扫描:以待分析化合物的准分子离子峰为母离子,选择 Product Ion Scan 模式进行二级质谱扫描,得到其二级碎片离子信息,确定做多重反应检测模式时使用的定量离子和定性离子。在扫描类型中选择 Product Ion,分别输入样品名称,母离子(precursor ion)质荷比、子离子扫描范围(MS2 from 和 MS2 To),以及在上一阶段优化好的 Fragmentor 电压,选择离子模式。添加多行信息后,输入不同的碰撞能量(collision energy,CE),进行 CE 的初步优化(图 9-4-26)。

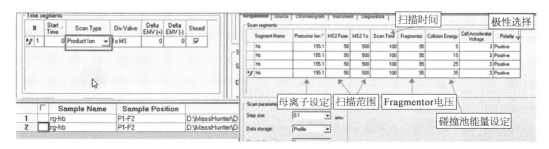

图 9 - 4 - 26　Product Ion 采集模式的参数设置

　　选择方法另存为,保存至特定的目录下。在 worklist 模块添加样品信息,选择保存好的 PRO 方法,修改序列参数,勾选样品,点击运行个序列,进行数据采集。

　　得到数据后,打开定性软件,打开数据。单击鼠标左键不放,拖选区域,双击,提取质谱图。

　　单击 list mode 图标,得到不同 CE 下的子离子信息,找到其二级碎片离子信息(图 9 - 4 - 27)。

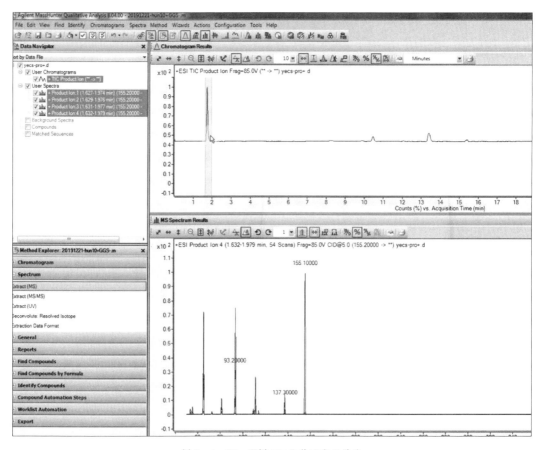

图 9 - 4 - 27　不同 CE 下的子离子响应

　　(5) 多重反应监测(MRM):MRM 采集模式为:MS1 采用 SIM 方式选择某个或多质荷比的母离子,在碰撞池施加碰撞能量产生碎片离子;MS2 同样采用 SIM 方式来监测由母离子产生的一个或几个特定子离子。这种方式可以极大提高检测灵敏度和定量准确性,是三重四极杆质谱仪器最主要的使用方式。

在扫描类型下拉列表中选择 MRM。当分析化合物的种类较多和复杂时,可以根据化合物的保留时间划分成若干个时间段。这样每个时间段内采集的离子个数减少,则采样周期缩短,有助于提高仪器灵敏度(图 9-4-28)。

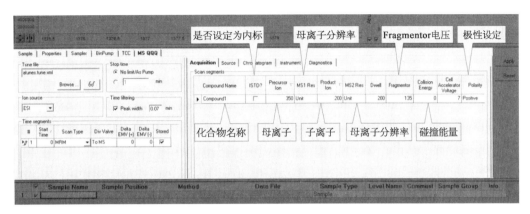

图 9-4-28　MRM 采集模式的参数设置

根据前面步骤的优化结果,设定每个化合物的母离子以及定量子离子,还可以进一步设定一个或几个定性子离子,以进一步增强检测的特异性。对于同一个化合物,其不同子离子的最优碰撞能量可能不同,需要在方法开发时进行优化。

6. 定性分析

双击 Agilent Masshunter Qualitative Analysis 图标 ▇,打开定性分析软件。

(1) 打开文件:打开定性分析软件时会自动弹出 Open Data File 对话框,选中待分析的数据文件,单击 Open 按钮,即可打开。此对话框也可以通过在菜单栏上点击 File＞Open Data Files 打开。

(2) 放大或缩小谱图:要放大或缩小 X 轴,可以将光标移到 X 轴下方直到出现水平双箭头。按住鼠标右键并从左向右拖动,则 X 轴放大,按住鼠标右键并从右向左拖动,则 X 轴缩小(图 9-4-29)。

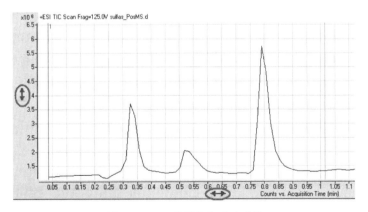

图 9-4-29　谱图放大、缩小功能

(3) 提取色谱图:右键点击数据导航区选择的数据,或者在色谱图显示区域点击右键,在弹出的菜单选择 Extract Chromatograms(图 9-4-30)。

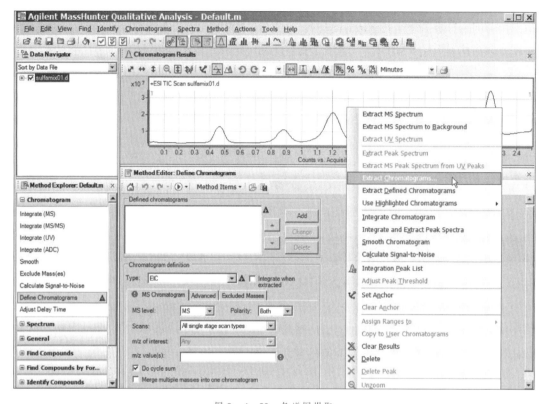

图 9 - 4 - 30　色谱图提取

比如要提取 EIC,则在下图中的 Type 下拉选择 EIC,在 m/z Values(s)处输入要提取的质量数,点击 OK 按钮即可。如果要同时提取多个不同质量的色谱图,则可以输入多个数值,以逗号分开。

还可以提取一段质量范围的色谱,比如可以输入 278~281 这样一段质量范围。在同时提取多个色谱图时,如果选中 Merge Multiple masses into one chromatogram,则提出的所有色谱图会自动合并显示在同一个窗口内。如果不选择该项的话,则会分别显示在独立的窗口内。

(4) 提取质谱图:首先确认高亮 ⟨↔⟩ 按钮,在 TIC图上按住鼠标左键并拖拉鼠标,选择一段范围,然后双击鼠标左键,或者在选中的区域点击鼠标右键,从弹出的菜单选择 Extract Spectrum,可以得到选择的这段时间的平均质谱图(图 9 - 4 - 31)。

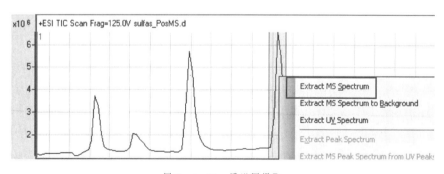

图 9 - 4 - 31　质谱图提取

如果要得到某时间点的质谱图,可以直接在该点双击左键即可。

对于不想要的色谱图或质谱图,可以用鼠标点击选中它,按键盘上的 Delete 键即可删除,或者直接在相应窗口内右键点击,在弹出的菜单选择 Delete 即可。

(5)提取和扣除质谱背景:在 TIC 图中使用选择范围工具 ⟷ ,选择某点或一段背景范围,单击鼠标右键,选择 Extract Spectrum to Background,该段背景被自动加入背景质谱图(Background Spectra,图 9-4-32)。

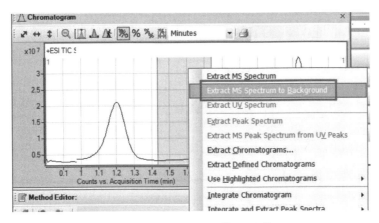

图 9-4-32 质谱背景提取和扣除

在 MS Spectrum Results 内的某张质谱图上右键点击,在弹出的窗口选择 Subtract Background Spectrum。则该质谱图会自动扣除掉上面的背景质谱图。

若要把已有的某张质谱图作为背景来扣除的话,可以直接选中该质谱图,然后点击右键,在弹出的菜单选择 Move to Background Spectrum。那么该质谱图就会被放入 Background Spectra,可以被其他的质谱图作为背景来扣除了(图 9-4-33)。

(6)提取紫外色谱图和光谱图:在定性软件中,即使采集了紫外检测器(DAD 或 VWD)的信号,在打开数据时默认也不会自动打开紫外的信号。如果需要查看采集的紫外色谱图,需打开该数据的 TIC 谱图,在谱图上单击右键,选择提取色谱图,然后从 Type 处下拉选择 Other Chromatogram 即可(图 9-4-34)。

如果仪器配置有 DAD 检测器,并且在采集数据时存储了 DAD 的光谱数据,那么我们还可以查看相应的紫外光谱图。

首先用上面的步骤显示紫外色谱图,然后在紫外色谱图区域单击右键,在弹出的菜单选择 Extract UV Spectrum 即可。

(7)计算信噪比:左边的方法浏览区,在 chromatogram 内选择 Calculate Signal-to-Noise,然后在右侧选择噪声的计算方法以及噪声的时间范围,点击执行按钮即可计算信噪比。噪声有 4 种计算方法。根据需求选择合适的噪声计算方法(图 9-4-35)。

(8)积分:要对谱图进行积分,在方法浏览区选择 Chromatogram 功能区,根据不同需要进行积分选择,如积分 UV 谱图,选择 Integrate(UV),要积分一级质谱,选择 Integrate(MS)等。右边会显示积分参数,在 Integrator Selection 列表中选择想要使用的积分器,然后点击绿色箭头 ▶ 进行积分;也可以直接右键点击色谱图,在弹出的菜单选择 Integrate Chromatogram。

积分结果列表可以点击 ▲ 查看(图 9-4-36)。

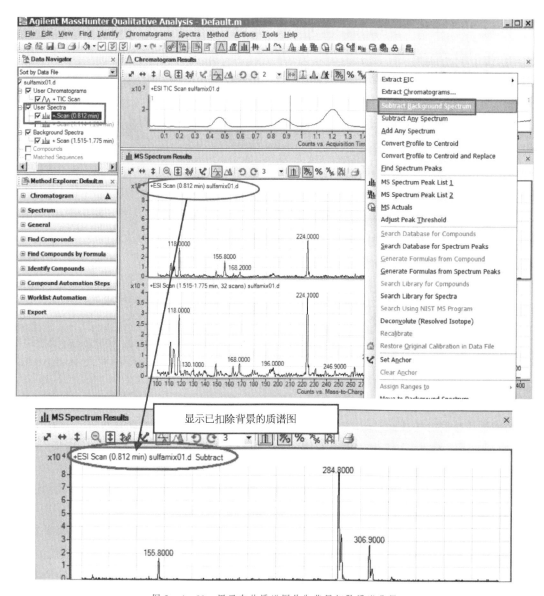

图 9 - 4 - 33　用已有的质谱图作为背景扣除质谱背景

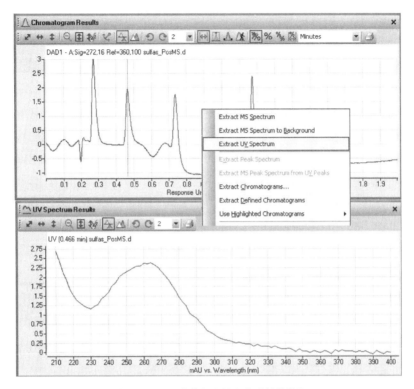

图 9-4-34　紫外色谱图和光谱图的提取

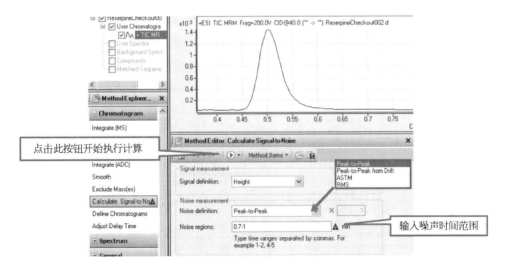

图 9-4-35　信噪比计算方法

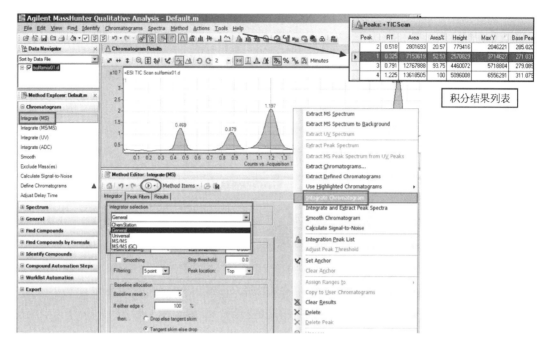

图 9-4-36  积分方法

7. 定量分析  基于已经采集到的 MRM 数据来创建批处理和定量方法。双击桌面上的三重四极杆质谱定量分析软件图标 QQQ Quantitative Analysis,运行定量软件。

(1) 内标法定量(ISTD):单击菜单项 File＞New Batch。在新的批处理对话框,找到数据文件夹,例如"D:Masshunter\Demo Data\DrugOfAbuse",输入批处理文件名例如"qqq"并点击 Open 按钮创建一个新的批处理文件(图 9-4-37)。

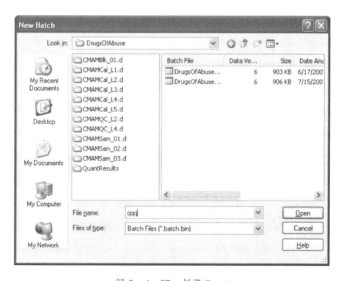

图 9-4-37  创建 Batch

单击菜单项 File＞Add Samples。在 Add Sample 对话框,单击选择 Select All 按钮然后单击 OK 来添加所有样品。

单击菜单 Method＞New＞New Method from Acquired MRM Data。

用鼠标选择一个数据并点击 Open 按钮导入 MRM 方法采集信息(此处需要选择最有代表性的谱图,一般选择较高浓度样品数据,这样保留时间,离子比例等比较准确)。

在左侧 Method Setup Tasks 选项下自上而下进行设置(图9-4-38):

1) 首先点击 MRM Compound Setup,检查导入的用于 MRM 化合物设置的采集参数是否正确。

2) 单击 Retention Time Setup,检查确认导入的参数。

3) 单击 ISTD Setup,然后从下拉菜单 ISTD Compound Name 为每个目标化合物指定内标化合物(ISTD),ISTD Conc 列输入相应内标化合物的加入浓度。本例中黄芩苷和黄芩素均以葛根素作为内标。

4) 单击 Concentration Setup,在最高浓度(Dil. High Conc)处输入浓度值,稀释模式(Dil. Pattern)输入稀释比例。确认浓度级别前缀(Level Name Prefix)为 L,在"♯ of Levels"输入浓度级数。然后选择创建级别(Create Levels)。

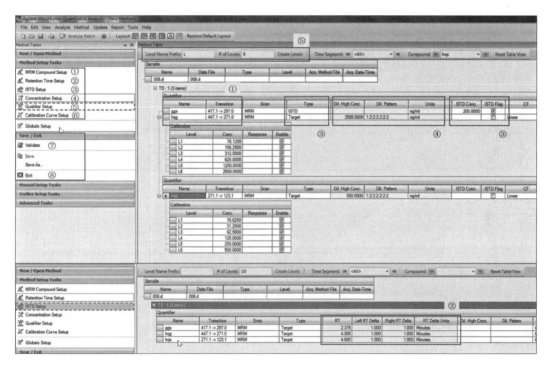

图9-4-38　内标法定量设置步骤

本例中每个浓度级别的名称是 L1、L2……L5,所以必须在浓度级别前缀处输入 L。实际样品分析时,如果在采集软件中设置浓度级别时加了前缀 L,此处设置浓度的时候就需要输入前缀 L,而如果采集软件中设定浓度级别时没有添加前缀,则此处不必输入 L。

5) 单击 Qualifier Setup,检查定性离子设置(Qualifier setup)参数,在导入 MRM 方法采集参数时定性离子参数自动产生。

6) 单击方法设置任务校正曲线设置 Calibration Curve Setup,检查每个目标化合物曲线拟合(Curve Fit)的缺省设置。

7）单击 Save/Exit＞Validate 验证方法设置，如果有错误提示，按照提示进行改正并重新 Validate。直到软件提示"Method validated.No errors or warnings found."。

8）单击 Save/Exit＞Exit，然后选择 Yes 应用方法到此批处理表。

软件会自动返回到分析 Batch Table 界面。在工具栏上单击分析批处理（Analyze Batch）按钮启动批处理分析。

检查批处理分析结果，化合物信息和校正曲线显示在分析结果的下部。表格可以通过菜单 File＞Export 导出成 Excel 文件。点击 File＞Save Batch，保存批处理。如果需要关闭，点击 File＞Close 关闭批处理。要产生定量报告，单击 Report＞Generate。到原始数据文件夹下，找到 Quant Reports 文件夹按照 Batch 名称找到新产生的 Excel 报告。可以双击打开查看（图 9－4－39）。

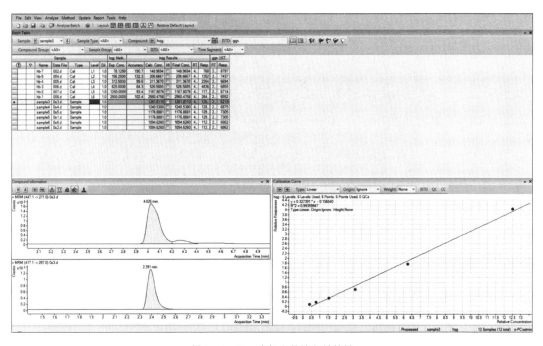

图 9－4－39　内标定量法分析结果

（2）外表法定量（ESTD）：外标法定量的步骤与内标法定量相似，只是不需要设置 ISTD Setup 这一步骤。

8. 关机　当质谱长期不用时，需要通过以下步骤进行关机。

（1）左键或右键点击三重四极杆图，选择"Standby"，让 MS 进入待机状态。如需冲洗色谱柱，可以将液相色谱管路从质谱切换至废液瓶。

（2）在 Mass Hunter 采集软件内点击三重四极杆 MS 的图标，依图 9－4－40 所示选择 Vent。

（3）可以在三重四极杆的 Diagnosis 界面观察涡轮泵转速的下降情况。

（4）大约 10 min 以后，仪器放空完毕。

（5）关闭 Mass Hunter 软件。然后关闭质谱及 LC 各模块的电源。关闭电脑。

（6）如果使用液氮罐，同时关闭自增压阀门。如果使用氮气发生器，关闭氮气发生器。

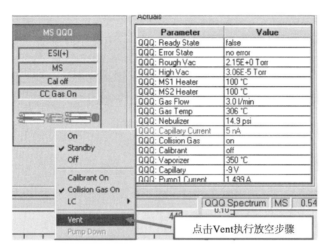

图 9-4-40　Vent 放空步骤

注意：建议不要关闭碰撞气用的高纯氮的减压阀。仪器关机后,并不会消耗高纯氮,这样可以使整个管路保持正压,有效保护高纯氮的捕集阱不被环境空气污染。

# 第三篇

# 常用中药制药实验技能

中药复方具有处方药味的复杂性、化学成分的多样性和特异性的特点,为了进一步提高疗效、减小服用剂量和便于制剂成型,通常需要在中药复方新药制剂过程中,对药材中有效成分进行提取、浓缩、干燥和制剂等环节,根据中药活性成分的物理特点,如溶解性、热稳定性、黏度、发泡性等,选择不同的提取方式和溶剂,以获得对中药活性成分的最大提取率。同时,根据中药不同剂型的差异,选择不同的制剂方法,最终获得中药制备工艺的优化。

# 第十章
# 中药提取纯化工艺

## 第一节　提　取　技　术

浸提(extraction)系指采用适当的溶剂和方法浸出中药材所含有效成分或有效部位的操作。对具有完好细胞结构的动植物药材来说,细胞内的成分浸出,需经过一个浸提过程。中药材的浸提过程一般可分为浸润与渗透、解吸与溶解和扩散等几个相互联系的阶段。目前,中药浸提方法的选择应根据处方组成药味的特性、溶剂性质、剂型要求和生产实际等因素综合考虑。目前常用的浸提溶剂主要为水和乙醇,除此之外还可采用混合溶剂提取。常用的浸提方法主要有煎煮法、浸渍法、渗漉法、回流法、水蒸气蒸馏法等。本节将重点介绍目前使用最广泛的几种提取方法。

### 一、常用提取方法

#### (一) 水提法

水提法是采用水作溶剂,通过加热煮沸浸提药材中化学成分的一种方法,又称煎煮法。主要适用于有效成分能溶于水,且对湿、热较稳定的药材的提取。由于煎煮法能浸提出成分较多,同时也符合中医传统用药习惯,因此,对于有效成分尚不清楚的中药或方剂在进行提取工艺设计时,常采用煎煮法。

水提法主要是将中药饮片置于煎药容器中,先加入少量水浸没药材,浸泡一定时间,加热至沸,并保持微沸状态一定时间。药渣再依法煎煮1~2次,用药筛或纱布滤过,合并滤液,保存供后续操作。同时,可根据煎煮过程中,是否需要加压,分为常压煎煮法和加压煎煮法。其中,加压煎煮适用于药材成分在高温下不易被破坏,或在常压下不易煎透的药材。常用设备主要包括陶瓷煎药锅和搪瓷锅(图10-1-1)等。

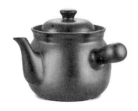
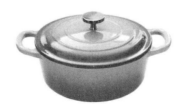

图10-1-1　陶瓷煎药锅与搪瓷

## （二）回流法

回流法是采用不同浓度乙醇溶液浸提,药材中有效成分随着被加热的挥发性溶剂一同馏出后又被冷凝,溶剂重新流回浸出器中浸提药材,直至有效成分浸提完全的方法。根据回流设备的不同可分为回流热浸法和回流冷浸法。

按要求搭配回流提取装置,将中药饮片装入圆底烧瓶内,添加浸提溶剂浸没药材表面,瓶口上安装冷凝管,药材浸泡一定时间后,通冷凝水,水浴加热,回流提取一段时间后,滤取药液后,药渣再添加新的浸提溶剂回流 2～3 次,合并各次药液,并采用减压浓缩法,回收溶剂,即得浓缩液。

## 二、影响提取的因素

### （一）药材粒度

药材粒度的大小主要影响提取过程中渗透与扩散两个阶段。一般认为,药材粒度越小,有效成分提取效率越高,但是在煎煮法提取过程中,一般不选择对药材进行粉碎,主要因为粉碎过细后,使中药饮片细胞内大量高分子物质(如树脂、黏液质等)易溶入浸出液中,浸出杂质增加,同时浸提液滤过困难。

### （二）浸提温度

通过升高浸提的温度,可以加剧中药饮片中分子的运动,加速植物组织软化和膨胀,加速药物成分的扩散,提高浸提效率。同时,随着温度适当升高,可起到杀死微生物的作用,提高提取液中有效成分的稳定性。但是,对于某些不耐热成分,或者挥发性成分,浸提温度不适宜过高。

### （三）浸提时间

浸提时间是完成一次浸提有效成分所需要的时间。浸提时间过短,一般会造成药材成分浸出不完全。但是,当时间延长到一定程度时,有效成分提取效率不会进一步提高,还会引起某些有效成分的分解。

除此之外,药材化学成分性质、浓度梯度、溶剂 pH 值和浸提压力也是影响浸提效率的主要影响因素,不仅可以使浸提过程加快,浸提效果提高,而且有助于提高制剂质量。

## 第二节　纯 化 技 术

中药提取液制备完后,通常需要采用分离、精制方法进行纯化操作,分离是采用适当方法将固体-液体非均相体系分开的一种技术,常用的分离纯化方法主要包括沉降分离法、离心分离法和滤过分离法。这些方法在相关书籍均有介绍,本书不再重点介绍。本章将重点介绍精制技术。

## 精制

精制系采用适当的方法和设备除去中药提取液中杂质的操作。常用的精制方法有：水提醇沉淀法、醇提水沉淀法、大孔树脂吸附法、超滤法等，其中以水提醇沉法和大孔树脂吸附技术目前应用较为广泛，已在中药提取液的精制方面得到较多的研究和应用。

### （一）水提醇沉法

水提醇沉法是指采用水为溶剂提取药材中有效成分后，再用不同浓度乙醇沉淀去除水提液中杂质的方法，也可用于多糖和糖蛋白的制备。一般可根据药材成分在水和乙醇中的溶解性差异，保留生物碱盐类、苷类、氨基酸、有机酸等成分，去除蛋白质、糊化淀粉、黏液质、油脂、脂溶性色素、树脂、树胶、部分糖类等杂质。

1. 操作方法　先将中药饮片用水煎煮提取后，收集提取液并浓缩至相当于每毫升含有 1～2 g 生药的浓缩液，按照醇沉浓度计算乙醇用量，加入适量乙醇，静置冷藏一定时间后，收集上清液，回收乙醇，收集水提醇沉液，备用。

2. 操作注意事项

（1）中药水煎提取液应该先经过浓缩后，再加入高浓度乙醇（95％乙醇或纯乙醇），水提取液应经浓缩后再加乙醇处理，以减少乙醇的用量，使沉淀完全。浓缩时最好采用减压低温，特别是经水醇反复数次沉淀处理后的药液，不宜用直火加热浓缩。

（2）药液温度：在加入乙醇时，药液温度一般为室温或室温以下，以防乙醇挥发。

（3）加醇的方式：多次醇沉、慢加快搅有助于杂质的除去和减少有效成分的损失。

（4）含醇量的计算：调药液含醇量达某种浓度时，只能将计算量的乙醇加入药液中，用乙醇计直接在含醇的药液中测量的方法是不正确的。分次醇沉时，每次需达到的某种含醇量，需通过计算求得。

（5）冷藏与处理：醇沉后一般于 5～10℃下静置 12～24 h（加速胶体杂质凝聚），但若含醇药液降温太快，微粒碰撞机会减少，沉淀颗粒较细，难于滤过。醇沉液充分静置冷藏后，先虹吸上清液，再慢慢抽滤下层稠液。

### （二）大孔树脂吸附法

大孔吸附树脂主要以苯乙烯、甲基苯乙烯、甲基丙烯酸甲酯等为原料，加入一定的致孔剂（例如甲苯、环氧乙烷等）聚合而成，是一种具有三维网状结构的聚合物吸附剂，具有选择性好、吸附速度快、吸附量大、重现性好、机械强度高、使用寿命长等优点，适用于多种有效成分或有效部位的分离纯化，广泛用于中药目标成分的分离提取及中药复方制剂中的除杂等。大孔树脂的吸附作用是通过树脂表面的孔径吸附、表面电性或形成氢键等达到的。主要利用其吸附性和分子筛相结合的原理，从中药提取液中有选择地吸附目标成分，而其他的杂质等先流出，从而使目标产物得到有效的分离。根据目标化合物的不同，选择适宜的洗脱剂，使树脂的孔径张开，被吸附的物质得到解吸而随洗脱剂洗脱。按照极性的强弱可将大孔吸附树脂分为非极性、弱极性、中极性和强极性等几种类型。

大孔树脂的使用与再生如下。

1. 预处理　大孔树脂在合成过程中常会含有未聚合的单体、交联剂、致孔剂等化学残留物质，因此，树脂在使用前需进行预处理。不同型号大孔树脂的前处理方法可能有所差异，一般建议按照说明书进行操作。

（1）装柱前清洗吸附柱与管道，并排净设备内的水，以防有害物质对树脂的污染。

（2）取市售大孔吸附树脂，用乙醇加热回流洗脱（或用改良索氏提取器加热洗脱），洗至洗脱液蒸干后无残留物。经乙醇洗净的树脂挥去溶剂后保存备用。或将树脂浸泡在乙醇、甲醇等醇类溶剂一定时间，然后在真空条件下干燥得到处理树脂。

（3）于吸附柱内加入相当装填树脂 0.5 倍的水，然后将新大孔树脂投入柱中，把过量的水从柱底放出，并保持水面高于树脂层表面约 20 cm，直到所有的树脂全部转移到柱中。

（4）装柱后，先用水反洗，从树脂低部缓缓加水，逐渐增加水的流速使树脂床接近完全膨胀，保持这种反冲流速直到所有气泡排尽，所有颗粒充分扩展，小颗粒树脂冲出，除去树脂碎片和杂物。

（5）用 2 倍树脂床体积（2 BV）的乙醇，以 2 BV/h 的流速通过树脂层，并保持液面高度，浸泡过夜。

（6）用 2.5～5 BV 95％乙醇，2 BV/h 的流速通过树脂层，洗至流出液加水不呈白色浑浊为止。

（7）从柱中放出少量的乙醇，检查树脂是否洗净，否则继续用乙醇洗柱，直至符合要求为止。检查方法：① 水不溶性物质的检测：取乙醇洗脱液适量，与同体积（有 1：1、1：2、1：5 三种报道）的去离子水混合后，溶液应澄清；再在 10℃ 放置 30 min，溶液仍应澄清；② 不挥发物的检查：取乙醇洗脱液适量，在 200～400 nm 范围内扫描紫外图谱，以 95％乙醇为空白对照，在 250 nm 左右应无明显紫外吸收。

（8）用去离子水以 2 BV/h 的流速通过树脂层，洗净乙醇。以大量的蒸馏水洗去乙醇，洗至无醇味，备用。少量乙醇存在将会大大降低树脂的吸附力。

2. 装柱　一般采用湿法装柱将大孔树脂装入玻璃柱中，玻璃柱一般需要具有可调节流速的开关，装柱前一般选择合适的径高比进行装柱。装柱过程中，避免大孔树脂柱流干，装柱后，用大量水冲洗树脂柱。

3. 上样　上样量的多少以大孔树脂的吸附当量来衡量。动态吸附当量是指称取或量取一定量的大孔树脂（要求与实验室干湿程度一致），装柱，以过量的药液过柱，清水冲洗，解吸附，洗脱液浓缩，干燥，称重，以吸附物质的重量比上称取的大孔树脂的重量或体积，即为该种药液有效成分在大孔树脂中的动态吸附当量。为避免因过饱和或流速过快的影响，使有效成分未被吸附而流出，生产上规定一般上样量不超过动态吸附当量的 80％。此外，为达到好的分离效果，上样前需对样液进行超声、过滤或离心等前处理后再上大孔树脂柱。上样后，为使吸附充分，一般待样品在大孔树脂柱上吸附一定时间后，再进行洗脱操作。

4. 洗脱　大孔树脂柱一般采用水和不同浓度的乙醇作为洗脱剂，一般先采用一定量的水冲洗大孔树脂柱至洗脱液为无色，同时也可检测洗脱液中目标成分的流出量，确定水的冲洗用量，并计算大孔树脂柱吸附率。再根据目标化合物的性质，选择不同浓度的洗脱剂对目标成分进行洗脱，测定洗脱液中目标成分的洗脱情况，并将洗脱液浓缩干燥成固体，计算洗脱物中目标成分的含量和洗脱率，一般以洗脱物中目标成分含量和转移率为指标，选择洗脱剂的种类和用量。

5. 再生　大孔树脂柱在反复使用后，未洗脱掉的杂质会附着在大孔树脂的表面和内部，使树脂颜色逐渐变深，导致柱效降低，需用水或乙醇溶液对大孔树脂进行预处理再生后使用。再生受污染较严重的树脂时,需先用弱酸溶液洗脱,再用弱碱溶液对大孔树脂进行深度处理。一般用 4 个柱体积的 95％乙醇洗涤,然后再用约 4 个柱体积的水冲洗至无醇味,即可。当树脂使用了若干个周期时,其吸附性能有所下降,此时先用 2 个柱体积的 3％～5％ NaOH 溶液过柱,然后用 2 个柱体积 95％乙醇洗涤,再水洗至中性,树脂的吸附性能即能恢复。

## 第三节 练习实例

### 实例一 栀子药材中栀子苷的大孔树脂纯化工艺

栀子药材中栀子苷的大孔树脂纯化工艺

【实验目的】

(1) 掌握栀子提取液中栀子苷的精制纯化工艺操作流程。

(2) 了解大孔树脂柱纯化工艺优选步骤。

【仪器、材料及试药】

1. 仪器与材料 D301R 大孔树脂、BS 124S 电子天平、SB 5200 超声波清洗机、RV 3 V 旋转蒸发仪、DZF－6050 型真空干燥箱、TDL－50B 台式离心机。

2. 试药 栀子、乙醇。

【实验步骤】

将预处理好的 D301R 大孔树脂装入垫有少许脱脂棉的玻璃柱中,待树脂沉淀完全,使得树脂柱的径高比为 1∶7.5,覆以脱脂棉少许于树脂柱上。栀子提取液浓度为 2∶1(药液体积∶生药质量),于玻璃柱顶端加入以 1 BV/h(1 BV＝1 柱体积)的流速上样,上样量为 1/3 BV 上样完毕后静置 2 h,再用 2 BV 的水冲洗大孔树脂至流出液为无色,再采用 20％的乙醇冲洗吸附于大孔树脂上的栀子苷,冲洗量为 2 BV,收集 20％乙醇冲洗液,旋转蒸发回收乙醇,将剩余液真空干燥得浅黄色粉末,即为栀子苷精制物。

【注意事项】

(1) 栀子提取液浓度为 2∶1(药液体积∶生药质量)的制备方法为:取栀子药材适量用 10 倍于生药质量的蒸馏水浸泡 0.5 h,水煎 3 次,每次用水为药材的 10 倍量,每次煎煮 1.5 h,用纱布过滤,合并滤液,将已合并的滤液浓缩至每 6 mL 提取液中含有 1 g 生药,用 95％乙醇将栀子水煎液调至含乙醇浓度为 70％,冷藏放置 48 h,离心,收集上清液,即为大孔树脂上柱样品。

(2) 采用 D301R 型大孔树脂进行栀子苷的精制纯化工艺研究,吸附过程中树脂柱径高比对树脂的吸附效果影响较大,上样速度次之,上样液浓度最小。

【思考题】

(1) 大孔树脂柱纯化栀子提取液中栀子苷的工艺中,如何确认水的冲洗量。

(2) 如何计算栀子提取液中栀子苷纯化工艺中栀子苷的转移率、吸附率、洗脱率?

注:本实验提供的仪器型号是为了方便读者选择具有同等功能的仪器开展实验,并非必须选择相同实验设备。

# 第十一章
# 中药浓缩干燥工艺

## 第一节 浓 缩 技 术

中药提取液常常体积较大,需要浓缩后,才便于后期的干燥和制剂处理。浓缩系指在加热处理过程中,利用汽化作用将挥发性大小不同的物质进行分离,从液体中除去溶剂得到浓缩液的工艺操作。中药提取液经浓缩制成一定规格的浓缩液、稠浸膏,或浓缩成过饱和溶液使析出结晶。蒸发是浓缩药液的重要手段,此外,还可以采用反渗透法、超滤法等使药液浓缩。

### 浓缩方法与设备

中药提取液中由于化学成分及其理化性质差异,有的黏度较大、热稳定性差,有的蒸发浓缩过程中容易发泡,有的浓缩时需同时回收挥散的蒸气。所以,必须根据中药提取液的性质与蒸发浓缩的要求,选择适宜的浓缩方法与设备。

### (一) 常压蒸发

常压蒸发是指将提取液在一个大气压下进行蒸发的方法,又称常压浓缩。一般中药提取液中有效成分耐热性较好,且溶剂无可燃性和毒性,可用此法进行浓缩。水提液一般采用敞口倾倒式夹层蒸发锅常压浓缩,醇提液一般采用蒸馏装置浓缩。

### (二) 减压蒸发

减压蒸发是指在密闭的容器内,抽真空降低内部压力,使料液的沸点降低而进行蒸发的方法,又称减压浓缩。减压浓缩具有以下特点:能防止或减少热敏性物质的分解;增大传热温度差,加快蒸发速度;并能不断地排除溶剂蒸气,有利于蒸发顺利进行;同时,沸点降低,可利用低压蒸汽或废气加热。但是,料液沸点降低,其汽化潜热随之增大,即减压蒸发比常压蒸发消耗的加热蒸汽的量多。旋转蒸发仪是实验室常用的减压浓缩仪器,见图11-1-1。

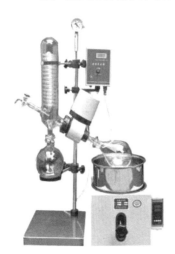

图 11-1-1 旋 转 蒸 发 仪

## 第二节 干 燥 技 术

干燥系指利用热能除去湿的固体物质或膏状物中所含的水分或其他溶剂,获得干燥物品的工艺操作。在制剂生产中,新鲜药材除水,原辅料除湿,颗粒剂、片剂、水丸等制备过程中均用到干燥。干燥的好坏,将直接影响到中药的内在质量。中药制剂常用的干燥设备有烘箱、喷雾干燥器、沸腾干燥器、减压干燥器和微波干燥器等。

在制药工业中,由于被干燥物料的形状是多种多样的,有颗粒状、粉末状、丸状,也有浆状(如中药浓缩液)、膏状(如流浸膏);物料的性质各不相同,如热敏性、酸碱性、黏性、易燃性等;对干燥产品的要求亦各有差异,如含水量、形状、粒度、溶解性及卫生要求等;生产规模及生产能力各不相同。因此,采用的干燥方法与设备亦是多种多样的。下面重点介绍制药工业中常用的几种干燥方法与设备类型。

### 一、烘干法

烘干法是指将湿物料摊放在烘盘内,利用热的干燥气流使湿物料水分汽化进行干燥的一种方法。由于物料处于静止状态,所以干燥速度较慢。烘箱适用于各类物料小批量生产中的干燥或干热灭菌。实验室常用真空烘箱、台式烘箱、恒温鼓风烘箱。

### 二、减压干燥法

减压干燥,又称真空干燥,系指在负压条件下进行干燥的一种方法。其特点是干燥温度低,干燥速度快;减少了物料与空气的接触机会,避免污染或氧化变质;适用于热敏性或高温下易氧化物料的干燥。干燥产品呈海绵状,蓬松,易于粉碎。减压干燥效果取决于负压的高低(真空度)和被干燥物的堆积厚度。减压干燥器一般由干燥柜、冷凝器与冷凝液收集器、真空泵三部分组成。

### 三、喷雾干燥法

喷雾干燥法是流态化技术用于浸出液干燥的一种较好方法,系直接将浸出液喷雾于干燥器内,使之在与干燥器内热空气接触过程中,水分迅速汽化,从而获得粉末或颗粒的方法。其最大特点是物料受热表面积大,传热传质迅速,水分蒸发极快,几秒钟内即可完成雾滴的干燥,且雾滴温度大约为热空气的湿球温度(一般约为$50℃$),特别适用于热敏性物料的干燥。此外,喷雾干燥制品质地松脆,溶解性能好,且保持原来的色香味。可根据需要控制和调节产品的粗细度和含水量等质量指标。喷雾干燥法不足之处是能耗较高,进风温度较低时,热效率只有$30\%\sim40\%$;控制不当常出现干燥物黏壁现象,且成品收率较低;设备清洗较麻烦等。

### 四、冷冻干燥法

冷冻干燥法系将浸出液浓缩至一定浓度后预先冻结成固体,在低温减压条件下将水分直接升华除去的干燥方法。其特点是物料在高度真空及低温条件下干燥,可避免成分因高热而分解变质,适用于极不耐热物品的干燥,如天花粉针、淀粉止血海绵等;干燥制品外观优良,质地多孔疏松,易于溶解,且含水量低,一般为1‰~3‰,利于药品长期贮存。但冷冻干燥需要高度真空及低温,设备特殊,耗能大,成本高。

【思考题】

(1) 抗疟疾药青蒿素的开发过程中提取方法起到了关键性作用,试述其所采取的提取方法,及其影响药材有效成分浸出的因素。

(2) 药物干燥过程可分为等速阶段和降速阶段,分析其形成原因,以及影响各阶段的主要因素。

## 第三节  练 习 实 例

### 实例  四逆汤的制备方法

#### 四逆汤的制备方法

【实验目的】

(1) 了解水煎法、挥发油提取、水提醇沉法、减压浓缩的实验原理。

(2) 了解水煎法、挥发油提取、水提醇沉法、减压浓缩的实验操作方法。

【仪器、材料及试药】

1. 仪器与材料  煎药锅、0.1 mL的挥发油提取器、RE-52AA旋转蒸发仪、BS 124S电子天平、烧杯、量筒。

2. 试药  淡附片、干姜、炙甘草。

【实验步骤】

(1) 处方:淡附片300 g,干姜200 g,炙甘草300 g。

(2) 利用水煎法、挥发油提取、水提醇沉法、减压浓缩法制备四逆汤。

参考2020年版《中国药典》四逆汤的制备方法,以上3味,淡附片、炙甘草加水煎煮2次,第一次2 h,第二次1.5 h,合并煎液,滤过;干姜用水蒸气蒸馏提取挥发油,挥发油和蒸馏后的水溶液备用;姜渣再加水煎煮1 h,煎液与上述水溶液合并,滤过,再与淡附片、炙甘草的煎液合并,浓缩至约400 mL,放冷,加乙醇1 200 mL,搅匀,静置24 h,滤过,减压浓缩至适量,用适量水稀释,冷藏24 h,滤过,加单糖浆300 mL、苯甲酸钠3 g与上述挥发油,加水至1 000 mL,搅匀,灌封,灭菌,即得。

【注意事项】

(1) 淡附片、炙甘草加水煎煮2次,第一次2 h,第二次1.5 h。操作过程中,首先要大火煎煮至药液沸腾后,开始计时,转为小火微沸提取。

（2）干姜挥发油密度小于水,故采用 2020 版《中国药典》挥发油提取法甲法提取。

（3）水煎醇沉操作步骤中应注意边搅拌边加入乙醇,使乙醇与水提浓缩液充分混合,提高水提醇沉的效率。

【思考题】

（1）简述四逆汤中提取工艺的选择理由。

（2）四逆汤提取工艺中还有哪些需要完善的技术要点。

注：本实验提供的仪器型号是为了方便读者选择具有同等功能的仪器开展实验,并非必须选择相同实验设备。

# 第十二章
# 单冲压片技术

## 第一节　压片工艺简介

片剂系指药物与适宜的辅料混匀压制而成的圆片状或异形片状的固体制剂。它是临床应用最为广泛的剂型之一，可供内服、外用。

中药片剂系指提取物、提取物加饮片细粉或饮片细粉与适宜的辅料混匀压制或用其他适宜方法制成的圆片状或异形片状的制剂，有提纯片、全浸膏片、半浸膏片和全粉末片。

### 一、压片技术

压片系指将药材提取物、药材提取物加药材细粉或药材细粉与适宜的辅料混匀经过压制而成特定形状的过程。

压片技术根据原料理化性质不同可分为颗粒压片技术和直接压片技术。颗粒压片技术按制粒工艺不同又可分为湿法制粒压片与干法制粒压片；直接压片技术又可分为结晶直接压片技术与粉末直接压片技术，其分类与特点见表 12-1-1。

表 12-1-1　压片技术的分类与特点

| 压片技术 | | 适用范围 | 优点 | 缺点 |
|---|---|---|---|---|
| 颗粒压片技术 | (1) 湿法制粒压片；<br>(2) 干法制粒压片 | (1) 遇湿、热不起变化的药物；<br>(2) 热敏性、遇水易分解的药物 | 方法简单、最常用的压片技术 | 工艺环节较多，相对繁杂 |
| 直接压片技术 | (1) 粉末直接压片；<br>(2) 结晶直接压片 | (1) 对湿热不稳定的药物；<br>(2) 流动性和可压性均好的结晶性药物 | 崩解快、省去了制粒、干燥等工艺，节能、省时、溶出较快 | (1) 粉末的流动性差、片重差异大，容易造成裂片等问题；<br>(2) 高压容易引起药物晶型转变 |

## 二、压片工艺流程

通常压片工艺主要包括：加料、填充调节、压制成型和出片，见图 12-1-1。

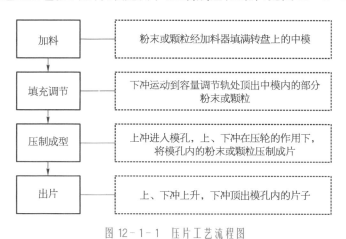

图 12-1-1　压片工艺流程图

## 三、压片设备

### (一) 压片机介绍

目前常用的压片机种类大致可分为单冲式压片机(单冲压片机、花篮式压片机)和多冲旋转式压片机(普通旋转压片机、亚高速压片机、高速压片机、包芯片压片机等)，见图 12-1-2。

（1）单冲压片机：由转动轮、加料斗、一个模圈、上下两个冲头和一个能左右移动的饲料靴组成。仅适用于小批量的生产和实验室的试制，可采用手动和电动。

（2）旋转式压片机：由机座和机台(转盘)、压制机构、加料部分及其调节装置组成。目前生产中广泛使用的多冲压片机，生产效率高，压力分布均匀(上、下冲同时加压)，饲粉方式合理，机械噪声小。

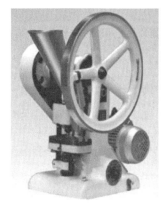
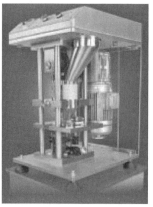
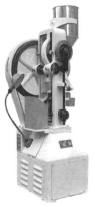
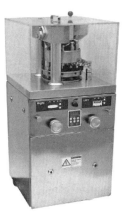

TDP型单冲压片机　　DP型单冲压片机　　花篮式压片机　　多冲旋转式压片机

图 12-1-2　压片机

（3）高速旋转压片机：由压片机、计算机控制系统、真空上料器、筛片机和吸尘机组成。目前大生产中主要使用的机器，每分钟生产能力为1400～10 000片，生产效率高，片子精度可控，有自动剔除废片、自主采样、故障显示和打印各种统计数据等功能。

### （二）冲模的结构及分类

冲模是压片机压制片剂的模具，一副冲模通常由上冲、中模和下冲组成。上下冲结构相似，冲头直径相等，上、下冲的冲头直径和中模的模孔相配合。中模孔径即为片剂的直径，压制不同剂量的片剂，应选择大小适宜的冲模。

## 四、影响片剂成型和质量的因素

片剂的成型性直接影响片剂的质量，如硬度、崩解时限和溶出度等。影响片剂成型的因素主要有以下几方面（表12-1-2）。

表 12-1-2 影响片剂成型和质量的因素

| 影响因素 | | 成型性和质量 |
|---|---|---|
| 原辅料性质 | （1）可压性；<br>（2）熔点；<br>（3）结晶形态与结晶水；<br>（4）粒度；<br>（5）亲水性；<br>（6）可溶性成分的"迁移" | （1）可压性强的物料所压的片剂孔隙率较小，崩解性较差，溶出变慢；<br>（2）熔点低的药物压出的片剂硬度较大；<br>（3）立方晶系的结晶可压性强，便于直接压片，所压片剂质量较好；针状或鳞片状结晶在压片过程中易成层状排列，所压片剂易干燥；树枝状结晶在压片时可产生变形而相互嵌接，易于压成硬度较大的片剂，但流动性较差，片重差异较大；<br>（4）粒度小，压出的片剂硬度较大；<br>（5）亲水性原辅料压出的片剂崩解性和溶出性较好；<br>（6）可溶性成分的迁移会造成片剂含量的不均匀或使着色片产生"色斑" |
| 压力的影响 | （1）压力大小；<br>（2）加压时间 | （1）一般压力越大，压出的片剂硬度越大，但当压力超过一定范围后，压力继续升高，表面硬度的变化变小；<br>（2）加压时间越长，片剂硬度越大 |
| 水分的影响 | （1）增加可塑性；<br>（2）改变压实程度；<br>（3）形成"固体桥" | （1）含有适量水分，使原料塑性增大，不易于出现裂片；<br>（2）压实程度高，所压片剂的硬度大；<br>（3）形成"固体桥"可增大片剂的硬度 |
| 黏合剂的影响 | （1）黏合剂的品种；<br>（2）黏合剂用量 | （1）品种不同，制成的片剂硬度也不同；<br>（2）浓度愈大，黏度愈大，制成片剂的强度愈大 |
| 润滑剂的影响 | （1）润滑剂降低结合力；<br>（2）润滑剂用量及混合条件的影响；<br>（3）助流剂和润滑剂的相互作用 | （1）一般加润滑剂有利于压片，但疏水性润滑剂用量越多，片剂硬度越小，但在常用范围内（质量分数<1%）对片剂硬度影响不大；<br>（2）用量越大，片剂硬度越小，混合时间越长，片剂硬度越低；<br>（3）相互作用，削弱不良影响 |
| 崩解剂的影响 | （1）崩解剂的品种；<br>（2）崩解剂用量 | （1）品种不同，崩解作用不同；<br>（2）用量多，崩解快 |

## 五、压片常见问题及解决措施

压片常见问题及解决措施见表 12 - 1 - 3。

表 12 - 1 - 3　压片常见问题及解决措施

| 问题 | 原因分析 | 解决措施 |
|---|---|---|
| 松片 | (1) 原辅料压缩性不好；<br>(2) 润滑剂的影响；<br>(3) 水分的影响；<br>(4) 黏合剂或润湿剂用量不足或选择不当,使颗粒质地疏松或颗粒粗细分布不匀；<br>(5) 冲头长短不一；<br>(6) 片剂成型后长时间暴露,吸水膨胀；<br>(7) 药物粉碎细度不够,纤维性或富有弹性药物或油类成分含量较多而混合不均匀 | (1) 在处方中增加具有较强塑性的辅料；<br>(2) 更换合适的润滑剂；<br>(3) 按不同品种控制颗粒的含水量；<br>(4) 选用黏性较强黏合剂或增加润湿剂用量、适当增加压片时压力；<br>(5) 检查冲模是否配套；<br>(6) 防潮保存；<br>(7) 药物粉碎过 100 目筛、选用黏性较强的黏合剂、适当增加压片机的压力、增加油类药物吸收剂并充分混匀 |
| 裂片 | (1) 颗粒黏性不足,压力接触后弹性复原；<br>(2) 细粉过多或颗粒粒径差异过大；<br>(3) 颗粒含水量过低或含结晶水药物失去结晶水引起顶裂；<br>(4) 油类成分多,减弱了颗粒间的黏合力；<br>(5) 弹性较强的纤维性药物含量较大；<br>(6) 压力过大或车速过快,空气不能逸出；<br>(7) 冲模磨损,上冲与模圈不够吻合 | (1) 调整黏合剂或润滑剂的品种或用量；<br>(2) 筛去部分细粉或对粗颗粒粉碎后压片；<br>(3) 颗粒搅拌下加入稀乙醇增加含水量后压片；<br>(4) 替换或增加吸收剂；<br>(5) 药材提取后制粒压片,或制粒时加入糖粉或淀粉浆趁热使用；<br>(6) 适当调低压力,减慢车速；<br>(7) 检查冲模是否受损变形,更换冲模 |
| 黏冲 | (1) 颗粒太湿；<br>(2) 冲模表面粗糙；<br>(3) 润滑剂用量不足或混合不匀；<br>(4) 原辅料细度差异大；<br>(5) 黏合剂浓度低或因黏合剂质量原因造成黏合力差,细粉过多而黏冲；<br>(6) 具有引湿性的原料易黏冲 | (1) 进一步干燥,获得最佳含水量；<br>(2) 用极细砂纸擦光或更换冲头；<br>(3) 更换润滑剂,分布不均者重新混合；<br>(4) 对原辅料进行粉碎、过筛、使其细度达到该品种的质量要求,同时控制好混合时间；<br>(5) 用 40 目筛网筛出细粉,重新制粒,干燥、整粒后,全批混合均匀,再压片；<br>(6) 加入一定量的吸收剂 |
| 叠片 | (1) 黏冲、上冲卷边；<br>(2) 出片时下冲上升的位置太低,未将片剂送出 | (1) 解决黏冲问题或更换冲头；<br>(2) 及时排除下轨道磨损严重或缺损或安装有误等故障,调整或检修出片调节器 |
| 片重差异 | (1) 加料器不平衡；<br>(2) 颗粒粗细相差悬殊；<br>(3) 颗粒流动性不好；<br>(4) 冲头与模孔吻合性不好；<br>(5) 车速过快,填充量不足；<br>(6) 上下冲长短不一；<br>(7) 加料器内颗粒过多或少 | (1) 调整加料器；<br>(2) 筛去过多细粉或将粗颗粒粉碎；<br>(3) 重新制粒或加入助流剂；<br>(4) 更换或重新安装冲模；<br>(5) 减慢车速；<br>(6) 更换冲模；<br>(7) 调整加料器内颗粒量至合适 |

| 问题 | 原因分析 | 解决措施 |
|---|---|---|
| 变色或表面花斑 | (1) 药物粒度不当或复方药物比重、量、色泽差异太大,不能充分混合均匀;<br>(2) 颗粒过硬或松紧不一;<br>(3) 压片时上冲油垢过多,随着上冲移动而落于颗粒中产生油斑;<br>(4) 与金属起反应;<br>(5) 挥发性组分未充分渗透即压片;<br>(6) 制粒时黏合剂和细粉末搅拌不均匀 | (1) 控制药物粉末达到工艺要求,干燥颗粒粉碎再制粒;<br>(2) 调整颗粒硬度或松紧度;<br>(3) 适当减少润滑油用量,冲头安装橡胶圈防止油垢进入颗粒;<br>(4) 控制湿度,减少与金属表面接触;<br>(5) 延长渗透时间;<br>(6) 制粒时搅拌充分均匀 |
| 硬度不合格 | (1) 原辅料弹性太强,压力解除后结合力瓦解;<br>(2) 压力不够或加压速度过快;<br>(3) 原料粒径大,比表面积小;<br>(4) 润滑剂用量过大,削弱颗粒间结合力;<br>(5) 黏合剂选择不当或黏合力不够;<br>(6) 颗粒水分偏低 | (1) 加入易发生塑性形变的辅料,或换用黏性更强的辅料或增加用量;<br>(2) 增大压力,或延长压缩时间;<br>(3) 减小原料粒径,增大比表面积;<br>(4) 减少润滑剂用量或减少混合时间;<br>(5) 增加黏合剂用量或更换黏合剂品种;<br>(6) 增加颗粒含水量 |
| 崩解迟缓 | (1) 颗粒较硬;<br>(2) 崩解剂品种、用量或加入方法不当;<br>(3) 黏合剂黏性太强,用量过多;<br>(4) 疏水性润滑剂用量过多;<br>(5) 压力过大,片剂过于坚硬;<br>(6) 含胶、糖、浸膏片剂贮存温度过高或吸潮;<br>(7) 片剂中含油类成分较多,疏水性较强;<br>(8) 制粒工艺选择不当 | (1) 增加崩解剂用量;将粗颗粒粉碎;选择适宜黏合剂制粒;<br>(2) 调整崩解剂品种或用量,改进加入方法;<br>(3) 减少黏合剂用量或更换品种;<br>(4) 减少疏水性润滑剂用量,或改用亲水性润滑剂;<br>(5) 硬度合格前提下降低压力;<br>(6) 注意贮存温度、采用防潮措施;<br>(7) 加入吸油剂;<br>(8) 更改制粒工艺和设备 |

## 六、质量检查

片剂的质量直接影响其药效和用药的安全性。因此,在片剂的生产过程中,除要对生产处方、原辅料的选用、生产工艺的制定、包装盒贮存条件的确定等方面采取适宜的技术措施外,还必须按有关质量标准的规定,进行检查,经检查合格后方可供临床使用。片剂的质量检查主要分为以下几个方面。

### (一) 外观检查

一般抽取样品100片平铺于白底板上,置于75 W光源下60 cm处,在距离片剂30 cm处以肉眼观察30 s,检查结果应符合下列规定:完整光洁;色泽均匀;杂色点0.15～0.18 mm应<5%,麻面<5%,中药粉末片除个别外<10%,并不得有严重花斑及特殊异物;包衣片有畸形者不得>0.3%。

## (二) 鉴别

抽取一定数量的片剂,按照处方原则首选君药与臣药进行鉴别,贵重药、毒性药也须鉴别,以确定其处方中各药物存在。

## (三) 含量测定

抽取 10～20 片样品合并研细,选择处方中的君药(主药)、贵重药、毒性药,依法测定每片的平均含量,即代表片剂内主要药物的含量应在规定限度以内。但有些中药片剂的主要药物成分还不明确,含量测定的方法还未确定,目前不做含量测定,留待进一步研究解决。

## (四) 重量差异

检查方法:取药片 20 片,精密称定总重量,求得平均片重后,再分别精密称定各片的重量,每片重量与标示片重相比较(凡无标示片重的片剂,与平均片重相比较),超出重量差异限度的药片不得多于 2 片,并不得有 1 片超出限度的 1 倍(表 12 - 1 - 4)。

表 12 - 1 - 4 片剂重量差异限度

| 平均重量 | 重量差异限度(%) |
| --- | --- |
| 0.30 g 以下 | ±7.5 |
| 0.30 g 或 0.30 g 以上 | ±5.0 |

## (五) 崩解时限

一般内服片剂都应在规定的条件和时间内,且在规定介质中崩解。即片剂崩解成能通过直径 2 mm 筛孔的颗粒或粉末。《中国药典》2020 年版四部崩解时限检查法中,规定了崩解仪的结构、实验方法和标准。凡规定检查溶出度或释放度以及供含化、咀嚼的片剂不进行崩解时限检查外,各类片剂都应作崩解时限的检查。

仪器装置,采用升降式崩解仪,主要结构为一能升降的金属支架与下端镶有筛网的吊篮,并附有挡板。

检查方法,是将吊篮通过上端的不锈钢轴悬挂于金属支架上,浸入 1 000 mL 烧杯中,杯内盛有温度为(37±1)℃的恒温水,调节吊篮位置使其下降至低点时筛网距烧杯底部 25 mm,调节水位高度使吊篮上升至高点时筛网在水面下 15 mm 处,吊篮顶部不可浸没于溶液中,支架上下移动的距离为(55±2) mm,往返频率为每分钟 30～32 次。

除另有规定外,取药片 6 片,分别置于吊篮的玻璃管中,每管各加 1 片,启动崩解仪进行检查,按上述方法检查,应在 15 min 内全部崩解。如有 1 片不能完全崩解,应另取 6 片复试,均应符合规定。

## (六) 硬度(或脆碎度)

1. 破碎强度　破碎强度又称抗张强度,习惯上也称为硬度。系指将药片立于两个压板之间,沿片剂直径的方向徐徐加压,直到破碎,测定使破碎所需之力。常用的仪器有孟山都硬度测定器。一般认为用孟山都硬度测定器测定片剂的硬度以不低于 4 kg 为理想。国产片剂四用仪,有径向加压测定强度的装置,认为一般中药压制片硬度在 2～3 kg,化学药物压制片小片 2～3 kg,大片 3～10 kg。

2. 脆碎度　将一定量的药片放入振荡器中振荡,至规定时间取出药片,观察有无碎片、缺角、磨毛、松片现象,以百分数表示。转鼓式 Roche 脆碎度测定器也称磨损度试验器,当片剂在旋转盘中转动,盘内的片子亦滚转时,可以引起片子磨损,当旋转 1 周,片子即自高处落下而受振动,经过一定时间和一定转数之后,将所试片剂称重,并与原重相比,以磨损或断裂损失的百分比作为片子的脆碎度。一般认为,旋转 10 min 磨损失重在 1% 以内为好。国产片剂四用仪中也有抗磨损试验的装置。

### (七) 溶出度检查

溶出度系指药物在规定介质中从片剂里溶出的速度和程度。溶出度检查是测定固体制剂中有效成分溶出的一种体外的理化测定方法。片剂服用后,有效成分为胃肠道所吸收,才能达到治疗疾病的目的。其疗效虽然可以通过临床观察,或测定体内血药浓度、尿内药物及其代谢物浓度来评定,但以此作为产品的质量控制是有实际困难的。目前国内外已有许多事例证明,片剂服用后崩解快的,其有效成分未必都能很快溶出。因此,一般的片剂规定测定崩解时限,对于有下列情况的片剂,《中国药典》规定检查其溶出度以控制或评定质量: ① 含有在消化液中难溶的药物;② 与其他成分容易相互作用的药物;③ 在久贮后易变为难溶性的药物;④ 剂量小、药效强、副作用大的药物。凡检查溶出度的片剂,不再进行崩解时限的检查。近几年来,国内外药典已规定某些片剂,如地高辛片、吲哚美辛片等作溶出度检查。其方法仪器包括转篮式、桨叶式、小杯式、循环式及崩解仪式等。

### (八) 含量均匀度检查

含量均匀度系指小剂量片剂中每片含量偏离标示量的程度。主药含量较小的片剂,因加入的辅料相对较多,药物与辅料不易混合均匀,而含量测定方法是测定若干片的平均含量,易掩盖小剂量片剂由于原、辅料混合不均匀而造成的含量差异。对此可进行含量均匀度的检查。凡规定检查含量均匀度的片剂,一般不再进行重量差异检查。

## 第二节　TDP 单冲压片机的使用

TDP 系列的单冲式压片机为小型台式压片机,由电动机驱动,结构简单、操作方便、自动化程度高,可连续冲压各种形状的片剂,适用于实验室或小批量片剂的生产,但不适用于冲压大颗粒固体、潮湿或极细的粉末。

### 一、机体结构

TDP 系列的单冲式压片机主体为流线型机身,顶部主轴上串联传动齿轮,马达、开关、料斗等均安装在一体内,两个凸轮和一个飞轮是本机的关键部位,可控制配合机械传动完成自动送料、冲压、出片三道工序。每道工序均可调节,适合各种片剂制造的要求,且调节方便,锁定牢固,见图12-2-1。

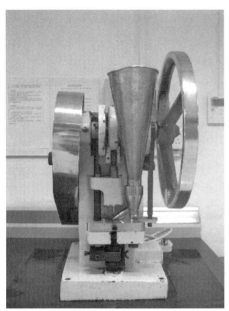

TDP-1型单冲压片机主视图

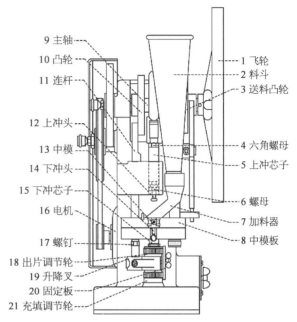

9 主轴
10 凸轮
11 连杆
12 上冲头
13 中模
14 下冲头
15 下冲芯子
16 电机
17 螺钉
18 出片调节轮
19 升降叉
20 固定板
21 充填调节轮

1 飞轮
2 料斗
3 送料凸轮
4 六角螺母
5 上冲芯子
6 螺母
7 加料器
8 中模板

TDP-1型单冲压片机结构示意图

图 12-2-1 单冲压片机结构

## 二、仪器的安装

### (一) 模具、零件、工具及药料的准备和检查

压片前,先将所需模具、零件、工具及药料准备齐全。所用模具平时保存于润滑油中,使用时将其取出,擦拭干净(图12-2-2)。模具安装前应检查上下冲杆的头部韧口及行腔面和中模表面及内孔有无损伤或腐蚀。轻微损伤或腐蚀可用油石修复,情况严重则需更换。

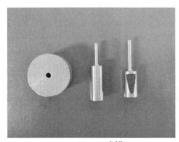

φ2 mm冲模

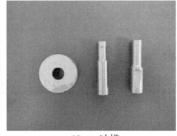

φ8 mm冲模

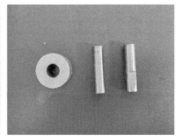

φ10 mm冲模

图 12-2-2 TDP型单冲压片机的冲模

（二）冲模的安装

使用随机专用工具：六角扳手、22 号扳手（图 12 - 2 - 3）。冲模的安装步骤如下（图 12 - 2 - 4～图 12 - 2 - 7）。

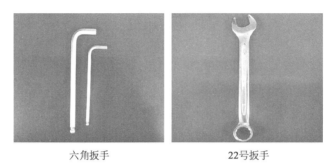

六角扳手　　　　　　　　　　22号扳手

图 12 - 2 - 3　工具

步骤一：首先，拆下料斗（2）、加料器（7）和中模板（8），并将台板模孔和冲模擦拭干净（图 12 - 2 - 1，图 12 - 2 - 4）。

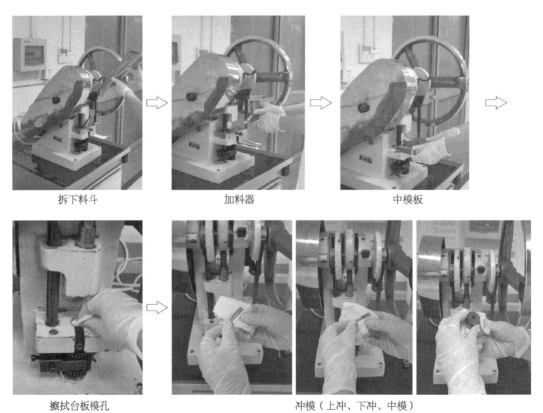

拆下料斗　　　　　　　　　加料器　　　　　　　　　中模板

擦拭台板模孔　　　　　　　　　　冲模（上冲、下冲、中模）

图 12 - 2 - 4　冲模安装步骤一

步骤二：旋松固定螺钉，将下冲头（14）插入下冲芯子（15）的孔内，注意要插到底，冲杆的缺口必须对准固定螺钉，然后拧紧螺钉（图 12 - 2 - 1，图 12 - 2 - 5）。

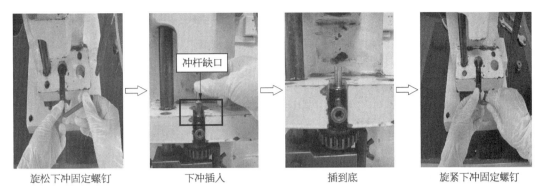

| 旋松下冲固定螺钉 | 下冲插入 | 插到底 | 旋紧下冲固定螺钉 |

图 12-2-5　冲模安装步骤二

步骤三：将上冲头(12)插入上冲芯子(5)的孔内，插到底，用扳手旋紧六角螺母(6)(图 12-2-1，图 12-2-6)。

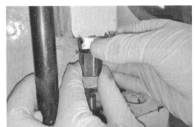
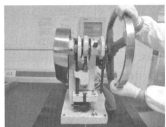
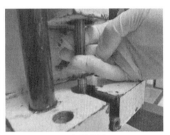

| 旋松上冲固定螺母 | 转动飞轮，使上冲芯子位于最高点 | 上冲插入 |

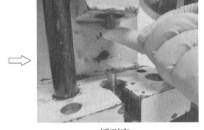
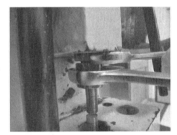

| 插到底 | 旋紧六角螺母 |

图 12-2-6　冲模安装步骤三

步骤四：将中模(13)放入中模台板(8)中模孔内，注意中模端面与板平面一样平，调整好后，拧紧螺钉，再将装有中模的中模台板(8)按上机身，旋上螺钉(17)(图 12-2-1，图 12-2-7)。

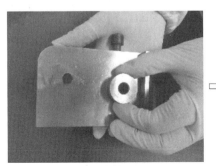
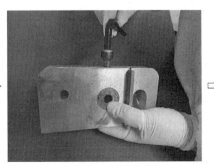

| 安装中模 | 旋紧中模固定螺钉 |

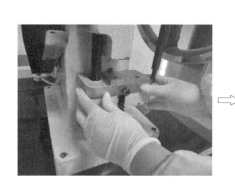

安装中模板

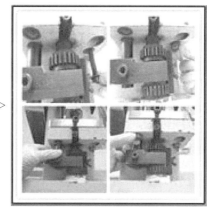

略旋紧中模板固定螺钉

图 12-2-7　冲模安装步骤四

### (三) 检查和安装加料机构

用手转动飞轮(1),使上冲头缓慢下降,插入中模孔,此时调节中模台板,使上冲头插入中模孔灵活无碰撞为合格,然后拧紧中模台板螺钉,再转动飞轮 10 余转,未发现硬擦现象即可,再装加料靴和加料斗(图 12-2-1,图 12-2-8)。

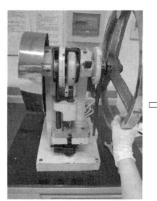

上冲头下降,插入中模孔

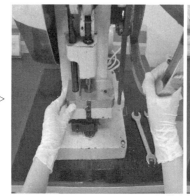

调整中模台板

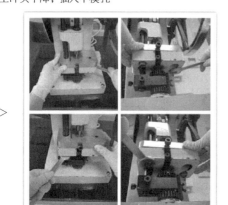

拧紧两处中模板固定螺钉

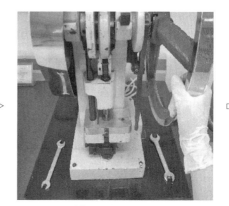

再次转动飞轮,无碰擦

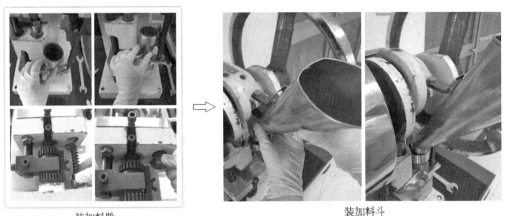

装加料靴　　　　　　　　　　装加料斗

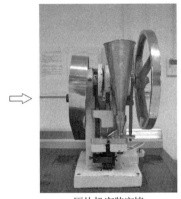

压片机安装完毕

图 12 - 2 - 8　检查和安装加料机构

### 三、仪器的调试

**(一) 调整出片机构**

用手转动飞轮,使出片凸轮(10)带动连杆(11)和升降叉(19)上升到最高点,然后松开固定板(20),再旋转下冲芯子上的出片调节轮(18),观察下冲头的口面与平面齐平,调整好后,仍将固定板固紧(图 12 - 2 - 1,图 12 - 2 - 9)。

**(二) 调整装料量**

松开固定板(20),根据片重,旋转充填调节轮(21),向上减少,向下增加。注意不要使出片调节轮(18)转动,调整后固紧固定板(图 12 - 2 - 1,图 12 - 2 - 10)。

**(三) 调整片剂硬度**

松开六角螺母(4),根据片剂的软硬度来旋转上冲芯子(5),向右旋是软,向左旋是硬,调整后拧紧六角螺母(图 12 - 2 - 1,图 12 - 2 - 11)。

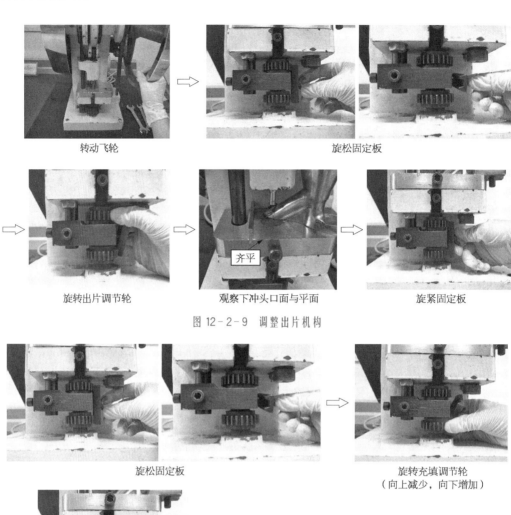

图 12-2-9　调整出片机构

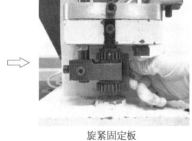

旋紧固定板

图 12-2-10　调整装料量

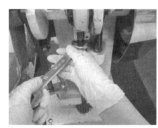

旋松六角螺母

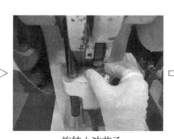

旋转上冲芯子
（向右是软，向左是硬）

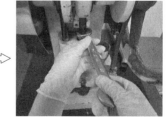

旋紧六角螺母

图 12-2-11　调整片剂硬度

## 四、机器保养

(1) 每次使用前用手转动飞轮,检查转动是否灵活,各部位配合是否协调,紧固部位不得有松动。

(2) 要保持机件滑润,每次工作前要在油杯内注油,中途要视各转动部位运转情况进行添加。

(3) 定期检查机件转动灵活和磨损情况,发现问题及时修复后才能使用。

(4) 一批生产完成时,应将剩余粉粒取出,刷清机内各部分的残留粉末,如停用时间较长,则必须将冲模拆下,并将机器擦拭清洁,机件光面涂上防锈油脂。

(5) 冲模的保养:每次工作结束要将冲模擦拭干净,拆下的冲模除擦拭清洁外,要全部涂上防锈油脂,放置在有盖的铁盒内,勿使之碰伤或生锈。

## 五、注意事项

(1) 使用中经常检验片剂质量,若发现有毛边、凸纹、厚薄不均等情况时,及时检查冲模情况,发现不合格的冲模切勿使用,以免损坏机器。

(2) 不干燥的原料切勿使用,以免损坏机器。

(3) 运转中如有跳片、停滞不下或其他故障,切勿用手拿取,以免造成安全事故。

(4) 在加油时,应注意勿使油溢出,或滴入台面或冲模周围,以免影响片剂质量。

(5) 接上电源,注意飞轮旋转应与所指方向相同,切勿倒转,以免损坏机件。

---

## 第三节　练　习　实　例

### 实例一　压片机的安装与调试

压片机的安装与调试

【实验目的】

(1) 熟悉 TDP 压片机的基本结构和工作原理。

(2) 掌握 TDP 压片机压片机构的安装与拆卸的操作方法。

(3) 了解压片过程中常见故障的排除方法。

【仪器、材料及试药】

1. 仪器与材料　TDP-1.5 单冲压片机、BS 124S 电子天平、YD-2 片剂硬度仪、12 目筛网。

2. 试药　阿司匹林、淀粉、滑石粉、酒石酸、10％淀粉浆。

【实验步骤】

(一) 压片机的安装与调试

1. 模具的安装与调整

(1) 模具、零件、工具及药料的准备和检查:将保存于润滑油中的模具取出,擦拭干净,检查上下冲杆的头部韧口及行腔面和中模表面及内孔有无损伤或腐蚀。

（2）冲模的安装与调整：首先,拆下料斗、加料器和中模板,将台板模孔和冲模擦拭干净,然后依次安装上冲、下冲和中模,最后将料斗和加料器装上,完成压片机的安装。

2. 出片机构的调整　用手转动飞轮,使出片凸轮带动连杆和升降叉,上升到最高点,然后松开固定板,再旋转下冲芯子上的出片调节轮,观察下冲头的口面与平面齐平,调整好后,仍将固定板固紧。

3. 填充调整

（1）片剂颗粒的制备：取阿司匹林 30.0 g、淀粉 10.0 g 及酒石酸 0.2 g 混合均匀,加入适量 10%淀粉浆混匀,制成软材,以 12 目药筛制粒,湿粒在 40～60℃中干燥,干粒过 12 目筛整粒,加入滑石粉混匀。

（2）仪器调整：用以上片剂颗粒试压 1 片药片,称定药片的片重,若药片片重较小,应松开固定板,向下旋转充填调节轮,增加原料量；若药片的片重较大,向上旋转充填调节轮,减少原料量,反复多次调节填充调节轮,使片重达到规定范围。注意不要使出片调节轮转动,调整后固紧固定板。

4. 调整片剂硬度　试压 1 片药片,若药片硬度过大,应松开六角螺母,向右旋转上冲芯子,使药片硬度变小,若药片硬度过小,向左旋转上冲芯子,使药片硬度增大,反复多次调节上冲芯子,使得药片硬度达到规定范围,调整后拧紧六角螺母。

5. 通电运行　将下冲转动到最高位时,安装加料斗,拧紧固定螺钉,倒入粉末,在中模外侧放上接收容器,插上插头,按下"ON"按钮,通电运行。

6. 机器的拆卸与清洁　压片完毕,对压片机及零部件进行拆卸、清洁,将冲模放回润滑油中保存。

7. 登记　实验结束,需在仪器使用登记本上登记使用日期、姓名和使用情况等相关使用记录。

（二）压片

（1）使用 10 号模具,试用安装调试好的压片机压制一组片重约 0.25 g,硬度 2～3 kg 的片剂。

（2）使用 8 号模具,试用安装调试好的压片机压制一组片重约 0.15 g,硬度 2～3 kg 的片剂。

【思考题】

（1）压片机安装过程中需注意哪些环节?

（2）压片过程中,哪些情况会造成松片,该如何解决?

注：本实验提供的仪器型号是为了方便读者选择具有同等功能的仪器开展实验,并非必须选择相同实验设备。


## 实例二　片剂的制备

### 片剂的制备

【实验目的】

（1）掌握 TDP 型压片机使用过程中的操作要点。

（2）了解中药片剂的压制过程。

【仪器、材料及试药】

1. 仪器与材料　TDP－1.5 单冲压片机、BS 124S 电子天平、YD－2 片剂硬度仪、筛网(14 目和 80 目)。

2. 试药　中药材颗粒、丹皮酚、微粉硅胶、微晶纤维素、喷雾干燥乳糖。

【实验步骤】

(一)压片机的安装

1. 模具的安装与调整　同实例一。

2. 出片机构的调整　同实例一。

3. 填充调整　同实例一,片剂制备按本实例"(二)片剂的压制"操作。

4. 调整片剂硬度　同实例一。

(二)片剂的压制

1. 湿法制颗粒压片

[处方]中药材颗粒(或空白颗粒)10 g。

[制法]取中药材颗粒(或空白颗粒)10 g,过 14 目筛整粒,再用 80 目筛筛出细粉(粗颗粒保留),压片,片重约 0.25 g,硬度 2～3 kg。

2. 粉末直接压片

[处方]丹皮酚 1.1 g,微粉硅胶 0.11 g,微晶纤维素 4.1 g,喷雾干燥乳糖 4.1 g。

[制法]取丹皮酚 1.1 g,微粉硅胶 0.11 g 混合均匀后,再与微晶纤维素 4.1 g、喷雾干燥乳糖 4.1 g 混合均匀,过 60 目筛,压片,片重约 0.18 g,硬度 2～3 kg。

(三)质量检查

1. 外观检查　片剂表面应色泽均匀、无斑点。

2. 片重差异　根据 2020 年版《中国药典》规定如下(表 12－3－1):

表 12－3－1　2020 年版《中国药典》规定片重差异

| 平均重量 | 重量差异限度(%) |
| --- | --- |
| 0.30 g 以下 | ±7.5 |
| 0.30 g 或 0.30 g 以上 | ±5.0 |

取供试品 20 片,精密称定总重量,求得平均片重后,再分别精密称定每片的重量,每片重量与平均片重比较(凡无含量测定的片剂或有标示片重的中药片剂,每片重量应与标示片重比较)。按表中的规定,超出重量差异限度的不得多于 2 片,并不得有 1 片超出限度 1 倍(表 12－3－2)。

表 12－3－2　片重差异检查表

| 编号 | 片重 | 编号 | 片重 | 编号 | 片重 | 编号 | 片重 |
| --- | --- | --- | --- | --- | --- | --- | --- |
| 1 | | 3 | | 5 | | 7 | |
| 2 | | 4 | | 6 | | 8 | |

| 编号 | 片重 | 编号 | 片重 | 编号 | 片重 | 编号 | 片重 |
|------|------|------|------|------|------|------|------|
| 9 | | 12 | | 15 | | 18 | |
| 10 | | 13 | | 16 | | 19 | |
| 11 | | 14 | | 17 | | 20 | |
| 平均片重 | | | | | | | |
| 实验结果 | | | | | | | |

3. 硬度试验　打开片剂硬度仪,启动仪器,将药片放置于滑动板,按下"开始/暂停"键,开始检测,完成检测后,片剂的硬度数值将显示在 LCD 屏上。测 5 片取平均值,一般中药压制片硬度在 2～3 kg,化学药物压制片小片 2～3 kg,大片 3～10 kg。

4. 崩解时限　一般片剂崩解时限不超过 15 min(中草药片剂为 30～60 min)。

【思考题】

(1) 请简述一下 TDP 型单冲压片机压片过程中的操作要点。

(2) 片剂制备过程中,哪些因素可影响片剂的重量差异?

注:本实验提供的仪器型号是为了方便读者选择具有同等功能的仪器开展实验,并非必须选择相同实验设备。

# 第十三章
# 中药制丸技术

丸剂系指采用药材细粉或药材提取物加适宜的黏合剂或药用辅料制成的球形或类球形药用剂型。丸剂可作为固体、半固体和黏稠性的液体药物的载药剂型,同时还通过外部包衣技术掩盖药物本身的不良气味,目前常用丸剂包括浓缩丸、大蜜丸、滴丸等不同形式。由于丸剂的制备方法较为简便,且方便携带,是中药新药研发中的常用剂型之一。

中药丸剂有着漫长而悠久的历史,最早的医方著作《五十二病方》中就描述有丸剂制备的方法,作为剂型名"丸"首次出现在《黄帝内经》中。中国古典医籍《神农本草经》序例中曾记载"药性有宜丸者"。后有《金匮玉函经》指出:"丸药者,能逐风冷,破积聚,消诸坚痞。"汉晋以来,中医学认为有"丸药以舒缓为治""丸者缓也""大毒者须用丸"的优势。《太平惠民和剂局方》是历史上第一部制剂规范的著作,其中丸剂数量占总比例的36%;《中国药典》中收录的丸剂种类约占中成药总数的25%。丸剂作为中华传统剂型之一,历经千年,虽然新剂型不断研发涌现,但其依然在各类剂型中占有重要地位,为中华民族的繁衍生息做出了重要贡献。

中药丸剂的使用在抗日战争时期发挥重要作用,疫情肆虐,卫生环境与医疗条件落后,晋冀鲁豫根据地边区政府和部队领导广大卫生工作人员,积极开展各种卫生防疫工作,颁布卫生防疫法规,宣传卫生防疫知识。其间,充分发挥中医中药的作用,明确提出团结中西医药人员,在西医西药来源困难的情况下,根据地各级卫生人员学习中医药知识,学会针灸疗法,利用地域优势,自采自制中药,鼓励发展中药制造。抗日军政大学的医务人员,在疟疾流行时用中药常山、柴胡、砒石、黄芩、花椒等制成疟疾丸内服,供应当地疫区军民,取得显著的治疗效果,不仅解决了地方医药困难,同时保护了根据地军民的健康和生命安全,巩固了社会稳定。抗战时期疟疾丸的应用,类似于2003年非典流行时期清开灵注射液、鱼腥草注射液等的应用,2019年底新冠病毒感染流行时期连花清瘟胶囊、金花清感颗粒等的使用,充分发挥了中医药的作用,解除了民众因疾病而带来的痛苦,挽救了无数人的生命。

## 丸剂分类

### (一) 按制备方法分类

1. 泛制丸  系指在泛丸机或糖衣机中,交替加入药粉与赋形剂,使药粉湿润、翻滚、黏结成粒,逐渐增大并压实的一种制丸方法。如水丸、水蜜丸、部分浓缩丸和糊丸等。

2. 塑制丸  系指药物细粉与适宜的黏合剂混合制成软硬适度的可塑性丸块,然后再分割成丸粒。如蜜丸、糊丸、部分浓缩丸和蜡丸等。

3. 滴制丸  系利用一种熔点较低的脂肪性基质或水溶性基质,将主药溶解、混悬,乳化后利用适当装置滴入一种不相混溶的液体冷却剂中而制成的丸剂。

（二）按赋形剂分类

1. 蜜丸　系指将药物细粉用蜂蜜作黏合剂制成的丸剂。根据大小和制法不同，分为大蜜丸、小蜜丸用和用泛丸法制备的水蜜丸3种。一般适用于慢性疾病或调理气血的滋补药剂。

2. 水丸　系指药物细粉用凉开水或按处方规定的酒、醋、蜜水和药汁等为黏合剂制成的小球形丸剂。一般适用于清热、解表和消导等药剂。

3. 糊丸　系指药物细粉用淀粉糊、米糊为黏合剂所制成的丸剂。适用于含有一定毒、剧药或刺激性的药剂。如西黄丸、小金丸等。

4. 蜡丸　系指用蜂蜡为黏合剂制成的丸剂。适于含毒剧或刺激性较强的药剂。

5. 浓缩丸　系指药物或部分药物的煎液或提取液浓缩成浸膏，与适宜的辅料或药物细粉制成的丸剂。体积小，便于服用。

6. 其他丸剂　根据中医辨证施治的观点，视临床治疗的需要，有的选用其他材料（红糖、白糖、饴糖、枣泥、胶汁、动物的脏器或乳汁等）作为黏合剂制丸。

## 第一节　泛制法制丸技术

泛制法系指在转动的适宜的容器或机械中，将药材细粉或浸膏粉与赋形剂交替润湿、撒布，不断翻滚，逐渐增大的一种制丸方法。主要用于水丸、水蜜丸、糊丸、浓缩丸、微丸的制备。

### 一、制丸原理

液体将粒子湿润并附于粒子表面，由于液体的黏合力，固体粒子间相互黏附成颗粒，颗粒转动中自颗粒外侧压出过剩的液体，这些表面液体可继续将另外的粒子黏附，如此逐渐长大成致密的球形粒子。

### 二、赋形剂

泛制法制备丸剂时，可采用不同的赋形剂（酒、醋、药汁等），以润湿药物细粉，诱导其黏性，使之利于成型。该过程中，还可利用其本身的性质以起到协同和改变药物性能的作用。泛制丸常用赋形剂包括以下几种。

（一）水

水为水丸中最常用赋形剂，一般采用蒸馏水、冷沸水或离子交换水。其本身无黏性，但可诱导中药某些成分，如黏液质、胶质、糖、淀粉，使之产生黏性，利于泛制成丸。水泛丸的特点是成品丸经干燥工序又可将水除去，不增加处方成分和制剂体积，且利于药物溶散。但需注意，成丸后应立即干燥，以防生霉、变质。

## （二）酒

酒性大热，味甘、辛。常用白酒和黄酒。借"酒力"发挥引药上行、祛风散寒、活血通络、矫腥除臭等作用。由于酒中含有不同浓度的乙醇，能溶解中药的树脂、油脂，而增加中药细粉的黏性，但高浓度乙醇不溶解蛋白质、多糖等成分，故其诱导药材细粉黏性较水小。应根据中药质地和成分酌情选用，如在制备六神丸时，以水为润湿剂，其黏合力太强不利于制丸，可用酒代之。另外，酒本身还具有防腐能力，使药物在泛丸过程中不易霉败。酒易挥发，利于成品的干燥。

## （三）醋

醋味酸苦性温。常用米醋，含乙酸为 $3\%\sim5\%$。醋具有引药入肝、理气止痛、行水消肿、解毒杀虫、矫味矫臭等作用。另外，醋可使中药中生物碱变成盐，增加中药中碱性成分的溶解度，利于吸收，提高药效。

## （四）药汁

如果处方中含有一些不易制粉的中药，可根据其性质制成药汁，既可以利用药汁诱导其他中药的黏性，利于制丸，又可以减少服用体积，保存药性。处方中富含纤维的药物、质地坚硬的药物、黏性大难以制粉的药物、树脂类、浸膏类，以及可溶性盐类、液体药物（如乳汁、牛胆汁），可煎汁或加水溶化后泛丸。另外，新鲜中药可捣碎压榨取汁或煎汁，用以泛丸。

## （五）蜜水

以炼蜜用开水稀释后为黏合剂，同蜜丸相比，可节省蜂蜜，降低成本，并利于贮存。蜜水加入的方式应按：低浓度、高浓度、低浓度的顺序依次加入，即先用浓度低的蜜水加大丸粒，待逐步成型时，用浓度稍高的蜜水，已成型后，再改用浓度低的蜜水撞光。否则，因蜜水浓度过高，造成黏结。由于水蜜丸中含水量高，成丸后应及时干燥，防止发霉变质。另外，用泛制法时，炼蜜应用沸水稀释后使用。

## （六）浸膏

取处方中部分中药提取浓缩成膏，做黏合剂，其余中药粉碎成细粉用于泛丸。或用稠膏与细粉或辅料混合成块状物，干燥后粉碎成细粉，再以水或不同浓度的乙醇为润湿剂泛制成丸。处方中膏少粉多时，宜用前法；膏多粉少时，宜用后法。

## （七）稀糊

糯米粉、黍米粉、面粉和神曲粉皆可用来制糊，但以糯米粉糊黏合力最强，面粉糊使用较广泛，黏合力也较好。制糊方法有冲糊法、煮糊法和蒸糊法，以冲糊法应用最多，方便快捷。以冲糊法制得的稀糊为黏合剂，采用泛制法制备丸剂。

## 三、泛制方法

泛制法制丸有手工泛丸和机械泛丸两种，其操作原理相同，主要有原料加工粉碎、起模、成型、选盖面和干燥。其中起模是关键一步。

### (一) 工艺流程

泛制法制丸工艺流程如下(图 13 - 1 - 1)。

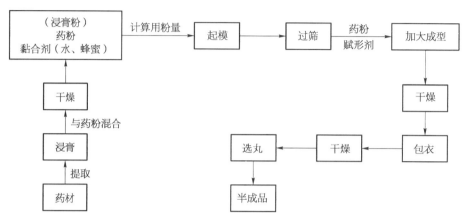

图 13 - 1 - 1 泛制法制丸流程图

### (二) 手工泛丸技术

1. 用具

(1) 圆匾:圆匾是水泛丸的主要制备工具。匾面为竹子外皮通过细密编织而成,并在匾面涂上桐油,在匾里洒水润湿后不透漏。匾边与匾底均用竹条编织而成,以求坚实耐用。匾的直径一般有 2.4 尺、2.6 尺、2.8 尺和 3.2 尺 4 种规格。

(2) 筛子:为了筛选所要求的丸粒,应根据丸粒的大小选用不同口径的筛子。传统用的筛子是用竹皮和藤皮编制而成,为方便操作时手托于匾上,筛子的直径一般为圆匾的 2/5～2/3。

(3) 刷子:用马蔺根或细竹丝扎成一束,两端均可使用,用来扫刷黏着在匾面的颗粒和粉末,还可使聚成块的颗粒离散。

(4) 小扫帚:用来沾水均匀撒布于圆匾内。此外还有木案子、水盆、水勺、药料盆、取药勺等(图 13 - 1 - 2)。

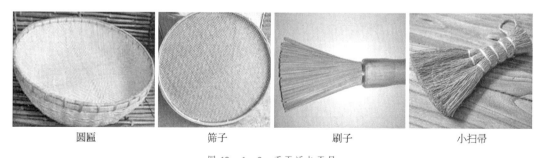

| 圆匾 | 筛子 | 刷子 | 小扫帚 |

图 13 - 1 - 2 手工泛丸工具

2. 操作

(1) 起模子:用水勺取少量水撒布于圆匾内,以小扫帚将水刷匀,使匾面润湿即可,加适量药粉，双手持匾旋转摇动，水即润湿药粉。将匾倾斜，大部分药粉聚于匾的一边，黏于匾面的部分用刷子刷离。成块的以手揉搓使碎，反复旋转摇摆圆匾，即逐渐形成大小不等的颗粒。多次加注水分及药粉，使颗粒逐渐增大，用筛子分离粒径过大或过小颗粒，留取制得的均匀颗粒。

（2）成型：将颗粒置于圆匾的一边，于另一边加少量水并刷匀。双手持圆匾在木案上用力旋转摇动，摇动圆匾的方式有两种：前后来去直线运动谓之"闯"，能使药粉均匀包裹颗粒并成丸型，黏于匾面的颗粒被碰离；上下左右曲线的摇摆谓之"摆"。

"闯"前洒水于匾面，"摆"前加药粉于颗粒上。为防止颗粒及丸粒黏于匾上，可在操作过程中用力震动匾以分离之。通过"闯"和"摆"的操作，药粉黏着于颗粒上而体积逐渐加大。如此反复操作，直至达到所要求的丸形大小为止。

（3）筛选：在操作过程中交叉而反复筛选同形的丸粒，逐渐获得大小一致的丸剂。筛子多用不锈钢筛或铜筛，便于清洁。筛选操作时，筛子比圆匾小，可以利用圆匾做接收器，一手托空筛在上，一手提匾使颗粒抛入筛中，筛下的颗粒仍集中于匾内。如此反复操作，较为简便。

（4）干燥：泛制好的水丸含水量较大，容易发霉，应及时干燥。可采用自然干燥和低温干燥法。如需挂衣，干燥后可进行挂衣操作。

### 四、手工泛丸和机械泛丸的比较

泛制法是我国传统的水丸制作方法，也是我国独有的中药制作方法，目前，国内仍有 80% 以上的中药厂沿用泛制工艺来制备水丸。最初是手工泛丸，它的工艺过程可分为：原料粉的准备及起模、成型、盖面、干燥、过筛、包衣打光、质量检查等。其中，起模是泛丸成型的基础，也是制备水丸的关键环节，模子的形状直接影响成品的圆整度。同样，模子的粒度差和数目也会影响过程中筛选的次数和丸粒的规格及药物含量的均匀度。由于手工泛丸劳动强度大、产量低、污染严重，现基本已被机械泛制法所代替。机械泛丸与手工泛丸的原理相同，唯采用设备不同，其操作方法和步骤与手工泛制法大体一致，只不过机械泛丸降低了工人的劳动强度、缩短了生产时间和减少了污染的机会而已。

## 第二节　塑制法制丸技术

塑制法系指中药细粉加适宜的黏合剂，混合均匀，制成软硬适宜、可塑性较大的丸块，再依次制丸条、分粒、搓圆而成丸粒的一种制丸方法。多用制丸机，用于蜜丸、糊丸、蜡丸、浓缩丸和水蜜丸的制备。

### 一、制丸原理

塑制法制丸的制备工艺原理：利用手工或者捏合机将原料药细粉和黏合剂混合均匀、制成丸块，再由搓条面和出条机制药条，药条在搓丸板的轨道或轧丸机上被分粒、搓圆。

## 二、赋形剂

### (一) 蜂蜜

制作中药蜜丸所用蜂蜜须经炼制后方能使用。其目的是除去其中的杂质,蒸发部分水分,破坏酵素,杀死微生物,增强黏合力。炼蜜前应选取无浮沫、死蜂等杂质的优质蜂蜜,若蜂蜜中含有这类杂质,就须将蜂蜜置锅内,加少量清水(蜜水总量不超过锅的 1/3,以防加热时外溢)加热煮沸,再用 4 号筛滤过,除去浮沫、死蜂等杂质,再入锅内加热,炼至需要的程度即可。

炼蜜程度分嫩、中、老三种。这三种程度的确定,过去老一辈的中医是采取眼观、手捻、冷水测试等"看火色"的方法。现在制剂技术对炼蜜的温度、含水量均作了较为详细的要求。

1. 嫩蜜　系指蜂蜜加热至 105～115℃ 而得的制品。嫩蜜含水量在 17%～20% 以上,色泽无明显变化,稍有黏性,适用于黏性较强的药物制丸。

2. 中蜜　系指蜂蜜加热至 116～118℃,满锅内出现均匀淡黄色细气泡的制品。炼蜜含水量为 14%～16%,用手指捻之多有黏性,但两手指分开时无长白丝出现。中蜜适用于黏性适中的药物制丸。

3. 老蜜　系指蜂蜜加热至 119～122℃,出现有较大的红棕色气泡时的制品。老蜜含水量仅为 10% 以下,黏性强,两手指捻之出现白丝,滴入冷水中成边缘清楚的团状。多用于黏性差的矿物或纤维较重的药物制丸。

### (二) 米糊、面糊

糯米糊、黍米糊、面粉和神曲粉皆可以用来制糊。其中,以糯米粉黏合最强,面粉糊使用较为广泛,黏合力也较好。制糊有冲糊法、煮糊法、蒸糊法三种。其中冲糊法应用较多。冲糊法是将糊粉加少量温水调匀成浆,冲入沸水,不断搅拌成半透明糊状;煮糊法是将糊粉加适量水混合均匀制成块状,置沸水中煮熟,呈半透明状;蒸糊法是将糊粉加适量水混合均匀制成块状,置蒸笼中蒸熟后使用。

### (三) 蜂蜡

蜂蜡的精制:将蜂蜡加适量水加热熔化,搅拌使杂质下沉,静置,冷后取出上层蜡块,刮去底面杂质,反复几次,即可。控制好制备的温度。因为蜂蜡本身黏性小,主要利用其熔化后能与药粉混合均匀,当接近凝固时具有可塑性而制丸。温度过高或过低,药粉与蜡易分层,无法混匀。蜂蜡熔点为 62～67℃,整个制丸操作需保温 60℃。

### (四) 中药浓缩液

中药饮片经过提取、过滤、浓缩为一定比例的药液。

## 三、塑制方法

### (一) 工艺流程

塑制法制丸工艺流程如下(图 13-2-1)。

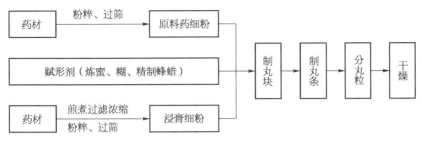

图 13-2-1 塑制法制丸流程图

### (二) 手工制大蜜丸

1. 用具　搓丸板主要由制条标尺、制条面、制条板、底板及压板部分组成(图 13-2-2)。其工作原理,将药物与赋形剂合药成丸块,丸块在制条板上制成丸条,将丸条横放于底板上的纵行凹沟上,上复压板,用双手由轻至重前后搓按,丸条即被切断,同时前后往复推动压板,丸块即被搓成球形的药丸。塑料小型家用简易中药手工搓丸板,采用进口 abs 塑料原生料精制而成,无任何添加剂,无毒,制丸为低温使用,更为安全。精度较木制品高,能水洗,不变形,丸道滑利,使用方便,是诊所、家庭小规模制作中药大蜜丸的良好工具,产品规格有 3 g、6 g、9 g 三种。

(1) 9 g 搓丸板:41 cm×24 cm,产品丸 $\phi$22 mm,丸道数 15。

(2) 6 g 搓丸板:41 cm×24 cm,产品丸 $\phi$19 mm,丸道数 17。

(3) 3 g 搓丸板:41 cm×24 cm,产品丸 $\phi$15 mm,丸道数 21。

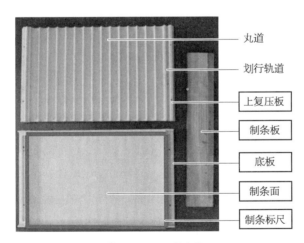

图 13-2-2 搓丸板

2. 操作方法　取少量炼蜜加入混合处方粉末,用手搅拌,使处方混合药粉湿润。少量多次加入剩余的炼蜜,使处方药粉充分混合均匀制成丸块。丸块在制条面上制成丸条,将搓好的丸条横放在搓丸板底板中间偏后的位置,使药条与丸道垂直,双手分别拿在上复压板两端,将上复压板在搓丸底板 1/2 处,对准沟槽,边轻往下按边慢向前推,即可制成药丸。

(1) 使用前先把底板用固定板条固定在工作台上,然后把两边固定底板和面板的 2 个小铁钉取出,打开面板。

（2）物料的准备：称取处方细粉（过 6 号筛）和炼蜜（图 13-2-3）。

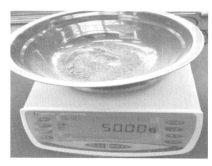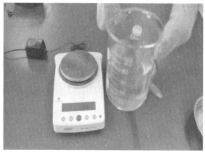

图 13-2-3 物料的准备

（3）制丸块：也称和药。取少量炼蜜加入混合处方粉末，用手搅拌，使处方混合药粉湿润。少量多次加入剩余的炼蜜，使处方药粉充分混合均匀，直至丸块达到能随意塑形、不开裂、不黏手、不黏附不锈钢盆为止，即不锈钢盆光、手光、药光，是塑制蜜丸的关键工序（图 13-2-4）。

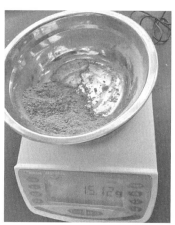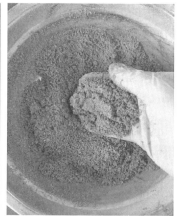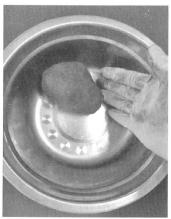

图 13-2-4 制丸块

（4）制丸条：利用制条标尺和制条板，将以上丸块置于搓丸板的制条面上，来回往返揉搓至丸条粗细均匀。药条的粗细，是由尺度条控制的（图 13-2-5）。

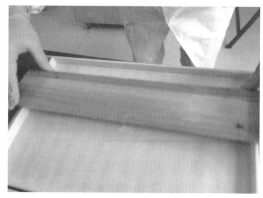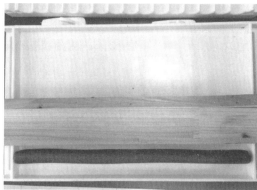

图 13-2-5 制丸条

（5）分粒与搓圆：将搓好的丸条横放在搓丸板底板中间偏后的位置，使药条与丸道垂直；双手分别拿在上复压板两端，将上复压板在错后底板 1/2 处，对准沟槽，边轻往下按边慢向前推，即可制成药丸（图 13-2-6）。

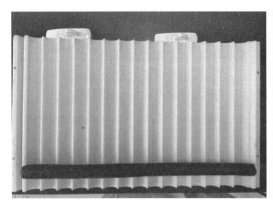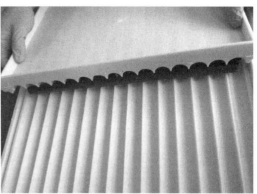

图 13-2-6 分粒与搓圆

（6）干燥：将制好的大蜜丸置于阴凉通风处，晾干。

## 四、塑制法制丸过程中常见的问题及解决措施

塑制法制丸过程中常见的问题及解决措施见表 13-2-1。

表 13-2-1 塑制法制丸过程中常见的问题及解决措施

| 常见问题 | 发生原因 | 解决方法 |
|---|---|---|
| 表面粗糙 | （1）药料中含纤维多；<br>（2）药料中含矿物或贝壳类药过多；<br>（3）药粉过粗；<br>（4）加蜜量少而且混合不均；<br>（5）润滑剂用量不足 | 一般是将药料粉碎得更细些，加大用蜜量，用较老的炼蜜，加大润滑剂用量等办法解决。亦可将含纤维多的、矿物药等药味加以提取，浓缩成稠膏兑入炼蜜中制丸 |
| 蜜丸变硬 | （1）用蜜量不足；<br>（2）蜜温较低；<br>（3）个别含胶类药比例量较多，合坨时蜜温过高而使其烊化又冷固 | 加大蜜用量，并使蜜温适宜，炼蜜程度掌握适当即可 |
| 皱皮 | （1）炼蜜较嫩而含水分过多，当水分蒸发后蜜丸萎缩；<br>（2）包装不严，蜜丸在湿热季节吸潮，而在干燥季节水分蒸发，使蜜丸反复产生胀缩现象而造成；<br>（3）润滑剂使用不当 | （1）将蜜炼制一定程度，控制含水量适当；<br>（2）加强包装使之严密，最好用蜡壳包装；<br>（3）所用润滑剂适宜并均匀 |
| 返砂 | （1）蜜质量欠佳，"油性"小，含果糖少；<br>（2）合坨不均匀；<br>（3）蜂蜜炼制不到程度 | （1）改善蜂蜜质量，选用"油性"较大的好蜜；<br>（2）对蜂蜜加强炼制，控制炼蜜程度 |

| 常见问题 | 发生原因 | 解决方法 |
|---|---|---|
| 空 心 | 将蜜丸掰开时,在其中心有一个小空隙,常见饴糖状物析出,其原因主要是制丸时揉搓不够 | 加强合坨和搓丸技术 |
| 发霉或生虫 | (1) 药料加工炮制不净,残留微生物或虫卵等;<br>(2) 药料在粉碎、过筛、合坨、制丸及包装等操作中污染;<br>(3) 包装不严密,在贮存中污染 | 应严格按卫生标准要求,防止微生物和虫卵等带入或再污染 |

## 第三节　滴制法制丸技术

滴制法一般用于制备滴丸,是指将药物均匀分散在熔融的基质中,再滴入不相混溶的冷凝液里,冷凝收缩成丸的方法。

### 一、制丸原理及特点

将提取物(包括部分难溶性成分)或主药加入特定的载体(基质或辅料),通过熔融法、溶剂法或溶剂-熔融法等技术制成的一种药物呈高度分散的固体分散物,被称为固态溶液,简称固化液。由于载体对药物具有湿润、阻碍聚集、增溶和抑晶作用,药物在基质中主要以分子、微晶或胶体状态存在,药物总表面积增大,这样不仅增加了某些难溶性中药有效成分的溶解度、溶出速度和吸收速率,还提高了有效成分的生物利用度。

滴丸是在中药丸剂的基础上发展起来的,其主要特点有:

#### (一) 改变药物的溶出速率

通过选用不同的基质,可以调节释药速度。

速效、高效滴丸:选用水溶性基质,可在骤冷条件下形成固体分散体,药物以分子、微晶或亚稳态微粒等高能态形式存在,易于溶出,可提高难溶性药物的溶出速度和生物利用度。例如:灰黄霉素滴丸,其疗效为微粉片的 2 倍;用于耳腔内治疗的氯霉素滴丸可起长效作用。

缓释、控释滴丸:选用非水溶性或肠溶性基质成丸,可控制药物的释放,起缓释或肠溶的作用。对于难溶性或生物利用度低的药物,例如:盐酸利多卡因滴丸,口服吸收良好,但首过效应可消除 70% 以上的药效,而舌下含服,则可避免首过效应。

#### (二) 增加药物的稳定性

滴丸可将易水解、氧化而分解或易挥发的药物包埋于其中,减小外界对药物的影响,从而增加其稳定性。例如:舒胸片中川芎挥发油具有行气活血、祛风止痛的功效,但长期存放的过程中,大部分挥发油将会挥发,而制成滴丸后,将会减少挥发油的散失,从而提高了药物的疗效。

### （三）降低毒副作用

吲哚美辛疗效确切,但因其对胃肠道刺激性较大,影响其在临床上的广泛应用;但将其制成滴丸后,可增加吲哚美辛的溶解度,提高吸收效果,可减小其使用剂量,从而达到减小对胃肠道刺激的目的。

### （四）剂量准确、液体药物固体化

滴丸制备中,要求主药在基质中分散均匀,通过控制滴制条件,较一般丸剂或片剂重量差异小。有些液体药物可用滴制法制成固体滴丸,便于携带、贮藏。如芸香油滴丸和牡油滴丸。

### （五）生产设备简单、操作容易,生产车间内无粉尘,有利于劳动保护

生产工序少、周期短、自动化程度高,成本低。设备由滴管、保温装置和冷却容器组成,将药物混于基质中,通过滴管将药液滴入冷凝液中,干燥后即可得到制剂,该过程无研磨粉碎过程,不产生粉尘,适合于大工业化生产。

### （六）滴丸剂应用受限

目前滴丸剂由于可使用的基质、冷凝液品种较少,每丸含药量少(丸重<100 mg),仅适用于剂量较小的药物,使该剂型应用受限。

## 二、常用滴丸基质和冷凝液的介绍

### （一）滴丸基质

滴丸剂中除药物以外的赋形剂均称为基质。根据“相似者相溶”的原则,尽可能选用与药物极性或溶解度相似的物质,只要符合以下三点的物质,就可能被选为滴丸的基质。

（1）与主药不发生反应,不影响主药的疗效和检测。

（2）熔点较低,在 60～160℃的条件下能熔化成液体,但在室温下又能凝固成固体,加入一定量的药物后仍能保持上述性质。

（3）对人体无害。

常用的有水溶性和脂溶性两大类。水溶性基质:聚乙二醇类、聚氧乙烯单硬脂酸酯、硬脂酸钠、泊洛沙姆、甘油明胶等;脂溶性基质(非水溶性基质):硬脂酸、单硬脂酸甘油酯、虫蜡、蜂蜡、氢化植物油、十八醇等。在实际应用中也常采用水溶性和脂溶性基质的混合物作滴丸的基质,常用 PEG6000 加适量硬脂酸,以增大药物融化时的溶解量,调节溶散时限,有利于滴丸成型。

### （二）冷凝液

用来冷却滴出液,使之收缩而制成滴丸的液体称为冷凝液。它不是滴丸剂的组成部分,却在滴丸的成型过程中起到重要作用。

冷凝液应具备以下特点:

（1）安全无害,或虽有毒性,但易除去。

（2）主药与基质均应不溶于冷凝液中,也不能发生反应。

（3）冷凝液的密度应适中,尽量与滴液的密度接近,使滴丸在冷凝液中能够缓缓下沉或上浮,使滴丸充分凝固且丸形完整。

（4）冷凝液的黏度也应当适宜,使液滴与冷凝液间的黏力应小于液滴间的内聚力,便于滴液收缩凝固成丸。

冷凝液一般也分为脂溶性和水溶性两大类:脂溶性基质滴丸常用水溶性的冷凝液,比如水、不同浓度的乙醇溶液、酸性或碱性水溶液等;水溶性基质滴丸常用脂溶性的冷凝液,比如液体石蜡、二甲基硅油、植物油或其混合物等。

## 三、方法

### （一）工艺流程

滴制法制丸流程见图13-3-1。

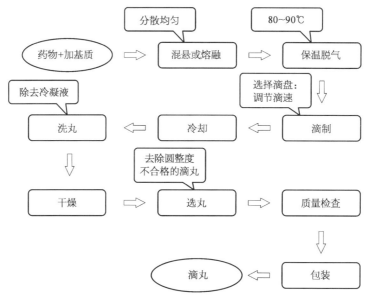

图 13-3-1 滴制法制丸流程图

### （二）手工制滴丸

1. 用具或仪器 实验室自制滴丸装置主要由储液系统(外层有保温夹层:连接恒温浴槽提供恒定的水浴高温)、滴制系统(设计聚四氟乙烯活塞控制滴速)、冷凝系统(外层有冷凝夹层:连接恒温浴槽提供冰浴温度)、收集部分(可根据实验需要更换)组成(图13-3-2)。保温系统及冷凝系统的温度可根据实际需要进行调节。

优点:适用于学生实验,装置模拟机械制丸装置、操作简单、占地面积小、方便清洗、携带。缺点:滴制速度只能手动调节。

2. 方法

（1）原料的准备:提取制备所需药液,并按处方比例需要称量基质和药液,备用。

（2）药液与基质混合:将称量好的基质放置于恒温浴槽中加热熔融,待完全熔融后,加入

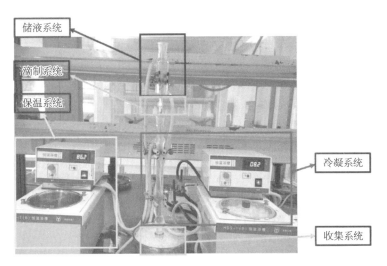

图 13-3-2　制滴丸装置

药液,混合均匀。

　　(3)制滴丸装置的清洗与检漏:加热水置于储液器中,旋动聚四氟乙烯开关,观察开关是否堵塞及是否可控制水的流出(图 13-3-3)。

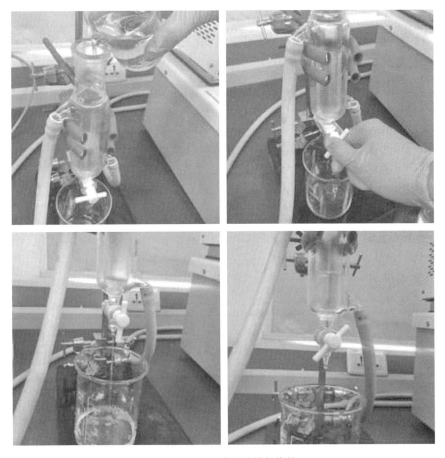

图 13-3-3　装置清洗与检漏

（4）装置的连接：连接冷凝管和收集用锥形瓶，并用铁架台固定；加入冷凝液二甲基硅油（注意：冷凝液的加入量不能过多，以免滴丸制备中冷凝液溢出）；将冷凝管与恒温浴槽连接（注意：恒温浴槽出水口接冷凝管进水口，冷凝管出水口接恒温浴槽进水口）；并在冷凝恒温浴槽中加入冰块制冷。

（5）制滴丸：调整储液器滴头与冷凝管液面间的距离，需＞5 cm；将混合均匀的药液基质混合液迅速转移至储液器中；打开聚四氟乙烯开关，调整滴速，使药液基质混合液均匀下降，且在冷凝液中不集聚凝结。

（6）收集滴丸：将冷凝管和收集器中冷凝液倒入有筛网的烧杯中，收集筛网中的滴丸，并擦拭干净，置 40℃烘箱中干燥。

## 四、影响滴丸成型和质量的因素

滴丸是一种利用固体分散理论和技术制备的一种固体分散制剂，无论是采取熔融法还是溶剂熔融-滴制法，在滴丸的制备过程中，必须先将药物和基质融（溶）成液体后，再将这种液体滴入冷凝液中固化成型。

在制备滴丸的整个过程中，各个环节都会对其最后制剂的成型和质量产生影响，在这其中，滴丸的成型是制备滴丸的关键环节，影响滴丸成型形状与重量的因素主要有：

（1）基质和药物的性质与配比。

（2）药物与基质混合物的熔融温度。

（3）冷凝剂的性质及滴丸固化成型的冷凝温度。

（4）滴头大小、滴距等其他因素。

此外，滴头的材质、厚薄与形状，滴制的速度，物料的温度，药液的黏滞度和滴距都会对滴丸重量造成一定的影响。一般说来，60 mg 以下的滴丸多数都是通过自然滴制的方式，可通过对滴嘴大小的控制，和对滴制的速度进行微调，以及适当调节温度来达到增大或减小丸重的目的。而滴制 70 mg 以上的滴丸则需要使用大丸滴制系统，丸重可以在线实时调整。

其工艺研究中多用正交实验法和均匀设计法，采用成型性、丸重变异系数、外观质量（圆整度）和硬度等几项指标来进行工艺优选。

## 五、制备滴丸过程中常见的问题及解决措施

制备滴丸过程中常见的问题及解决措施见表 13-3-1。

表 13-3-1　制备滴丸过程中常见的问题及解决措施

| 常见问题 | 发生原因 | 解决方法 |
| --- | --- | --- |
| 粘连 | 冷凝液温度偏低，黏性大，滴丸下降慢 | 升高冷凝液温度 |
| 色泽不均一 | 药液与基质混合不均匀 | 药液与基质混合均匀后再制滴丸 |
| 滴丸硬度不够 | （1）冷凝液温度过高；<br>（2）冷凝路径过短；<br>（3）药液与基质性质与配比不合适 | （1）降低冷凝液温度；<br>（2）增长冷凝路径；<br>（3）更换基质类型或调整药液与基质配比 |

| 常见问题 | 发生原因 | 解决方法 |
|---|---|---|
| 表面不光滑 | 冷凝液温度偏高,丸形定型不好 | 降低冷凝液温度 |
| 滴丸带尾巴 | 冷凝液上部温度过低 | 升高冷凝液温度 |
| 滴丸呈扁形 | (1) 冷凝液上部温度过低,药液与冷凝液面碰撞成扁形,且未收缩成球形已成型;<br>(2) 药液与冷凝液密度不相符,使液滴下降太快影响形状 | (1) 升高冷凝液温度;<br>(2) 改变药液或冷凝液密度,使两者相符 |
| 丸重偏重 | (1) 药液过稀,滴速过快;<br>(2) 压力过大使滴速过快 | (1) 适当降低滴罐和滴盘温度,使药液黏稠度增加;<br>(2) 调节压力旋钮或真空旋钮,减小滴罐内压力 |
| 丸重偏轻 | (1) 药液太黏稠,搅拌时产生气泡;<br>(2) 药液太黏稠,滴速过慢;<br>(3) 压力过小使滴速过慢 | (1) 适当增加滴罐和滴盘温度,降低药液黏度;<br>(2) 适当升高滴罐和滴盘温度,使药液黏稠度降低;<br>(3) 调节压力旋钮或真空旋钮,增大滴罐内压力 |

## 第四节 丸剂质量检查

《中国药典》(四部)中的"制剂通则0108"项下规定了中药丸剂的质量要求,其质量检查主要包括:外观、水分、装量、装量差异、重量差异、溶散时限、微生物限度等。

### 一、外观

丸剂外观应圆整,大小、色泽应均匀,无粘连现象。蜡丸表面应光滑无裂纹,丸内不得有蜡点和颗粒,滴丸表面应无冷凝介质黏附。

### 二、水分

照水分测定法(通则0832)测定。除另有规定外,蜜丸和浓缩蜜丸中所含水分不得过15.0%;水蜜丸和浓缩水蜜丸不得过12.0%;水丸、糊丸和浓缩水丸不得过9.0%。蜡丸不检查水分。

### 三、重量差异

(一) 除另有规定外,滴丸剂照下述方法检查,应符合规定

取供试品20丸,精密称定总重量,求得平均丸重后,再分别精密称定每丸的重量。每丸重

量与标示丸重相比较(无标示丸重的,与平均丸重比较),按表13-4-1中的规定,超出重量差异限度的不得多于2丸,并不得有1丸超出限度1倍。

表 13-4-1 滴丸剂重量差异限度要求

| 标示重量或平均重量 | 重量差异限度 |
| --- | --- |
| 0.03 g 及 0.03 g 以下 | ±15% |
| 0.03 g 以上至 0.1 g | ±12% |
| 0.1 g 以上至 0.3 g | ±10% |
| 0.3 g 以上 | ±7.5% |

**(二) 除另有规定外,其他丸剂照下述方法检查,应符合规定**

以 10 丸为 1 份(丸重 1.5 g 及 1.5 g 以上的以 1 丸为 1 份),取供试品 10 份,分别称定重量,再与每份标示重量(每丸标示量×称取丸数)相比较(无标示重量的丸剂,与平均重量比较),按表13-4-2规定,超出重量差异限度的不得多于2份,并不得有1份超出限度1倍。

表 13-4-2 丸剂重量差异限度要求

| 标示重量(或平均重量) | 重量差异限度 |
| --- | --- |
| 0.05 g 及 0.05 g 以下 | ±12% |
| 0.05 g 以上至 0.1 g | ±11% |
| 0.1 g 以上至 0.3 g | ±10% |
| 0.3 g 以上至 1.5 g | ±9% |
| 1.5 g 以上至 3 g | ±8% |
| 3 g 以上至 6 g | ±7% |
| 6 g 以上至 9 g | ±6% |
| 9 g 以上 | ±5% |

## 四、装量差异和装量

### (一) 装量差异

除糖丸外,单剂量包装的丸剂,照下述方法检查装量差异应符合规定。

取供试品 10 袋(瓶),分别称定每袋(瓶)内容物的重量,每袋(瓶)装量与标示装量相比较,按表 13-4-3 规定,超出装量差异限度的不得多于 2 袋(瓶),并不得有 1 袋(瓶)超出限度 1 倍。

表 13-4-3 丸剂装量差异限度要求

| 标示重量 | 装量差异限度 |
| --- | --- |
| 0.5 g 及 0.5 g 以下 | ±12% |
| 0.5 g 以上至 1 g | ±11% |
| 1 g 以上至 2 g | ±10% |
| 2 g 以上至 3 g | ±8% |
| 3 g 以上至 6 g | ±6% |
| 6 g 以上至 9 g | ±5% |
| 9 g 以上 | ±4% |

### (二) 装量

装量以重量标示的多剂量包装丸剂,照最低装量检查法(通则 0942)检查,应符合规定。以丸数标示的多剂量包装丸剂,不检查装量。

## 五、溶散时限

除另有规定外,取供试品 6 丸,选择适当孔径筛网的吊篮(丸剂直径在 2.5 mm 以下的用孔径约 0.42 mm 的筛网,在 2.5～3.5 mm 之间的用孔径约 1.0 mm 的筛网;在 3.5 mm 以上的用孔径约 2.0 mm 的筛网),照崩解时限检查法(通则 0921)片剂项下的方法加挡板进行检查。小蜜丸、水蜜丸和水丸应在 1 h 内全部溶散;浓缩丸和糊丸应在 2 h 内全部溶散。滴丸剂不加挡板检查,应在 30 min 内全部溶散,包衣滴丸应在 1 h 内全部溶散。操作过程中如供试品黏附挡板妨碍检查时,应另取供试品 6 丸,以不加挡板进行检查。上述检查,应在规定时间内全部通过筛网。如有细小颗粒状物未通过筛网,但已软化且无硬心者可按符合规定论。

蜡丸照崩解时限检查法(通则 0921)片剂项下的肠溶衣片检查法检查,应符合规定。

除另有规定外,大蜜丸及研碎、嚼碎后或用开水、黄酒等分散后服用的丸剂不检查溶散时限。

## 六、微生物限度

以动物、植物、矿物质来源的非单体成分制成的丸剂,生物制品丸剂,照非无菌产品微生物限度检查:微生物计数法(通则 1105)和控制菌检查法(通则 1106)及非无菌药品微生物限度标准(通则 1107)检查,应符合规定。生物制品规定检查杂菌的,可不进行微生物限度检查。

## 第五节　练 习 实 例

### 实例一　左金丸的制备

**左金丸的制备**

【实验目的】

(1) 掌握泛制法制丸的原理和操作方法。

(2) 掌握水丸的质量检查方法。

(3) 熟悉 BY-300A 包衣机的基本结构和工作原理。

【仪器、材料及试药】

1. 仪器与材料　BY-300A 包衣机、100 目筛网、DHG-9240A 烘箱、水。

2. 试药　黄连、吴茱萸。

【实验步骤】

1. 处方　黄连 60 g，吴茱萸 10 g。

2. 制备方法

(1) 物料的制备：取以上两味药物，粉碎成细粉，过 100 目筛，混匀。

(2) 起模：将药粉用水混匀，以手握之成团，抖之即散为度，制成适宜的软材，再将其过二号筛，取颗粒置泛丸锅中，经旋转、滚撞、摩擦，即成圆形，取出过筛分等，即得丸模。

(3) 成型：在丸模上反复加少量水润湿，撒粉，滚圆，筛选。

(4) 盖面：将已经加大、合格、筛选均匀的丸粒，用中药细粉或清水继续在泛丸锅内滚动操作，使达到成品规定的大小标准，丸粒表面致密、光洁、色泽一致。

(5) 干燥：将制好的药丸放入烘箱，70℃干燥 12 h。

3. 水丸的质量检查

(1) 外观检查。

(2) 重量差异检查。

注：本实验提供的仪器型号是为了方便读者选择具有同等功能的仪器开展实验，并非必须选择相同实验设备。

### 实例二　六味地黄丸的制备

**六味地黄丸的制备**

【实验目的】

(1) 了解塑制法制丸技术的基本原理。

(2) 掌握塑制法制丸技术的基本工艺流程。

(3) 掌握搓丸板的使用方法。

【仪器、材料及试药】

1. 仪器与材料 搓丸板、100目筛网、不锈钢盆。

2. 试药 熟地黄、酒萸肉、牡丹皮、山药、茯苓、泽泻、蜂蜜。

【实验步骤】

1. 物料的准备

(1) 处方：熟地黄160 g，酒萸肉80 g，牡丹皮60 g，山药80 g，茯苓60 g，泽泻60 g。

(2) 将配好的原料药进行粉碎、过100目筛，混合备用。

2. 制丸块 称取混合药粉50 g，蜂蜜45～50 g。先少量蜂蜜加入混合处方粉末，用手搅拌使处方混合粉末湿润。逐渐少量多次加入剩余的蜂蜜，使处方药粉充分混合均匀，此时的丸块应达到能随意塑形，不开裂、不粘手、不黏附不锈钢盆。

3. 制丸条 利用制条标尺和制条板，将以上丸块置于搓丸板的制条面上，来回往返揉搓至丸条粗细均匀，直径约20 mm。注：丸条过粗或过细会影响分粒后丸剂的圆整度和重量。

4. 分粒、搓圆

(1) 将搓好的丸条横放在搓丸板底板中间偏后的位置，使药条与丸道垂直。

(2) 双手分别拿在上复压板两端，将上复压板在错后底板1/2处，对准沟槽，边轻往下按边慢向前推，即可制成质量约为9 g的药丸。

5. 干燥 将制好的六味地黄大蜜丸置于阴凉通风处，晾干。

6. 大蜜丸的质量检查

(1) 外观检查：大蜜丸外观应圆整均匀、色泽一致，细腻滋润、软硬适中。

(2) 重量差异：以10丸为1份（丸重1.5 g及1.5 g以上的以1丸为1份），取供试品10份，分别称定重量，再与每份标示重量（每丸标示量×称取丸数）相比较（无标示重量的丸剂，与平均重量比较），按表13-5-1规定，超出重量差异限度的不得多于2份，并不得有1份超出限度1倍（表13-5-2）。

表 13-5-1 丸剂重量差异限度要求

| 标示重量（或平均重量） | 重量差异限度 |
| --- | --- |
| 0.05 g及0.05 g以下 | ±12% |
| 0.05 g以上至0.1 g | ±11% |
| 0.1 g以上至0.3 g | ±10% |
| 0.3 g以上至1.5 g | ±9% |
| 1.5 g以上至3 g | ±8% |
| 3 g以上至6 g | ±7% |
| 6 g以上至9 g | ±6% |
| 9 g以上 | ±5% |

表 13 - 5 - 2　丸重差异检查表

| 编号 | 丸重 | 编号 | 丸重 |
|---|---|---|---|
| 1 | | 6 | |
| 2 | | 7 | |
| 3 | | 8 | |
| 4 | | 9 | |
| 5 | | 10 | |
| 平均丸重 | | | |
| 实验结果 | | | |

【思考题】

(1) 请简述大蜜丸制作工艺流程。

(2) 大蜜丸制备过程中,哪些因素影响大蜜丸成型和质量?

## 实例三　理中丸的制备

理中丸的制备

【实验目的】

(1) 了解塑制法制丸技术的基本原理。

(2) 掌握塑制法制丸技术的基本工艺流程。

(3) 掌握搓丸板的使用方法。

【仪器、材料及试药】

1. 仪器与材料　搓丸板、100 目筛网、不锈钢盆。

2. 试药　党参、土白术、炙甘草、炮姜、蜂蜜。

【实验步骤】

1. 物料的准备

(1) 处方:党参 75 g,土白术 75 g,炙甘草 75 g,炮姜 50 g。

(2) 将配好的原料药进行粉碎、过 100 目筛,混合备用。

2. 制丸块　称取混合药粉 50 g,蜂蜜 30~35 g。先少量蜂蜜加入理中丸混合处方粉末,用手搅拌使处方混合粉末湿润。逐渐少量多次加入剩余的蜂蜜,使处方药粉充分混合均匀,此时的丸块应达到能随意塑形,不开裂、不粘手、不黏附不锈钢盆。

3. 制丸条　利用制条标尺和制条板,将以上丸块置于搓丸板的制条面上,来回往返揉搓至丸条粗细均匀,直径约 20 mm。注:丸条过粗或过细会影响分粒后丸剂的圆整度和重量。

4. 分粒、搓圆

(1) 将搓好的丸条横放在搓丸板底板中间偏后的位置,使药条与丸道垂直。

(2) 双手分别拿在上复压板两端,将上复压板在错后底板 1/2 处,对准沟槽,边轻往下按边慢向前推,即可制成质量约为 9 g 的药丸。

5. 干燥　将制好的理中丸大蜜丸置于阴凉通风处,晾干。

6. 大蜜丸的质量检查

(1) 外观检查:大蜜丸外观应圆整均匀、色泽一致,细腻滋润、软硬适中。

(2) 重量差异:以 10 丸为 1 份(丸重 1.5 g 及 1.5 g 以上的以 1 丸为 1 份),取供试品 10 份,分别称定重量,再与每份标示重量(每丸标示量×称取丸数)相比较(无标示重量的丸剂,与平均重量比较),按表 13-5-3 规定,超出重量差异限度的不得多于 2 份,并不得有 1 份超出限度 1 倍(表 13-5-4)。

表 13-5-3　丸剂重量差异限度要求

| 标示重量(或平均重量) | 重量差异限度 |
| --- | --- |
| 0.05 g 及 0.05 g 以下 | ±12% |
| 0.05 g 以上至 0.1 g | ±11% |
| 0.1 g 以上至 0.3 g | ±10% |
| 0.3 g 以上至 1.5 g | ±9% |
| 1.5 g 以上至 3 g | ±8% |
| 3 g 以上至 6 g | ±7% |
| 6 g 以上至 9 g | ±6% |
| 9 g 以上 | ±5% |

表 13-5-4　丸重差异检查表

| 编号 | 丸重 | 编号 | 丸重 |
| --- | --- | --- | --- |
| 1 | | 6 | |
| 2 | | 7 | |
| 3 | | 8 | |
| 4 | | 9 | |
| 5 | | 10 | |
| 平均丸重 | | | |
| 实验结果 | | | |

【思考题】

(1) 中药大蜜丸的优势及应用现状。

(2) 哪些中药复方适合制作成大蜜丸？

## 实例四 愈风宁心滴丸的制备

愈风宁心滴丸的制备

**【实验目的】**

(1) 熟悉 DWJ - 2000S - D 多功能滴丸试验机的基本结构和工作原理。

(2) 掌握使用 DWJ - 2000S - D 多功能滴丸机的基本操作方法。

(3) 掌握滴丸的质检要求。

**【仪器、材料及试药】**

1. 仪器与材料　煎药锅、水、DWJ - 2000S - D 多功能滴丸试验机、HSS - 1(B)恒温水浴槽、10 目筛网、DHG - 9240A 烘箱。

2. 试药　葛根、乙醇、PEG4000。

**【实验步骤】**

1. 处方　葛根 40 g。

2. 制备方法

(1) 原料准备：称取葛根 40 g 至煎药锅中，加 8 倍量水，浸泡 30 min。武火煮沸，沸腾后调文火，保持微沸，计时 30 min，滤过，加 8 倍量水，滤液直火浓缩至 1 g 生药/mL。加乙醇至含醇量 70%，沉淀 12 h，减压抽滤得醇沉液，药渣弃去。醇沉液 60℃减压浓缩至相对密度 1.2(60℃)的浸膏(约 5 g)。称取 PEG4000 30 g 至 250 mL 烧杯中，备用。

(2) 药液与基质混合：将称量好的基质放置于恒温浴槽中加热熔融，待完全熔融后，加入药液，混合均匀。

(3) 制滴丸装置的清洗与检漏：加热水置储液器中，旋动聚四氟乙烯开关，观察开关是否堵塞及是否能控制水的流出。如不堵不漏，可控制速度，可用于后续制滴丸。

(4) 装置的连接：连接冷凝管和收集用锥形瓶，并用铁架台固定；加入冷凝液二甲基硅油(注意：冷凝液不能加入量过多，以免滴丸制备中冷凝液溢出)；将冷凝管与恒温浴槽连接(注意：恒温浴槽出水口接冷凝管进水口，冷凝管出水口接恒温浴槽进水口)；并在冷凝恒温浴槽中加入冰块制冷。

(5) 制滴丸：调整储液器滴头与冷凝管液面间的距离，需＞5 cm；将混合均匀的药液基质混合液迅速转移至储液器中；打开聚四氟乙烯开关，调整滴速，使药液基质混合液均匀下降，且在冷凝液中不集聚凝结。

(6) 收集滴丸：将冷凝管和收集器中冷凝液倒入有筛网的烧杯中，收集筛网中的滴丸，并擦拭干净，置 40℃烘箱中干燥。

3. 滴丸的质量检查

(1) 外观检查：应呈球状，大小均匀，色泽一致，无粘连现象。

(2) 重量差异：取供试品 20 丸，精密称定总重量，求得平均丸重后，再分别精密称定每丸的重量，每丸丸重与平均丸重相比较，按表 13 - 5 - 5 中的规定，超出重量差异限度的不得多于 2 丸，并不得有 1 丸超出限度 1 倍(表 13 - 5 - 6)。

表 13-5-5　丸剂重量差异限度要求

| 滴丸剂的平均重量 | 重量差异限度 |
| --- | --- |
| 0.03 g 及 0.03 g 以下 | ±15% |
| 0.03 g 以上至 0.1 g | ±12% |
| 0.1 g 以上至 0.3 g | ±10% |
| 0.3 g 以上 | ±7.5% |

表 13-5-6　丸重差异检查表

| 编号 | 丸重 | 编号 | 丸重 | 编号 | 丸重 | 编号 | 丸重 |
| --- | --- | --- | --- | --- | --- | --- | --- |
| 1 | | 6 | | 11 | | 16 | |
| 2 | | 7 | | 12 | | 17 | |
| 3 | | 8 | | 13 | | 18 | |
| 4 | | 9 | | 14 | | 19 | |
| 5 | | 10 | | 15 | | 20 | |
| 平均丸重 | | | | | | | |
| 实验结果 | | | | | | | |

【思考题】

（1）简述滴丸的制备流程。

（2）中药滴丸剂的优势有哪些?

注：本实验提供的仪器型号是为了方便读者选择具有同等功能的仪器开展实验,并非必须选择相同实验设备。

# 第四篇

# 常用中药药理实验技能

# 第十四章
# 动物实验简介

《史记》有云："神农氏以赭鞭鞭草木，始尝百草。"神农尝百草应是中药药理最本初的那个故事：为了挽救百姓的生命，获得治病良药，神农氏经常拿自己做实验，服下未曾用过的草药，并总结其功效，在尝遍365种草药后著成《神农本草经》。神农氏是洪荒时代的智者，为了百姓甚至不惜牺牲自己的生命。

时代更替，科技发展，如今我们已不用再冒着巨大风险去开展中药药理研究，不用去做"小白鼠"，因为我们有"小白鼠"（即各种实验动物）。实验动物作为人类的替难者，在现代科学技术的发展中发挥着巨大作用。而中药药理实验更是离不开动物实验。在动物实验中需关注动物伦理意识，树立正确的生命观。当代动物实验有"3R"原则，即替代（replacement）、减少（reduction）、优化（refinement）；同时强调实验动物规范化操作。学生应发挥主观能动性，树立文化氛围，敬畏生命、尊重生命、热爱生命、发展生命，不忘神农初心，乃当时代大任！

## 第一节　实验动物介绍

### 一、实验动物的定义

实验动物是科学研究的重要组成部分，对人类科技进步和健康卫生事业的发展具有重要意义。那何谓"实验动物"？实验动物是指经人工培育，对其携带微生物和寄生虫实行控制，遗传背景明确或者来源清楚，用于科学研究、教学、生产、检定以及其他科学实验的动物。实验动物是先天遗传性状、后天繁育条件、微生物和寄生虫携带状况、营养需求以及环境因素等方面受到全面控制的动物。控制的目的是为了实验应用，保护接触和应用实验动物人员的健康，保证实验结果的可靠性、精确性、均一性、可重复性以及可比较性。

### 二、实验动物的特点

#### (一) 遗传背景清楚

实验动物必须是经过人工培育，遗传背景明确的动物。根据遗传特点的不同，实验动物分为近交系、封闭群或远交群和杂交群。不同遗传背景的实验动物其遗传基础不同，生物学特性也不同，对环境和实验处理的反应性也有差异，这将直接影响实验结果的准确性和可靠性。经过人工培育的不同品种品系，遗传概貌清楚，并各有其独特的生物学特性，可满足不同研究的需要。

### （二）携带的微生物和寄生虫得到控制

在实验动物生产繁育和使用过程中,必须对其携带的微生物和寄生虫实施监控。依据对微生物和寄生虫的控制程度及 2017 年修订的《实验动物管理条例》,一般将实验动物划分为四个等级:普通动物;清洁动物;无特定病原体动物;无菌动物,其中包括悉生动物。通过对携带的微生物和寄生虫实行控制,从而达到相应微生物控制等级的质量要求,可保护接触和应用实验动物人员的健康,保证实验动物的健康,保障动物实验结果的准确性和可靠性。

### （三）在特定的环境条件下,经人工培育而成

实验动物是在达到一定要求的饲养环境中,包括水的质量和饲料营养的要求,经过科学培育和繁殖的动物,是多学科研究的成果和科技含量高的生物技术产品。如利用转基因技术,使特定基因在实验动物中得以表达,而制造的转基因动物,为医学、遗传学、发育生物学及畜牧兽医学等众多学科提供了丰富的动物模型资源。

### （四）应用范围明确

实验动物是用于科学研究、教学、生产、检定以及其他科学实验的动物。其应用领域包括医学、药学、产品质量检验、环保、国防乃至实验动物科学本身等。特别是在人类生命现象的研究方面,实验动物扮演着人类"替难者"的角色,是"活的精密仪器",最终为科学发展、人类生存和健康服务。其应用目的与野生动物、经济动物、警卫动物和观赏动物有着明显的区别。

## 三、实验动物的价值与意义

实验动物,可帮助建立各种人类疾病的动物模型,对动物与人类疾病进行相互类比研究,从而了解人类疾病发生、发展的规律,用于人类疾病的诊断、预防、治疗及病理、生理、药理、毒理等实验,探索人类生命的奥秘,以控制人类的疾病,延长人类的寿命,提高人类健康服务。

## 四、动物实验伦理与福利

动物实验是医学研究的重要途径和基本手段,许多医学新知识的获得、医疗新方法的应用都得益于动物实验,医学的进步和发展离不开动物实验。然而,动物实验带来了备受社会关注的伦理问题和实验动物福利问题。同时,实验动物福利程度也直接影响动物实验结果的科学性和准确性,因此,在动物实验过程中善待实验动物,不仅是提高实验动物的福利需要,也是减少对动物实验过程中的应激、提高动物实验结果可靠性的需要。1959 年,英国的动物学家 W. M. S. Russell 和微生物学家 R. L. Burch 出版了《人道主义实验技术原理》一书,系统地提出了"3R 原则"。即在动物实验中,通过"减量原则""优化原则"和"替代原则"来解决实验动物的伦理问题。我国关于实验动物福利和权利出台了《实验动物管理条例》《实验动物质量管理办法》《关于善待实验动物的指导性意见》等政策法规,在不同程度上规范了实验动物管理。另外,在开展动物实验之前要求所在单位必须已经取得由省级实验动物主管部门颁发的实验动物使用许可证,并且动物实验计划和方案由单位内部设立的实验动物管理委员会或实验动物伦理委员会审批。

### 五、常用实验动物

#### (一) 小鼠

小鼠,哺乳纲、啮齿目、鼠科、小鼠属,染色体为 20 对($2n=40$)。小鼠基因组与人类相似度高,价格便宜,实验稳定性、重复性好,是最常用的实验动物。小鼠胆小容易受到惊吓,昼伏夜行,喜欢沿着墙壁行动,视力很差,对气味敏感,生长周期短,35～60 日即性成熟,生育相关实验选 65～80 日龄小鼠较为合适。交配 10 h 左右可观察到阴道栓,妊娠期 19～21 日。尿量少,用以研究泌尿系统疾病难度较大。

#### (二) 大鼠

大鼠,哺乳纲、啮齿目、鼠科、大鼠属,染色体为 21 对($2n=42$)。大鼠因基因组与人类相似度高,价格便宜,实验稳定性、重复性好,且体积较大,相比较小鼠,更容易开展手术等实验,是常用的实验动物。大鼠胆小温顺,昼伏夜行,喜欢沿着墙壁行动,视力很差,对气味敏感,对声音敏感能听到超声波,对光照敏感,42～60 日即性成熟,生育相关实验选 90～100 日龄大鼠较为合适。交配后 10 h 左右可观察到阴道栓,易脱落不容易观察,妊娠期 19～23 日。大鼠消化代谢较快,不适宜做呕吐实验。大鼠体积较大,内分泌腺体容易摘除,且容易构建代谢相关动物疾病模型。

#### (三) 仓鼠

仓鼠,又称地鼠,属哺乳纲、啮齿目、仓鼠科、仓鼠亚科、分金黄地鼠和中国地鼠。金黄地鼠染色体为 22 对($2n=44$),中国地鼠染色体为 11 对($2n=22$)。金黄地鼠皮肤柔软,性格温顺。仓鼠胆小容易受到惊吓,昼伏夜行,喜挖洞,喜独居,喜贮藏食物,仓鼠对皮肤移植实验排斥性低,性格独居,爱干净。

#### (四) 豚鼠

豚鼠,哺乳纲、啮齿目、豚鼠科、豚鼠属,染色体数 $2n=64$。豚鼠性格好,体积大,便于开展手术等实验,但胆小易惊,对声音等敏感,容易惊吓过度致死。豚鼠对组胺敏感,对麻醉药物敏感,是过敏性试验和变态反应研究的首选动物。豚鼠血清中补体含量高。豚鼠会咳嗽,用于咳嗽症状的评估。豚鼠耳朵大,便于听力相关研究。

#### (五) 兔

兔,哺乳纲、兔形目,兔形目包括两个科:鼠兔科和兔科;兔科内主要有兔属、棉尾兔属和穴兔属。染色体数 $2n=44$。现在常用的兔来源于穴兔。实验用兔体积大,多用于手术等实验或仪器开发等,兔前后腿均力量较大,操作过程要注意规范操作,防止抓伤蹬伤。兔免疫反应灵敏,血清量产生较多。兔对皮肤刺激反应敏感,反应近似于人。兔眼睛大,便于观察和手术。

#### (六) 犬

犬,又名狗,属哺乳纲、食肉目、犬科、犬属、犬种,染色体数 $2n=78$。犬喜近人,易驯养,能领会人的简单意图,有服从主人的天性。犬具有发达的神经。犬类实验动物智商较高,价格昂贵,多用于心理学、神经学等实验。犬类容易感染狂犬病,实验时要注意做好防护,定期检测。

### (七)猪

小型猪,属哺乳纲、偶蹄目、野猪科、猪属,染色体数 $2n = 38$。猪类实验动物智商较高,价格昂贵,多用于心理学、神经学等实验;且猪心脏与人类心脏相似,且体积较大,是心血管学科理想的实验动物。猪皮肤结构与人相似,且毛发较少,是皮肤疾病的立项模型。猪血管发达,愈合快,可以用于血管相关手术的练习和实验。猪的免疫系统发达,与人相似,且无菌环境存活率较高,便于进行免疫相关实验。

### (八)斑马鱼

斑马鱼,属脊椎动物门、鱼纲、硬骨鱼目、鲤科、鲃属。斑马鱼胚胎和幼鱼对有害物质非常敏感,可用于测试化合物对生物体的毒性,能快速、真实、直观地反映水污染的状况,也是环境激素监测的实验动物。雌鱼性成熟后可产几百个卵,卵子体外受精和发育,速度很快,孵出的卵 3 个月后可达性成熟。卵子和受精卵完全透明,有利于研究细胞谱系、跟踪细胞发育命运。

### (九)果蝇

果蝇,节肢动物门、昆虫纲、双翅目、果蝇科、果蝇属,果蝇细胞体内染色体很少,只有 4 对 8 条,清晰可辨。基因谱系稳定,是遗传学等学科最好的模式生物。生命周期短,繁殖快,可用于研究衰老与延缓衰老等。

### (十)青蛙和蟾蜍

青蛙和蟾蜍属于两栖类动物。蛙类的心脏在离体情况下仍可有节奏地搏动较长时间,常用来研究心脏生理、药物对心脏的作用。腓肠肌和坐骨神经可用于观察外周神经的生理功能,药物对周围神经、横纹肌或神经肌肉接头的作用。神经系统简单,可用于神经相关研究。繁殖快,便于研究胚胎和发育。

## 六、实验动物的选择

实验动物的选择正确与否是从事实验动物研究者的研究课题能否达到预期成果的重要环节之一。由于不同的实验动物具有不同的生物学特性,在长期的生物医学研究中发现,实验目的不同所选择的实验动物生理状态、解剖结构、品种品系、年龄(体重)以及性别等有所不同。如果实验动物选择不当,很难得到满意的实验结果和结论,甚至前功尽弃,还可能由于实验结果的错误给研究者产生误导。事实上,每一项生物医学科学实验都有其相对最适宜的实验动物。因此,选择合适的实验动物在实验研究的过程中至关重要,这关系到实验结果的科学性和可靠性等,在进行实验研究过程中必须认真对待。使用标准化的动物,并且整个实验过程中,实验动物也要在标准环境中饲养与实验,才能最大限度排除因环境条件变化所引起的个体差异,排除其他各种因素的影响,减少实验误差,提高结果的科学性和正确性。

## 第二节 实验动物的捉持与固定

捉持与固定实验动物,使动物保持安静状态,体位相对固定,充分暴露操作部位,便于观察、给药、手术、数据采集等,同时可避免动物咬伤,避免造成动物的伤亡和应激反应,保障动物实验的顺利进行。实验动物抓取固定的方法应根据实验内容和动物种类而定。在捉持固定动物前,了解各种实验动物的一般习性,捉持固定时既要小心仔细,不能粗暴,又要大胆敏捷,从而达到正确抓取固定动物的目的。根据实验需要选择合适的固定方式;在固定时,若动物出现呼吸频率变化等问题,应立即停止操作;如遇到较急躁动物(如肝纤维化模型动物)时,可选择戴帆布手套进行防护。

### 一、小鼠的捉持与固定

小鼠较温顺,容易捉持和保定,但操作者也要避免因捉持不当而造成咬伤。

#### (一)双手捉持法

用右手拇指和食指捏住小鼠尾巴中部放在鼠笼网格或者粗糙的台面上,在其向前爬行时,用左手拇指和食指抓住小鼠的两耳和颈部皮肤,将鼠体置于左手心中,把后肢拉直,以无名指按住鼠尾,小指按住后腿。

#### (二)单手捉持法

直接用左手小指钩起鼠尾,迅速以拇指和食指、中指捏住其耳后、颈背部皮肤即可。这种在手中固定方式,能进行实验动物的灌胃、皮下、肌肉和腹腔注射以及其他实验操作。

#### (三)保定

若要进行手术、解剖、心脏采血等操作,需要使用保定板进行保定;进行尾静脉注射或者采血时,需要使用特定的固定装置。在保定时,可同时进行小鼠的性别鉴定,在鼠笼网格或者粗糙的台面上,只要轻轻提起尾部,用其他手指轻轻按压尾根部,查看生殖器官。识别要点:雄鼠的生殖器距肛门较远,雌鼠较近;雄鼠生殖器与肛门之间长毛;雄鼠的生殖器突起较雌鼠大;雌鼠乳头较雄鼠明显。

### 二、大鼠的捉持与固定

大鼠的捉持方法基本与小鼠相同,但大鼠牙齿较为尖锐,当其受到威胁时,容易咬人,捉持时一定要特别小心。

### (一) 大鼠捷持

(1) 捷持时,用右手抓住大鼠尾根部并提起,将其放在笼盖或者粗糙的台面上,此时可同时进行性别鉴定,方法与小鼠相同。如大鼠情绪急躁,可以先将大鼠头部遮盖起来,可使其安静下来。先用右手轻轻向后拉住鼠尾,待其向前爬行时,迅速将左手的拇指和食指插入其腋下(勿过紧),其余三指及掌心握住大鼠身体中段;或用食指放在颈背部,拇指及其余三指放在肋部,食指和中指夹住左前肢,分开两前肢举起来。

(2) 迅速将左手的中指和食指插入颈部并夹住头部,拇指和其余二指放在肋部,右手按住后肢固定。

(3) 可伸开左手之虎口,敏捷地一把抓住颈部和背部皮肤,右手固定尾巴。为防止咬伤,可戴粗布手套防护,用小指和无名指夹住尾部固定,便可进行灌胃、腹腔注射等各种实验操作。

### (二) 大鼠捷持注意事项

若做手术或解剖等操作,则需事先麻醉或处死大鼠,然后用棉线绳缚腿,背卧位绑在大鼠固定板上;尾静脉注射时的固定与小鼠相同,可用固定器或固定袋固定。

## 三、家兔的捷持与固定

家兔性情温顺,胆小怕惊,一般不会咬人,但爪较尖,不正确的捷持容易被其抓伤。捷持方法:当家兔安静时,用右手轻轻地抓住颈背部被毛和皮肤,轻轻把家兔提起,左手托住家兔的臀部。抱起后,尽量让家兔头部朝向怀内,使家兔观察不到周围的情况,可有效使家兔保持安静的状态。根据实验需要进行固定,家兔做静脉注射、采血或做热原试验时,可用兔固定器固定,也可用帆布或浴巾替代固定盒进行保定。如要测量血压、呼吸等实验和手术时,可将兔固定在兔手术固定台上。

## 第三节　实验动物的标记

进行动物实验分组时,需要对实验动物进行编号标记。标记方法应该保证不影响动物实验结果。标记要清晰耐久、简便易读,可根据实验动物的种类和实验类型选择合适的标记方法。

## 一、短期标记

### (一) 记号笔法

常用于被毛白色的大鼠、小鼠、豚鼠、兔等动物的编号标记。在动物不同的身体部位如头、背、四肢等,逆着被毛排列的方向,用不同颜色的油性记号笔涂上适当的生物染料剂。也可在尾根部涂色或直接写上编号。

## （二）染色法

常用于被毛白色的大鼠、小鼠、豚鼠和兔等动物的编号标记。使用化学药品在动物明显体位被毛上进行涂染识别的方法，一般用于短期实验。如做长期实验，为避免褪色，可每隔 2～3 周重染 1 次。常用的染液为 2％的硝酸银溶液（棕黄色）、0.5％的中性红或品红溶液（红色）和甲紫溶液（紫色），也有用 3％～5％的苦味酸溶液（黄色）做标记。标记时，用棉签蘸取染液涂在动物身体的不同部位。编号的原则是"先左后右，先上后下"。左前腿部记为 1 号，左侧腰部记为 2 号，左后腿部记为 3 号，头部记为 4 号，腰背部记为 5 号，尾部记为 6 号，右前腿部记为 7 号，右侧腰部记为 8 号，右后腿部记为 9 号，不涂色的为 10 号。用单一颜色可标记 1～10 号。若动物数量超过 10 只，可用两种颜色共同标记，即一种颜色代表十位，另一种颜色代表个位，如此可标记到 99 号。

## 二、长期标记

### （一）耳缘打孔法

耳缘打孔法是用动物专用耳孔器在动物耳朵的不同部位打一小孔或打成缺口来表示一定号码的方法。打孔原则，左耳代表十位，右耳代表个位。用这种方法可标记 100 只左右的动物，适用于长期实验中做终生标记。打孔时，耳部要先进行局部麻醉，打孔后打孔部位要进行消毒。

### （二）挂牌法

挂牌法是让动物佩戴号码牌进行标识的方法。一般是用印有编号的金属制的号牌固定于耳上，大鼠、小鼠耳号钉子打在离耳朵边缘 1/3 处，豚鼠、兔一般要靠近耳根部，犬、兔等动物大多是将号码牌挂在项圈上。

# 第十五章
# 实验动物给药技术

## 第一节　实验动物的给药方法及常用给药容积

常用的给药途径有经口给药、吸入给药、经皮给药和注射给药等。根据药物的性质、实验要求、剂型等选择给药途径和给药方式。下面详细介绍经口给药和注射给药。

### 一、经口给药

#### (一) 灌胃法

灌胃给药是最常用的给药方式,优点是起效快、作用直接、治疗效果好、剂量可准确控制,缺点是容易损伤食道、胃部,刺激性强,出现胃肠道反应。小鼠灌胃量一般不超过 0.4 mL/10 g 体重;大鼠一次灌胃量为 1~2 mL/100 g 体重。兔最大灌胃量为每只 80~100 mL。

#### (二) 口服法

把药物混入饲料或溶于饮水中让动物自由摄取。此法优点是简单方便,缺点是剂量不能保证准确,因为动物状态和嗜好的不同,饮水和饲料的摄取量不同,就不能保证药物的摄入量,且动物个体间服药量差异较大。另外,室温下有些药物会分解,药物投入量较少时,也很难准确添加。该方法一般适用于动物疾病的防治、药物的毒性观察、某些与食物有关的人类动物模型的复制等。

### 二、注射给药

皮下注射,可迅速达到药效,不能或不宜经口服给药时采用。常用的大鼠、小鼠的皮下注射部位为颈背部。大鼠背部皮下注射时可用棉布盖住大鼠头眼部,减少动物应激。

肌内注射,肌内注射的部位一般选择肌肉丰满而无大血管和神经的部位。大鼠、小鼠肌内注射一般在大腿外侧,注射时,用酒精棉消毒将要注射的部位,注射针斜刺入后肢大腿根部,回抽针栓,确保注射部位准确。若注射器内有血,表明注射部位有误,在这种情况下,必须重新定位进针。假如没有回血,慢慢注射药物,然后拔出,如有出血,用纱布或干棉球止血。

腹腔注射的部位是在下腹部腹中线两侧,避免伤及脏器。注射时,需使头部稍向后仰,以使下腹部脏器上移。以酒精棉球消毒注射部位,消毒时要逆着被毛方向和顺着被毛方向均涂擦若干遍,使皮肤和被毛得到充分的消毒。先将注射器针头刺入皮肤,进入皮下后,向下倾斜针头,以约 45°刺入腹腔。此处注意穿透腹膜后,针尖的阻力消失,有落空感。回抽针栓,如无回血或液体即可注入药物,注射完毕后拔出针,用酒精棉消毒注射部位。

静脉注射,即把血液、药液、营养液等液体物质直接注射到静脉中。当药物不宜口服、皮下或肌内注射,需迅速发生药效时,可采用静脉注射。

脚掌注射,一般取后脚掌,因前脚掌需用以取食。注射时,先对注射的脚掌消毒,然后将针尖刺入脚掌 1~5 mm,推注药液。

关节腔内注射,兔关节腔空隙大,便于操作和观察。针头进入关节腔时,通常有好像刺破薄膜的感觉,表示针头已进入关节腔内,即可注入药物。

## 第二节 给药剂量的设计及实验数据处理的要求

### 一、给药量的设计

在观察一种药物的作用时,应该给动物多少剂量是实验开始时应确定的一个重要问题。剂量太小,作用不明显;剂量太大,又可能引起动物中毒致死。可以按下述方法确定剂量。

(1) 先用小鼠粗略地探索中毒剂量或致死剂量,然后用小于中毒量的剂量,或取致死量的若干分之一为应用剂量,一般可取 1/10~1/5。

(2) 植物药粗制剂的剂量多按生药折算。

(3) 化学药品可参考化学结构相似的已知药物,特别是化学结构和作用都相似的药物剂量。

(4) 确定剂量后,如第一次实验的作用不明显,动物也没有中毒表现(体重下降、精神不振、活动减少或其他症状),可以加大剂量再次实验。如出现中毒现象,作用也明显,则应降低剂量再次实验。在一般情况下,在适宜的剂量范围内,药物的作用常随剂量的加大而增强。所以有条件时,最好同时用几个剂量做实验,以便迅速获得关于药物作用的较完整的资料。如实验结果出现剂量与作用强度之间毫无规律时,则更应慎重分析。

(5) 用大动物进行实验时,开始的剂量可采用给鼠类剂量的 1/15~1/2,以后可根据动物的反应调整剂量。

(6) 确定动物给药剂量时,要考虑给药动物的年龄大小和体质强弱。一般来说,确定的给药剂量是指成年动物的剂量,如是幼小动物,剂量应减少。

(7) 确定动物给药剂量时,要考虑因给药途径不同,所用剂量也不同,以口服量为 1 单位时,灌肠量应为 1~2 单位,皮下注射量 0.3~0.5 单位,肌内注射量为 0.2~0.3 单位,静脉注射量为 0.25 单位。

### 二、实验动物用药量的计算方法

动物实验所用的药物剂量,一般按 mg/kg 或 g/kg 计算,应用时须从已知药液的浓度换算出相当于每千克体重应注射的药液量(毫升数),以便给药。

例1:计算给体重2 kg的家兔静脉注射20%氨基甲酸乙酯(乌拉坦)溶液麻醉,按每千克体重1 g的剂量注射(1 g/kg),应注射多少毫升?

计算方法:兔每千克体重需注射1 g,氨基甲酸乙酯(乌拉坦)溶液为20%(即每1 mL溶液中含有0.2 g药物),则氨基甲酸乙酯溶液的注射量应为兔每千克体重需注射5 mL,现在兔体重为2 kg,应注射20%氨基甲酸乙酯溶液用量=5×2=10(mL)。

例2:计算给体重20 g的小白鼠注射盐酸吗啡15 mg/kg,溶液浓度为0.1%,应注射多少毫升?

计算方法:小白鼠每千克体重需吗啡的量为15 mg,溶液浓度为0.1%(即每1 mL溶液中含有0.001 g药物,即1 mg/mL),则注射量应为15 mL/kg,现小白鼠体重为20 g,应注射0.1%盐酸吗啡溶液的用量=15×0.020=0.30(mL)。

### 三、不同种类动物间药物剂量的换算方法

#### (一) 按体重换算药物剂量

如果研究的是一种新药,在没有临床资料和动物试验资料参考的情况下,需要先进行动物毒性实验,找到安全剂量和量效关系。当这种新药用动物证明其疗效时,需要设计人的临床用量。前人经过大量研究,通过实验近似确定了人与动物以及动物与动物之间的体重折算系数$W$。这是一种近似的可靠的换算方式。

已知A种动物每千克体重用药剂量,预计算B种动物每千克体重用药剂量,可先查表15-2-1,找到折算系数$W$,再以下式计算:

$$B种动物的剂量=W×A种动物的剂量(mg/kg) \qquad Ⅰ式$$

表15-2-1 动物每千克体重等效剂量折算系数 $W$

| 折算系数 $W$ | | A动物及标准体重(kg) | | | | | | |
|---|---|---|---|---|---|---|---|---|
| | | 小鼠 0.02 | 大鼠 0.20 | 豚鼠 0.40 | 兔 1.50 | 猫 2.00 | 犬 12.0 | 人 60.0 |
| B动物及标准体重(kg) | 小鼠 0.02 | 1.00 | 1.40 | 1.60 | 2.70 | 3.20 | 4.80 | 9.01 |
| | 大鼠 0.20 | 0.70 | 1.00 | 1.14 | 1.88 | 2.30 | 3.60 | 6.25 |
| | 豚鼠 0.40 | 0.61 | 0.87 | 1.00 | 1.65 | 2.05 | 3.00 | 5.55 |
| | 兔 1.50 | 0.37 | 0.52 | 0.60 | 1.00 | 1.23 | 1.76 | 3.30 |
| | 猫 2.00 | 0.30 | 0.42 | 0.48 | 0.81 | 1.00 | 1.44 | 2.70 |

| 折算系数 $W$ | | A 动物及标准体重（kg） | | | | | | |
|---|---|---|---|---|---|---|---|---|
| | | 小鼠<br>0.02 | 大鼠<br>0.20 | 豚鼠<br>0.40 | 兔<br>1.50 | 猫<br>2.00 | 犬<br>12.0 | 人<br>60.0 |
| B 动物<br>及标准<br>体重<br>（kg） | 犬<br>12.0 | 0.21 | 0.28 | 0.34 | 0.56 | 0.68 | 1.00 | 1.88 |
| | 人<br>60.0 | 0.11 | 0.16 | 0.18 | 0.30 | 0.37 | 0.53 | 1.00 |

例3：已知某药对小鼠的有效剂量为 10 mg/kg，求家兔的用药剂量。

查表 15-2-1，A 种动物为小鼠，B 种动物为家兔，交叉点折算系数 $W=0.37$，根据Ⅰ式计算可得：

$$家兔的剂量 = W \times 小鼠的剂量（mg/kg）= 0.37 \times 10 = 3.7（mg/kg）$$

### （二）按体表换算药物剂量

药物的剂量过去多用体重折算，以 mg/kg 表式。现代研究认为，许多药物的体内代谢及作用与体表面积的关系比与体重的关系更为密切。剂量用 mg/m$^2$ 表示时，不同种类动物很接近，即剂量与体表面积近似成正比；而用 mg/kg 表示剂量时不同种类动物相差很大。动物间药物剂量的换算可用Ⅱ式。

$$\frac{D_1}{D_2} = \frac{R_1}{R_2} \times \left(\frac{W_1}{W_2}\right)^{\frac{1}{3}} \qquad\qquad Ⅱ式$$

式中，$D_1$、$R_1$、$W_1$ 为所求动物的用药剂量、体型指数和体重；$D_2$、$R_2$、$W_2$ 为已知动物的用药剂量、体型指数和体重。

表 15-2-2　各动物的标准体重及体型指数

| 动　物 | 小鼠 | 大鼠 | 豚鼠 | 兔 | 猫 | 犬 | 人 |
|---|---|---|---|---|---|---|---|
| $W$（标准体重） | 0.02 | 0.2 | 0.4 | 1.5 | 2 | 12 | 60 |
| $R$（体型指数） | 0.059 | 0.090 | 0.099 | 0.093 | 0.082 | 0.104 | 0.110 |

例4：已知某药对小鼠的有效剂量为 10 mg/kg，求家兔的用药剂量。

查表 15-2-2，Ⅱ式计算得：

家兔的剂量 $D_兔$/小鼠的剂量 $D_{小鼠} = R_兔/R_{小鼠} \times (W_{小鼠}/W_兔)^{1/3}$

代入数据可得：$D_兔/10 \ mg/kg = 0.093/0.059 \times (0.02/1.5)^{1/3}$

计算得：$D_兔 = 3.738（mg/kg）$

## 第三节　实验动物给药基本操作

### 一、灌胃给药

大、小鼠固定后，使腹部朝上，颈部拉直，右手用带灌胃针头的注射器吸取药液（或事先将药液吸好），将针头从口角插入口腔，沿上腭插入食管。若遇阻力，应退出后再插，切不可用力太猛，防止损伤或误入气管导致动物死亡。小鼠灌胃量一般不超过 0.4 mL/10 g 体重；大鼠一次灌胃量为 1～2 mL/100 g 体重，每只大鼠常用量为 1～4 mL（图 15 - 3 - 1，图 15 - 3 - 2）。

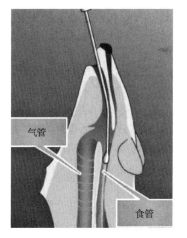

图 15 - 3 - 1　大小鼠灌胃示意图

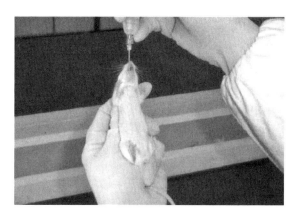

图 15 - 3 - 2　小鼠灌胃给药操作

灌胃针与注射器的选择：小鼠一般选择 12 号灌胃针及 1 mL 注射器；大鼠一般选择 16 号灌胃针及 5 mL 注射器（图 15 - 3 - 3）。

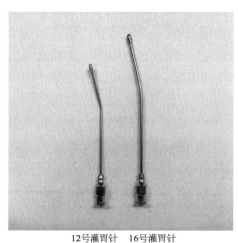

12号灌胃针　16号灌胃针

图 15 - 3 - 3　灌胃针

## 二、腹腔注射

左手固定动物,使鼠腹部面向捉持者,鼠头略朝下。右手持注射器(5~6 号针头)进行穿刺,注射针与皮肤呈 45°刺入腹腔,当针头进针有落空感时,表示已进入腹腔,回抽无肠液、尿液后即可注射。小鼠注射量 0.1~0.2 mL/10 g 体重;大鼠注射量 1~3 mL/100 g 体重(图 15-3-4)。

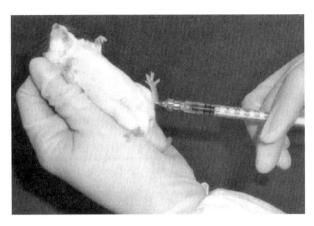

图 15-3-4 小鼠腹腔给药操作

## 三、皮下注射

注射部位常选背部皮下。左手拇指及示指轻轻捏起背部皮肤,同时左手环指及小指将其左后肢及背部压在掌下,右手将注射针头刺入皮下,稍稍摆动针头,若容易摆动、轻抽无回血则表明针尖部位于皮下,此时注入药液。拔针时应轻捏针刺处片刻,以防药液漏出。注射量为 0.05~0.1 mL/只(图 15-3-5)。

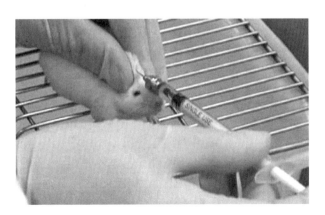

图 15-3-5 小鼠皮下注射操作

### 四、尾静脉注射

鼠尾两侧有两条静脉,将大、小鼠置于特制的固定器内,使鼠尾外露,并用酒精棉球涂擦,或将鼠尾浸入 45～50℃温水中待尾部左右侧静脉扩张后,左手拉尾,右手持注射器(4～5 号针头),将针头刺入血管,并以手指将针头与鼠尾固定,缓慢给药。如推注有阻力且局部变白,说明针头不在血管内,应重新插入。穿刺时宜从近尾尖部 1/3 处静脉开始,以便失败后可在穿刺点的上部重复进行。一般小鼠注射量为 0.05～0.1 mL/10 g 体重,一般不超过 0.5 mL/只;大鼠注射量为 1～2 mL/100 g 体重。尾静脉注射完毕后,拔出针头,用干棉球轻压注射部止血(图 15-3-6)。

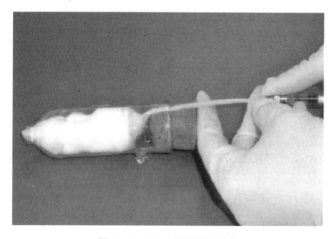

图 15-3-6 小鼠尾静脉注射

## 第四节 练习实例

### 实例 戊巴比妥钠不同给药途径对小鼠麻醉作用的影响

戊巴比妥钠不同给药途径对小鼠麻醉作用的影响

【实验目的】
观察不同给药途径给予同等剂量的戊巴比妥钠所引起的麻醉作用的差别。

【仪器、材料及试药】
1. 仪器与材料　BS 124S 电子天平、鼠笼、1 mL 一次性注射器、秒表、小鼠灌胃针、小鼠固定器、小烧杯等。

2. 试药　1%戊巴比妥钠溶液。

3. 动物　小鼠 4 只,体重 20～22 g,雄性。

【实验步骤】
取体重相近的雄性小鼠 4 只,以甲、乙、丙和丁编号,分别称重并用苦味酸以"头背尾白"

标记，观察各鼠的一般情况，同时依次给药：甲鼠以灌胃法给予戊巴比妥钠 0.05 mL/10 g 体重；乙鼠以腹腔注射法给予戊巴比妥钠 0.05 mL/10 g 体重；丙鼠以皮下注射法给予戊巴比妥钠 0.05 mL/10 g 体重；丁鼠以尾静脉注射法给予戊巴比妥钠 0.05 mL/10 g 体重。

每次给药后立即记下当时时间，并分别置于鼠笼中，密切观察 4 只小鼠的反应。动物出现麻醉状态时，立即记下时间，并观察不同给药途径对药效作用的影响。

【实验结果】

把观察到的实验结果填入表 15-4-1 中。

表 15-4-1　戊巴比妥钠不同给药途径对小鼠麻醉的影响

| 组别 | 体重(g) | 给药量(mL) | 给药途径 | 不同时间出现的状态 |
| --- | --- | --- | --- | --- |
| 甲 | | | | |
| 乙 | | | | |
| 丙 | | | | |
| 丁 | | | | |

【实验结论】

统计分析各组均值、标准差、统计学差异 $P$。

【思考题】

(1) 依据实验结果，分析不同给药途径对戊巴比妥钠药效作用的影响？

(2) 给药途径与药物作用的关系及其临床意义。

注：本实验提供的仪器型号是为了方便读者选择具有同等功能的仪器开展实验，并非必须选择相同实验设备。

# 附　录

# 实验技能训练经典案例

## 实验一　中药肉桂中水分和灰分的测定

中药肉桂中水分和灰分的测定

【实验目的】

掌握肉桂药材中水分和灰分的测定方法。

【仪器、材料及试药】

1. 仪器与材料　SXL‑1008 马弗炉、称量瓶、减压干燥器、坩埚、坩埚钳。

2. 试药　肉桂药材粉末(广东肇庆)。

【实验步骤】

1. 水分的测定　取供试品 2~4 g,混合均匀,分别取 0.5~1 g,置已在供试品同样条件下干燥并称重的称量瓶中,精密称定,打开瓶盖,放入上述减压干燥器中,抽气减压至 2.67 kPa (20 mmHg)以下,并持续抽气半小时,室温放置 24 h。在减压干燥器出口连接无水氯化钙干燥管,打开活塞,待内外压一致,关闭活塞,打开干燥器,盖上瓶盖,取出称量瓶迅速精密称定重量,计算供试品中的含水量(%)。

2. 灰分的测定　测定用的供试品须粉碎,使能通过二号筛,混合均匀后,取供试品 2~3 g(如须测定酸不溶性灰分,可取供试品 3~5 g),置炽灼至恒重的坩埚中,称定重量(准确至 0.01 g),缓缓炽热,注意避免燃烧,至完全炭化时,逐渐升高温度至 500~600℃,使完全灰化并至恒重。根据残渣重量,计算供试品中总灰分的含量(%)。

【实验结果】

计算供试品中的含水量(%)和总灰分量(%)。

【实验结论】

本批肉桂药材水分和灰分结果是否符合 2020 版《中国药典》对肉桂药材的水分和灰分要求。

【思考题】

(1) 水分测定方法有几种,适用范围是什么?

(2) 评价药材总灰分有何意义?

注:本实验提供的仪器型号是为了方便读者选择具有同等功能的仪器开展实验,并非必须选择相同实验设备。

## 实验二　中药肉桂中挥发油的测定

中药肉桂中挥发油的测定

【实验目的】

掌握肉桂药材挥发油含量的测定方法。

【仪器、材料及试药】

1. 仪器与材料　0.1 mL 的挥发油提取器、玻璃珠、500 mL 烧瓶、水。

2. 试药　肉桂药材粉末(广东肇庆)、二甲苯。

【实验步骤】

取水约 300 mL 与玻璃珠数粒,置烧瓶中,连接挥发油测定器。自测定器上端加水使充满刻度部分,并溢流入烧瓶时为止,再用移液管加入二甲苯 1 mL,然后连接回流冷凝管。将烧瓶内容物加热至沸腾,并继续蒸馏,其速度以保持冷凝管的中部呈冷却状态为度。30 min 后,停止加热,放置 15 min 以上,读取二甲苯的容积。然后照 2020 年版《中国药典》挥发油测定法中的乙法,从"取供试品适量"起,依法测定,自油层量中减去二甲苯量,即为挥发油量,再计算供试品中挥发油的含量(%)。

【实验结果】

待装置中挥发油测定器的支管分岔处应与基准线平行,读取挥发油量。

【实验结论】

本批肉桂药材挥发油结果是否符合 2020 版《中国药典》对肉桂药材的挥发油要求。

【思考题】

(1) 重油和轻油挥发提取器的选择?

(2) 提取挥发油注意事项?

注:本实验提供的仪器型号是为了方便读者选择具有同等功能的仪器开展实验,并非必须选择相同实验设备。

## 实验三　紫外分光光度法测定中药样品中芦丁的含量

紫外分光光度法测定中药样品中芦丁的含量

【实验目的】

(1) 掌握紫外分光光度计的规范操作。

(2) 掌握外标法测定样品中化学成分含量的测定方法。

【仪器、材料及试药】

1. 仪器与材料　JP‐100S 超声波清洗机、BS 124S 电子天平、T6 紫外分光光度计、容量瓶、烧杯、移液管等。

2.试药  未知样品、芦丁对照品、95%乙醇。

【实验步骤】

芦丁为黄酮类物质,在紫外区 258 nm 处有强吸收峰,可通过紫外分光光度计在波长 258 nm 处测定其吸光度,以外标法计算芦丁的纯度。

1.未知样品的制备  取未知样品 3 份(约 0.1 g,其主要成分为芦丁),精密称定,置于 100 mL 烧杯中,95%乙醇超声溶解 15 min 至溶液澄清,转移至 100 mL 容量瓶,定容;再精密移取 5 mL, 以 95%乙醇稀释,并定容至 50 mL 容量瓶,待测。

2.标准曲线的建立  对照品母液制备:取芦丁对照品约 0.01 g,精密称定,置 10 mL 容量瓶中,以 95%乙醇溶解并定容。精密吸取 2.5 mL 上述芦丁溶液至 25 mL 容量瓶中,以 95%乙醇定容,即得对照品母液。

精密吸取上述溶液适量,以 95%乙醇稀释,配制成一系列不同浓度的芦丁对照品溶液(如 0.004 00 mg/mL、0.008 00 mg/mL、0.012 00 mg/mL、0.016 00 mg/mL、0.020 00 mg/mL)。以 95%乙醇为参比溶液,检测在波长为 258 nm 处的吸光度值。随行空白。以吸光度值为纵坐标 $y$,芦丁对照品浓度为横坐标 $x$(mg/mL),绘制标准曲线,计算得回归方程,线性相关系数 $r$ 和线性范围。

3.样品的含量测定  样品平行取 3 份,于 258 nm 处测定吸光度。以外标法计算未知样品中芦丁的纯度。

【实验结果】

将实验结果填入表附-1、表附-2。

表附-1  芦丁外标法考察结果

| 试验号 | 浓度(mg/mL) | 吸光度 $A$ |
|---|---|---|
| 1 | | |
| 2 | | |
| 3 | | |
| 4 | | |
| 5 | | |

回归方程:
线性相关系数 $r$:                                    线性范围:

表附-2  未知样品中芦丁的纯度测定结果

| 样品号 | 1 | 2 | 3 |
|---|---|---|---|
| 取样量 $W$(g) | | | |
| 吸光度 $A$ | | | |

续　表

| 样品号 | 1 | 2 | 3 |
|---|---|---|---|
| 样品中芦丁 $W(g)$ | | | |
| 含量(%) | | | |
| 平均值(%) | | | |
| RSD(%) | | | |

【实验结论】

描述标准曲线;计算各个样品中芦丁的纯度。

【思考题】

(1) 本实验中的含量和浓度的概念有什么差别?

(2) 请对实验结果进行分析,若实验结果纯度大于100%,若实验操作和仪器均无问题,请尝试分析可能的原因。

注:本实验提供的仪器型号是为了方便读者选择具有同等功能的仪器开展实验,并非必须选择相同实验设备。

## 实验四　紫外分光光度法测定中药葛根中葛根总黄酮的含量

紫外分光光度法测定中药葛根中葛根总黄酮的含量

【实验目的】

掌握紫外分光光度计测定葛根总黄酮的方法。

【仪器、材料及试药】

1. 仪器与材料　JP-100S超声波清洗机、BS124S电子天平、T6紫外分光光度计、容量瓶、具塞三角烧瓶等。

2. 试药　葛根饮片、葛根素对照品、30%乙醇。

【实验步骤】

葛根素及总黄酮在紫外区250 nm处有强吸收峰,可通过紫外分光光度计在波长250 nm处测定其吸光度,以确定葛根总黄酮的含量。

1. 样品的制备　取葛根饮片粉末(过三号筛)(约0.1 g)3份,精密称定,置于100 mL具塞三角烧瓶中,精密加入30%乙醇50 mL,密塞,称定重量,超声处理20 min,放冷,再称定重量,用30%乙醇补足减失的重量,摇匀,滤过,取续滤液作为供试品溶液。

2. 标准曲线的建立　对照品母液的制备:取葛根素对照品约10 mg,精密称定(如10.00 mg)置10 mL容量瓶中,以30%乙醇溶解并定容。精密吸取2 mL置10 mL容量瓶中,以30%乙醇稀释并定容。

精密吸取上述溶液适量,以 30%乙醇稀释配制成一系列不同浓度的葛根素对照品溶液(如 0.001 00 mg/mL、0.002 50 mg/mL、0.005 00 mg/mL、0.007 50 mg/mL、0.010 0 mg/mL),以 30% 乙醇作为参比溶液,检测波长为 250 nm 处的吸光度值。随行空白。以吸光度值为纵坐标 $y$,葛根素对照品浓度为横坐标 $x$(mg/mL),绘制标准曲线,计算得回归方程,线性相关系数 $r$ 和线性范围。

3. 样品的含量测定 样品平行取 3 份,测定吸光度,计算各样品中葛根总黄酮的含量。

【实验结果】

将实验结果填入表附-3、表附-4。

表附-3 葛根总黄酮线性关系考察结果

| 试验号 | 浓度(mg/mL) | 吸光度 $A$ |
|---|---|---|
| 1 | | |
| 2 | | |
| 3 | | |
| 4 | | |
| 5 | | |

回归方程:

线性相关系数 $r$: 　　　　　　　　　　线性范围:

表附-4 供试品中葛根总黄酮的含量测定结果

| 样 品 | 1 | 2 | 3 |
|---|---|---|---|
| $W$(g) | | | |
| 吸光度 $A$ | | | |
| 含量(%) | | | |
| 平均值 | | | |
| RSD(%) | | | |

【实验结论】

描述标准曲线;计算各个样品中葛根总黄酮的含量。

【思考题】

(1) 简述紫外分光光度法进行含量测定的原理?

(2) 简述紫外分光光度法标准曲线的要求。

注:本实验提供的仪器型号是为了方便读者选择具有同等功能的仪器开展实验,并非必须选择相同实验设备。

## 实验五　HPLC 法测定苓桂术甘汤中桂皮醛的含量

**HPLC 法测定苓桂术甘汤中桂皮醛的含量**

【实验目的】

掌握 HPLC 技术测定中药复方中化学成分含量的方法。

【仪器、材料及试药】

1. 仪器与材料　1260 型高效液相色谱仪、BS 124S 分析天平、TDL‐50B 台式离心机、XW‐80A 漩涡混合器、0.45 μm 微孔滤膜、容量瓶、蒸馏水。

2. 试药　桂皮醛对照品、甲醇、醋酸铵、乙腈、磷酸、加味苓桂术甘汤(实验室自制)。

【实验步骤】

1. 色谱条件　色谱柱为 Diamonsil $C_{18}$(150mm ×4.6 mm,5 μm);流动相:甲醇∶0.03 mol/L 醋酸铵＝50∶50(V/V);流速:0.8 mL/min;检测波长:290 nm;柱温:40℃;进样量:10 μL。

2. 样品溶液的制备

(1) 供试品溶液的制备:取 10 mL 药液,离心 10 min(16 000 r/min);精密量取上清液 2 mL,精密加入甲醇 8 mL,定容,超声 10 min,然后再离心 10 min(16 000 r/min),吸取上清液过 0.45 μm 微孔滤膜,取续滤液备用。

(2) 阴性对照溶液的制备:按处方制备不含桂枝的阴性样品,精密吸取阴性样品液 10 mL,按"供试品溶液的制备"项制成阴性对照溶液。

(3) 对照品贮备液的制备:取桂皮醛对照品 20 mg,精密称定,置于 25 mL 的容量瓶中,用甲醇定容至刻度,摇匀,再精密量取 10 mL 上述溶液至 100 mL 容量瓶中,甲醇定容至刻度,摇匀。配成浓度约为 80 μg/mL 的对照品贮备液,临用时稀释成所需浓度。

3. 标准曲线的制备　分别精密取"阴性对照溶液的制备"项下对照品溶液(80 μg/mL) 1 mL、2 mL、3 mL、4 mL、5 mL,置 25 mL 容量瓶中并编号,用甲醇定容至刻度,摇匀,其梯度浓度为:3.2 ～16 μg/mL。分别进样 10 μL。以峰面积为纵坐标(y),对照品浓度(μg/mL)为横坐标(x),计算回归方程和线性系数。

4. 方法学考察

(1) 系统适用性试验:取对照品溶液、阴性对照溶液和供试品溶液,在上述高效液相色谱条件下测定,评价处方中其他味药成分对桂皮醛的测定无干扰。

(2) 精密度试验:精密吸取浓度为 3.2 μg/mL、6.4 μg/mL、16 μg/mL 对照品溶液,重复进样 6 次,计算峰面积平均值和 RSD。

(3) 稳定性试验:同一批号供试品溶液分别在配制后 0 h、2 h、4 h、8 h、10 h、12 h、24 h 进样,计算峰面积平均值和 RSD。

(4) 重复性试验:精密量取同一批样品试液 6 份,按"供试品溶液的制备"项下制备供试品溶液,分别进样,计算峰面积平均值和 RSD。

(5) 加样回收试验:精密量取已知桂皮醛含量的加味苓桂术甘汤药液样品 0.5 mL,共 6

份,分别精密加入桂皮醛对照品溶液适量,混匀,按"供试品溶液的制备"项下制备供试品溶液,分别进样,记录桂皮醛峰面积,计算回收率和 RSD。

5. 样品含量测定  精密吸取 5 批次按"供试品溶液的制备"项下操作步骤制备的供试品溶液,在上述条件下进样,用外标法定量,可得到苓桂术甘汤样品中桂皮醛的浓度。

【实验结果】

计算标准曲线和方法学考察结果,以及苓桂术甘汤中桂皮醛的含量。

【实验结论】

描述标准曲线和方法学考察结果;计算苓桂术甘汤中桂皮醛的含量。

【思考题】

(1) 方法学考察主要包括哪些内容,各有什么作用?

(2) 阴性样品制备有何要求?

注:本实验提供的仪器型号是为了方便读者选择具有同等功能的仪器开展实验,并非必须选择相同实验设备。

## 实验六  气相色谱法测定肉桂油中桂皮醛的含量

气相色谱法测定肉桂油中桂皮醛的含量

【实验目的】

(1) 熟悉气相色谱仪的基本结构、操作方法及其注意事项。

(2) 掌握外标法测定中药有效成分含量的方法。

【仪器、材料及试药】

1. 仪器与材料  Aglient 7890 气相色谱仪、毛细管柱(HP - 5,0.32 mm×30 m,0.25 $\mu$m)、微量注射器、容量瓶、移液管、0.45 $\mu$m 有机滤膜等。

2. 试药  乙酸乙酯、氮气、桂皮醛对照品、肉桂挥发油等。

【实验步骤】

1. 色谱条件  HP - 5 型毛细管柱,柱温为程序升温:初始温度为 100℃,以每分钟 5℃的速率升温至 150℃,保持 5 min,再以每分钟 5℃的速率升温至 200℃,保持 5 min;进样口温度 200℃;检测器温度 220℃;分流进样,分流比为 20∶1,进样量 1 $\mu$L。

2. 样品溶液的制备

(1) 对照品标准曲线的制备:取桂皮醛对照品适量,精密称定,加乙酸乙酯制成每 1 mL 含 3 mg 的母液。分别精密吸取母液适量,分别配成桂皮醛含量为 1.5 mg/mL、0.75 mg/mL、0.375 mg/mL、0.187 5 mg/mL 的对照品溶液。

(2) 供试品溶液的制备:取肉桂挥发油 100 mg,精密称定,置 25 mL 量瓶中,加乙酸乙酯至刻度,摇匀,即得。平行 3 份。

3. 外标标准曲线的测定  吸取"对照品标准曲线的制备"项下标准溶液,分别进样 1 $\mu$L,以峰面积为纵坐标($y$),对照品浓度(mg/mL)为横坐标($x$),计算回归方程和线性系数。

4. 样品含量测定　分别精密吸取"供试品溶液的制备"项下供试品溶液各 1 μL,在上述条件下进样,用外标法定量,可得到肉桂中桂皮醛的含量。

5. 数据记录与处理

【实验结果】

计算标准曲线和肉桂挥发油中桂皮醛的含量。

【实验结论】

描述标准曲线和肉桂挥发油中桂皮醛的含量。

【思考题】

(1) 气色谱法方法组成包括哪些部分,各有什么作用?

(2) 使用气相色谱仪时,需要注意哪些方面?

注:本实验提供的仪器型号是为了方便读者选择具有同等功能的仪器开展实验,并非必须选择相同实验设备。

## 实验七　HPLC‐MS/MS 测定黄芩药材中黄芩苷、黄芩素的含量

HPLC‐MS/MS 测定黄芩药材中黄芩苷、黄芩素的含量

【实验目的】

(1) 了解安捷伦 6470A 系列液相色谱-质谱联用仪的构造。

(2) 采用 HPLC‐MS/MS 技术测定黄芩药材中黄芩苷、黄芩素的含量。

【实验原理】

混合样品经色谱柱分离,于离子源处被离子化,在加速电压作用下,进入质量分析器进行质分离,根据不同的质荷比经质量分析器分离后,先后由收集器收集并记录质谱图,根据质谱峰的位置和强度可对样品的成分和其结构进行分析。

【仪器、材料及试药】

1. 仪器与材料　1290 HPLC‐6460MS/MS 质谱联用仪、Synergi 4u Fusion‐RP 80A 色谱柱(2.0 mm×50 mm,5 μm)、TGL‐16B 台式离心机、SB 5200 超声波清洗机、XS105DU 电子天平、BS 124S 电子天平、实验用水为双蒸水。

2. 试药　黄芩苷标准对照品(中国药品生物制品检定所),黄芩素标准对照品(中国药品生物制品检定所),葛根素标准对照品(中国药品生物制品检定所),甲醇(色谱纯,Merck,西格玛奥德里奇上海贸易有限公司),乙腈(色谱纯,Merck,西格玛奥德里奇上海贸易有限公司)。

【实验步骤】

1. 对照品溶液的配制　分别精密称取黄芩苷 10 mg 置 25 mL 容量瓶中,精密称取黄芩素对照品 10 mg,置 100 mL 容量瓶中,甲醇溶解并稀释至刻度,混匀,得两种对照品贮备液。分别精密量取黄芩苷和黄芩素对照品贮备液各 1 mL,置 100 mL 容量瓶中,甲醇定容至刻度,混匀,得混合对照品母液。另取葛根素适量,精密称定,用甲醇配制成 5 μg/mL 的内标溶液。分别取混合对照品母液和葛根素内标溶液,配制成黄芩苷终浓度为 2 000 ng/mL、1 000 ng/mL、500 ng/mL、

250 ng/mL、125 ng/mL、62.5 ng/mL,黄芩素终浓度为 500 ng/mL、250 ng/mL、125 ng/mL、62.5 ng/mL、31.2 ng/mL、15.6 ng/mL 的含 500 ng/mL 内标的混合对照品溶液。经 15 000 g/min 离心 10 min,取上清液 2 μL 进样。

2. 样品溶液的配制  取黄芩药材约 0.3 g,精密称定,加 70% 乙醇 40 mL,加热回流 3 h,放冷,滤过,滤液置 100 mL 量瓶中,用少量 70% 乙醇分次洗涤容器和残渣,洗涤液入同一量瓶中,加 70% 乙醇至刻度,摇匀。精密量取 1 mL 置 50 mL 量瓶中,加甲醇至刻度,摇匀,得稀释液。分别精密量取稀释液 1 mL、5 μg/mL 的葛根素内标溶液 1 mL,置 10 mL 量瓶中,加甲醇至刻度,摇匀,即得。经 15 000 g/min 离心 10 min,取上清液 2 μL 进样。

3. 实验条件

(1) 色谱条件。色谱柱:C18(2.1 mm×50 mm,1.8 μm);柱温:20℃;自动进样器温度:4℃;进样量:2 μL;流动相梯度洗脱比例见表附-5;流速:0.4 mL/min。

(2) 质谱条件。离子源:电喷雾离子化源(ESI);毛细管电压:4 kV;干燥气(N₂)流速:10 L/min;干燥气温度:350℃;雾化气(N₂)压力:40 psi;多重反应监测条件参考本节第四部分仪器使用相关内容中"目标化合物质谱采集参数的获取"步骤,通过 MS2 Scan、SIM、Product Ion Scan 步骤完成,相关参数参考表附-6。

表附-5  HPLC-MS/MS 流动相梯度洗脱比例

| 时间(min) | A(0.1%甲酸水溶液) | B(甲醇) | 流速(mL/min) |
|---|---|---|---|
| 0 | 90% | 10% | 0.4 |
| 4 | 34% | 66% | 0.4 |
| 4.1 | 5% | 95% | 0.4 |
| 5.1 | 5% | 95% | 0.4 |
| 5.2 | 90% | 10% | 0.4 |
| 6 | 90% | 10% | 0.4 |

表附-6  HPLC-MS-MS 质谱检测器监测参数设置

| 化合物 | 母离子(m/z) | 子离子(m/z) | 碎裂电压(V) | 碰撞能量(V) | 加速电压 | 电离模式 |
|---|---|---|---|---|---|---|
| 黄芩苷 | 447.1 | 271.2 | 150 | 17 | 3 | ESI⁺ |
| 黄芩素 | 271.1 | 123.1 | 170 | 36 | 3 | ESI⁺ |
| 葛根素 | 417.1 | 297 | 150 | 16 | 3 | ESI⁺ |

4. 样品含量测定  分别吸取样品溶液 2 μL 进样测定,根据内标定量法,计算提取液中黄芩苷和黄芩素的浓度,并计算黄芩药材中黄芩苷和黄芩素的含量。

【实验结果】

记录对照品线性范围、回归方程和相关系数,并计算黄芩药材中黄芩苷和黄芩素的含量。

【实验结论】

得出黄芩药材中黄芩苷和黄芩素的含量。

【注意事项】

(1) 液质联用一般禁止使用不挥发性缓冲盐,必要时可选择甲酸铵、乙酸铵、甲酸、乙酸等调节 pH 值。

(2) 使用液质联用时,避免用洗涤剂清洗玻璃器皿等容器,洗涤剂中的表面活性剂会产生离子抑制效应,干扰检测效果。

(3) 样品前处理须高速离心后取上清,或过 0.22 $\mu$m 滤膜,不得有颗粒物,以免堵塞进样针。

(4) 样品浓度不能过高,一般不超过 2 $\mu$g/mL,以免污染离子源和四级杆。

(5) 勤更换流动相,每批次样品需更换水相。

(6) 样品分析完毕应及时冲洗管路及色谱柱。

(7) 样品分析后应用异丙醇清洗雾化室,并定期清洗雾化针,检查泵油。

【思考题】

(1) 与高效液相色谱相比,液质联用具有那些优势?

(2) 如何选择目标化合物的子离子?

注:本实验提供的仪器型号是为了方便读者选择具有同等功能的仪器开展实验,并非必须选择相同实验设备。

## 实验八　中药肉桂药材指纹图谱建立

### 中药肉桂药材指纹图谱建立

【实验目的】

掌握肉桂药材指纹图谱的建立方法。

【仪器、材料及试药】

1. 仪器与材料　1290 Series 型高效液相色谱仪、TDL-50B 离心机、JP-100S 超声波清洗机、BSA124 分析天平、JP-400B 粉碎机、蒸馏水、容量瓶、0.45 $\mu$m 微孔滤膜。

2. 试药　桂皮醛对照品、香豆素、邻甲氧基肉桂醛、松柏醛、肉桂醇、肉桂酸对照品、2-羟基肉桂醛、50% 甲醇、肉桂药材(广东肇庆)。

【实验步骤】

1. 色谱条件　色谱柱:Agilent SB-C18 column(2.1 mm×100 mm,1.8 $\mu$m);检测波长:280 nm;柱温:40℃;流速:0.4 mL/min;进样量:2 $\mu$L;流动相:0.025% 甲酸水溶液(A)-乙腈(B),采用梯度洗脱(0~2 min,8% B;2~20 min,8%~35% B)。

2. 样品溶液的制备

(1) 对照品溶液的制备:精密称取香豆素、2-羟基肉桂醛、肉桂酸、桂皮醛、邻甲氧基肉桂醛对照品适量,50% 甲醇溶解制成每 1 mL 含 0.25 mg 对照品的储备液。

(2) 供试品溶液的制备:取肉桂药材粉碎(过三号筛),精密称取粉末 0.5 g,置 50 mL 圆底离心管中,加入 50％甲醇溶液 10 mL,超声处理(功率 350 W,频率 35 kHz)30 min,放冷,离心,取上清至 25 mL 容量瓶中。精密加入 10 mL 上述甲醇溶液,同法超声处理一次,放冷,离心,取上清至同一 25 mL 容量瓶中。0.45 μm 微孔滤膜滤过,取续滤液,即得。

3. 方法学考察    按已优化的肉桂药材指纹图谱的色谱条件,采用共有峰模式进行方法学考察。

(1) 精密度实验:分别精密吸取同一供试品溶液,连续进样 6 次,测定,记录 UPLC 色谱图。以峰面积较大、较稳定的色谱峰(邻甲氧基肉桂醛)作为参照峰,计算各特征峰相对保留时间和相对峰面积的平均值和 RSD。

(2) 重复性实验:取同一批肉桂粉末,平行处理 6 份,进样,测定,记录 UPLC 色谱图。选择峰面积较大且较稳定的色谱峰(邻甲氧基肉桂醛)作为参照峰,计算各特征峰相对保留时间和相对峰面积的 RSD。

(3) 稳定性实验:精密吸取同一供试品溶液,分别于 0 h、2 h、4 h、8 h、12 h、18 h、24 h、48 h 进样,测定,记录指纹图谱。以邻甲氧基肉桂醛的色谱峰作为参照峰,计算各特征峰相对保留时间和相对峰面积的 RSD。

4. 肉桂药材标准指纹图谱生成及部分共有峰的指认

(1) 指纹图谱的建立:将实验室已分析的 10 批肉桂药材指纹图谱导成 AIA 文件,导入到《中药色谱指纹图谱相似度评价系统》(2012 版),以各共有模式为对照图谱,选取"时间窗宽度"为 0.1 min,采用中位数法计算,进行全谱峰匹配,生成指纹图谱共有模式,模拟生成肉桂药材的对照指纹图谱。

(2) 相似度评价:采用《中药色谱指纹图谱相似度评价系统》(2012 版)对肉桂药材进行相似度评价。

【实验结果】
统计分析指纹图谱方法学实验和生成肉桂药材标准指纹图谱及指认部分共有峰。

【实验结论】
通过指纹图谱分析得出该肉桂药材的质量是否满足要求。

【思考题】
(1) 指纹图谱方法学实验包括那些?
(2) 标准指纹图谱是如何生成的? 相似度是如何计算的?

注:本实验提供的仪器型号是为了方便读者选择具有同等功能的仪器开展实验,并非必须选择相同实验设备。

# 实验九    感冒退热颗粒的制备

## 感冒退热颗粒的制备

【实验目的】
掌握常用颗粒剂的制备方法、质量要求。

【仪器、材料及试药】

1. 仪器与材料 JA21002 天平、药勺、称量纸、烧杯(1 000 mL、500 mL、250 mL)、纱布、滤纸、布氏漏斗、煤气灶、密度计、250 mL 具塞锥形瓶、100 mL 量筒、滴管、500 mL 圆底烧瓶、直形冷凝管、克氏蒸馏头、弯接管、250 mL 蒸发皿、玻棒、筛网(10 目、14 目、80 目)、烘箱、分装袋、铁架台、十字夹、冷凝管夹、铁圈、石棉网、皮管、水等。

2. 试药 大青叶、板蓝根、连翘、拳参、95%乙醇、无水乙醇、蔗糖糖粉、糊精。

【实验步骤】

1. 感冒退热颗粒的制备

[处方] 大青叶 30 g、板蓝根 30 g、连翘 15 g、拳参 15 g。

[制法] 以上四味药材加水煎煮 2 次,第一次用相当于药材重量 8 倍量的水,第二次用相当于药材重量 6 倍量的水,每次 0.5 h,滤过,合并滤液,浓缩至相对密度约为 1.08(90~95℃),待冷却至室温,加等量的乙醇,静置 24 h,取上清液浓缩至相对密度为 1.38~1.40(60~65℃)的稠膏,加入蔗糖与糊精的混合物(蔗糖:糊精=3:1.25)适量,混匀,加乙醇适量制成颗粒,干燥,整粒,分装(每袋 18 g),即得。

2. 常规质量检查

(1) 粒度:按《中国药典》,除另有规定外,照粒度和粒度分布测定法(通则 0982 第二法筛分法)测定,不能通过一号筛与能通过五号筛的总和不得超过 15%。

(2) 水分:按《中国药典》中药颗粒剂照水分测定法(通则 0832)测定,除另有规定外,含水分不能超过 8.0%。

(3) 溶化性:除另有规定外,颗粒剂照下述方法检查,溶化性应符合规定。含中药原粉的颗粒剂不进行溶化性检查。

可溶颗粒检查法:取供试品 10 g(中药单剂量包装取 1 袋),加热水 200 mL,搅拌。

颗粒剂按上述方法检查,均不得有异物,中药颗粒还不得有焦屑。

混悬颗粒以及已规定检查溶出度或释放度的颗粒剂可不进行溶化性检查。

(4) 装量差异:单剂量包装颗粒剂的装量差异限度,应符合如下规定。

检查法 取供试品 10 袋(瓶),除去包装,分别精密称定每袋(瓶)内容物的重量,求出每袋(瓶)内容物的装量与平均装量。每袋(瓶)装量与平均装量相比较[凡无含量测定的颗粒剂或有标示装量的颗粒剂,每袋(瓶)装量应与标示装量比较],超出装量差异限度的颗粒剂不得多于 2 袋(瓶),并不得有 1 袋(瓶)超出装量差异限度 1 倍(表附-7)。

表附-7 单剂量包装颗粒剂的装量差异限度

| 标示装量 | 装量差异限度 |
| --- | --- |
| 1.0 g 或 1.0 g 以下 | ±10% |
| 1.0 g 以上至 1.5 g | ±8% |
| 1.5 g 以上至 6.0 g | ±7% |
| 6.0 g 以上 | ±5% |

凡规定检查含量均匀度的颗粒剂,一般不再进行装量差异检查。

【实验结果】

分析感冒退热颗粒的粒度、水分、溶化性、装量差异。

【实验结论】

制备的感冒退热颗粒是否符合 2020 年版《中国药典》对颗粒剂的要求。

【思考题】

（1）制备颗粒剂应注意哪些问题？

（2）颗粒剂通常应做哪些检查？

（3）若颗粒剂处方中含有挥发性成分，应如何处理？

注：本实验提供的仪器型号是为了方便读者选择具有同等功能的仪器开展实验，并非必须选择相同实验设备。

## 实验十　复方丹参滴丸的制备

### 复方丹参滴丸的制备

【实验目的】

（1）熟悉 DWJ‐2000S‐D 多功能滴丸试验机的基本结构和工作原理。

（2）掌握实验室自制滴丸装置制备滴丸的操作方法。

（3）了解滴丸制备过程中常见问题的排除方法。

（4）了解滴丸的质检过程。

【仪器、材料及试药】

1.仪器与材料　实验室自制滴丸装置、BS 124S 电子天平、HSS‐1(B)恒温水浴槽、抽滤瓶、布氏漏斗、研钵、筛网、烧杯、玻璃棒。

2.试药　丹参、三七、冰片、PEG 6000、乙醇。

【实验步骤】

1.复方丹参滴丸的制备

［处方］丹参 10 g、三七 10 g、冰片 0.2 g。

［制法］

（1）原料准备：称取丹参 10 g，三七 10 g 至煎药锅中，加 8 倍量水，浸泡 30 min。武火煮沸，沸腾后调文火，保持微沸，计时 30 min，滤过，加 8 倍量水，滤液直火浓缩至生药 1 g/mL。加乙醇至含醇量 50%，沉淀 12 h，减压抽滤得醇沉液，药渣弃去。醇沉液 60℃减压浓缩至相对密度为 1.2(60℃)的浸膏(约 5 g)。取冰片，用研钵研细，精密称取 0.2 g，装入自封袋，称取 PEG6000 20 g 至 250 mL 烧杯中，备用。

（2）药液与基质混合：将称量好的基质放置于恒温浴槽中加热熔融，待完全熔融后，加入药液，混合均匀。

（3）制滴丸装置的清洗与检漏：加热水置储液器中，旋动聚四氟乙烯开关，观察开关是否堵塞及是否能控制水的流出。如不堵不漏，可控制速度，用于后续制滴丸。

（4）制滴丸装置的连接：连接冷凝管和收集用锥形瓶，并用铁架台固定；加入冷凝液二甲基硅油（注意：冷凝液不能加入量过多，以免滴丸制备中冷凝液溢出）；将冷凝管与恒温浴槽连接（注意：恒温浴槽出水口接冷凝管进水口，冷凝管出水口接恒温浴槽进水口）；并在冷凝恒温浴槽中加入冰块制冷。

（5）制滴丸：调整储液器滴头与冷凝管液面间的距离，需＞5 cm；将混合均匀的药液基质混合液迅速转移至储液器中；打开聚四氟乙烯开关，调整滴速，使药液基质混合液均匀下降，且在冷凝液中不集聚凝结。

（6）收集滴丸：将冷凝管和收集器中冷凝液倒入有筛网的烧杯中，收集筛网中的滴丸，并擦拭干净，置40℃烘箱中干燥。

2. 质量检查

（1）外观检查：应呈球状，大小均匀，色泽一致，无粘连现象。

（2）重量差异：取供试品20丸，精密称定总重量，求得平均丸重后，再分别精密称定每丸的重量，每丸丸重与平均丸重相比较，按下表中的规定，超出重量差异限度的不得多于2丸，并不得有1丸超出限度1倍（表附-8）。

表附-8　滴丸剂平均重量差异限度

| 滴丸剂的平均重量 | 重量差异限度 |
|---|---|
| 0.03 g 及 0.03 g 以下 | ±15% |
| 0.03 g 以上至 0.1 g | ±12% |
| 0.1 g 以上至 0.3 g | ±10% |
| 0.3 g 以上 | ±7.5% |

【实验结果】

描述复方丹参滴丸的外观，记录并分析复方丹参滴丸的装量差异（表附-9）。

表附-9　丸重差异检查表

| 编号 | 丸重 | 编号 | 丸重 | 编号 | 丸重 | 编号 | 丸重 |
|---|---|---|---|---|---|---|---|
| 1 | | 6 | | 11 | | 16 | |
| 2 | | 7 | | 12 | | 17 | |
| 3 | | 8 | | 13 | | 18 | |
| 4 | | 9 | | 14 | | 19 | |
| 5 | | 10 | | 15 | | 20 | |
| 平均丸重 | | | | | | | |
| 实验结果 | | | | | | | |

【实验结论】

制备的复方丹参滴丸是否符合 2020 年版《中国药典》对丸剂的要求。

【思考题】

（1）目前中药滴丸制备中基质的选择原则是什么？

（2）滴丸剂制备过程中需要注意的问题是哪些？

注：本实验提供的仪器型号是为了方便读者选择具有同等功能的仪器开展实验，并非必须选择相同实验设备。

## 实验十一　肉桂挥发油不同给药途径对大鼠足趾肿胀的影响

肉桂挥发油不同给药途径对大鼠足趾肿胀的影响

【实验目的】

观察同等剂量的肉桂挥发油不同给药途径对大鼠足趾肿胀的影响。

【仪器、材料及试药】

1. 仪器与材料　大鼠足趾肿胀仪、BS 124S 电子天平，鼠笼，1 mL 一次性注射器，秒表，大鼠灌胃针，大鼠固定器，大烧杯等。

2. 试药　1％角叉菜胶、100％肉桂挥发油。

3. 动物　大鼠 20 只，体重 200～220 g，雄性。

【实验步骤】

取体重相近的大鼠 20 只，随机分组为正常组、模型组、肉桂挥发油口服给药组、肉桂挥发油局部给药组，每组各 5 只。造模前分别给予正常组灌胃生理盐水、模型组灌胃生理盐水、口服给药组灌胃 5 mL/kg 10％肉桂挥发油，局部给药组足部涂抹 2 mL/kg 25％肉桂挥发油。30 min 后模型组、肉桂挥发油口服给药组、肉桂挥发油局部给药组均使用无菌操作给大鼠后足跖部腱膜下注射 1％角叉菜胶 0.1 mL，分别于造模 0 h、0.5 h、1 h、1.5 h、2 h 测定大鼠足趾体积并记录。

【实验结果】

将实验数据和结果填入表附-10。

表附-10　各组大鼠在不同造模时间的足趾体积

| 组别 | 足趾体积 0 h | 足趾体积 0.5 h | 足趾体积 1 h | 足趾体积 1.5 h | 足趾体积 2 h |
|---|---|---|---|---|---|
| 正常组 | | | | | |
| 模型组 | | | | | |
| 灌胃组 | | | | | |
| 外用组 | | | | | |

【实验结论】

统计分析各组均值、标准差、统计学差异 $P$。

【思考题】

（1）肉桂挥发油抗炎的作用机制是什么？

（2）肉桂挥发油不同给药途径的效果分别如何？

（3）如何保证口服给药和外用给药的剂量一致？

（4）本实验设计存在什么问题？应该如何改进？

注：本实验提供的仪器型号是为了方便读者选择具有同等功能的仪器开展实验，并非必须选择相同实验设备。

## 【课程思政】

习近平总书记指出："中医药凝聚着深邃的哲学智慧和中华民族几千年的健康养生理念及其实践经验，是中国古代科学的瑰宝，也是打开中华文明宝库的钥匙。"中药学作为中国传统医学的重要组成部分，不仅承载着丰富的医学知识和实践经验，也蕴含着深厚的文化底蕴。从唐朝组织编撰完成世界最早的国家药典《新修本草》到李时珍历时27年编成中国古代药物学巨著《本草纲目》，彰显着古代先知们的智慧。中药学既是传统的也是现代的。作为中药学专业继承人的我们要传承精华，守正创新，坚定中医药的文化自觉和文化自信，勇担责任创新实干，推动中医药发展。

中药学相关实验通常涉及药材的鉴定、质量分析、制药、药效评价等多个环节。几乎包含了所有中药学专业骨干课程的训练内容，我们在学习、练习时，需理解科研实验的整体性和严谨性，以整体的实验设计全方位训练我们的实际应用能力和分析解决问题的能力。在实验的过程中，在关注实验的科学性和准确性的同时，也要树立创新的思维，以新思维催生新思路，以新思路谋求新发展，以新发展推动新方法，以新方法解决新问题，实现中医药学的创新发展。

中药学在发展的过程中常常会面临各种伦理和科学问题，例如中药的安全性、有效性。在实验过程中我们应进行批判性思维的培养，能够对传统中药的疗效进行科学验证，既尊重传统，又勇于创新。习近平总书记多次强调，要大力推动中医药现代化、国际化发展，要站在现代化科学的平台上，实现中医药走出去。随着中医药不断走向世界，中药的安全性和有效性正被越来越多的国家所认识，并受到更多的重视。国家对中医药科技创新专项规划，对各种中药技术传承的支持等，做到了传承精华、守正创新，激励新一代的青年有担当、有责任，推动中药发展和中药国际化。

# 参考文献

［1］国家教育委员会.普通高等学校学生安全教育及管理暂行规定.教［1992］7号文件.

［2］国家市场监督管理总局,国家标准化管理委员会.GB/T 27476.1－2014,检测实验室安全［S］.

［3］国家质量监督检验检疫总局,国家标准化管理委员会.GB/T 24777－2009,化学品理化及其危险性检测实验室安全要求［S］.

［4］国家质量监督检验检疫总局,国家标准化管理委员会.GB/T 31190－2014,实验室废弃化学品收集技术规范［S］.

［5］国家质量监督检验检疫总局,国家标准化管理委员会.GB 19489－2008,实验室生物安全通用要求［S］.

［6］国家质量监督检验检疫总局,国家标准化管理委员会.GB/T 22275.1－2008,良好实验室规范实施要求［S］.

［7］国家市场监督管理总局,国家标准化管理委员会.GB 15603－2022,危险化学品仓库储存通则［S］.

［8］中国化学品安全协会.T/CCSAS 005－2019,化学化工实验室安全管理规范［S］.

［9］中华人民共和国住房和城乡建设部,国家质量监督检验检疫总局.GB 50346－2011.生物安全实验室建筑技术规范［S］.

［10］郭立玮,党建兵,陈顺权,等.关于构建中药绿色制造理论与技术体系的思考和实践［J］.中草药,2019,50(8)：1745－1758.

［11］中国人大网.中华人民共和国生物安全法.2020－10－17.http：//www.npc.gov.cn/npc/c30834/202010/bb3bee5122854893a69acf4005a66059.shtml.

［12］中国人大网.中华人民共和国传染病防治法.2020－1－22.http：//www.npc.gov.cn/npc/c238/202001/099a493d03774811b058f0f0ece38078.shtml.

［13］中华人民共和国中央人民政府.病原微生物实验室生物安全管理条例.2004－11－22.http：//www.gov.cn/gongbao/content/2019/content_5468882.htm.

［14］中华人民共和国卫生部.微生物和生物医学实验室生物安全通用准则.2009－11－4.http：//www.safehoo.com/Standard/Trade/Chemical/200911/32688_7.shtml.

［15］国家药典委员会.中华人民共和国药典(一部)［M］.北京：中国医药科技出版社,2020：XV.

［16］国家药典委员会.中华人民共和国药典(四部)［M］.北京：中国医药科技出版社,2020：10.

［17］国家药典委员会.中华人民共和国药典(四部)［M］.北京：中国医药科技出版社,2020：29.

［18］国家药典委员会.中华人民共和国药典(四部)［M］.北京：中国医药科技出版社,2020：79.

［19］国家药典委员会.中华人民共和国药典(四部)［M］.北京：中国医药科技出版社,2020：114.

[20] 国家药典委员会.中华人民共和国药典(四部)[M].北京：中国医药科技出版社,2020：115.

[21] 国家药典委员会.中华人民共和国药典(四部)[M].北京：中国医药科技出版社,2020：232.

[22] 国家药典委员会.中华人民共和国药典(四部)[M].北京：中国医药科技出版社,2020：238.

[23] 王静,曹鲁娜,赵蕊蕊,等.高效液相色谱法在药品安全检验中的应用[J].中国标准化,2022,611(14)：128－130.

[24] 齐美玲.气相色谱分析及应用[M].北京：科学出版社,2012.

[25] 苏立强,郑永杰.色谱分析法[M].2 版.北京：清华大学出版社,2017.

[26] 刘宝友,刘文凯,刘淑景,等.现代质谱技术[M].北京：中国石化出版社,2019.

[27] 王迪,俞佳,詹固,等.液质联用技术在中药研究中的应用进展[J].中华中医药学刊,2022,40(2)：68－71.

[28] 杨明.中药药剂学[M].北京：中国中医药出版社,2001.

[29] 曹德英.药物剂型与制剂设计[M].北京：化学工业出版社,2009.

[30] 杨明.中药制剂工艺技术图表解[M].北京：人民卫生出版社,2010.

[31] 高鸿慈,张先洲,乐智勇,等.实用片剂制备技术[M].北京：化学工业出版社,2015.

[32] 张兆旺.中药药剂学[M].北京：中国中医药出版社,2003.

[33] 闫丽霞.中药制剂技术[M].北京：化学工业出版社,2004.

[34] 邵义祥.实验动物学基础[M].南京：东南大学出版社,2018.

[35] 邵义祥.医学实验动物学教程[M].南京：东南大学出版社,2016.

[36] 褚晓峰.实验动物应用研究学[M].杭州：浙江工商大学出版社,2018.

[37] 苗明三.实验动物和动物实验技术[M].北京：中国中医药出版社,1997.

[38] 丁赛丹.实验动物模型制备手册[M].上海：上海交通大学出版社,2019.

[39] 王俊霞,刘健敏.实验动物质量控制[M].石家庄：河北科学技术出版社,2014.

[40] 乔欣,孟霞.动物实验技术手册[M].北京：北京科学技术出版社,2018.

[41] 江朝光.实用实验动物外科技术[M].北京：人民军医出版社,2006.